中西医结合内科诊断与治疗

主编：陈爱梅　李晏杰　黄　宏　于洪柱　尹　佳　黄红梅

吉林科学技术出版社

图书在版编目（CIP）数据

中西医结合内科诊断与治疗 / 陈爱梅等主编. -- 长春 ：吉林科学技术出版社，2023.5
ISBN 978-7-5744-0545-5

Ⅰ．①中… Ⅱ．①陈… Ⅲ．①内科－疾病－中西医结合－诊疗 Ⅳ．①R5

中国国家版本馆 CIP 数据核字 (2023) 第 103585 号

中西医结合内科诊断与治疗

作　　者	陈爱梅 等
出 版 人	宛　霞
责任编辑	赵　兵
幅面尺寸	185 mm×260mm
开　　本	16
字　　数	462 千字
印　　张	20
版　　次	2023 年 5 月第 1 版
印　　次	2023 年 5 月第 1 次印刷

出　　版　吉林科学技术出版社
发　　行　吉林科学技术出版社
地　　址　长春市净月区福祉大路 5788 号
邮　　编　130118
发行部电话/传真　0431-81629529　81629530　81629531
　　　　　　　　　81629532　81629533　81629534

储运部电话　0431-86059116

编辑部电话　0431-81629518

印　　刷　北京四海锦诚印刷技术有限公司

书　　号　ISBN 978-7-5744-0545-5
定　　价　120.00 元

前　言

　　中西医产生的历史背景不一样，很多术语不一样，理论体系不一样，诊病治病的方法不一样，所使用的药物也不一样，但他们的研究对象一样，都是有病的人。辨病和辨证相结合，中西医相互之间的取长补短，显露出了较大的优势。近年来，我国相继制定了中西医结合辨病和辨证的诊疗标准，中西医结合防治内科疑难病已取得了卓越的临床疗效。

　　科学发展日新月异，中医药学的发展也与时俱进。中西医结合是一门新兴的学科，该学科结合中西医两种医学体系之所长，充分吸收、利用现代科学和中西医结合研究的新成果，促进中医药学的快速发展。

　　中西医有不同的思维模式，西医侧重病因和病理形态的诊疗，中医侧重全身生理病理的疾病反应的诊疗，如果在临床实践中将两者结合起来，就能对整个病情有较全面的了解，增强了诊疗的深度和广度。随着科学技术的发展及几代人的努力，中西医结合在内科常见病的诊治方面无论从病因、病机、诊断、治疗方面均取得了很大的成绩。基于此，本书从中西医结合医学入手，对中西医相关的内容进行阐述与分析，后对各内科的相关疾病诊治进行系统的分析与总结，本书理论阐述以实用、够用为原则，偏重临床应用；内容选择注重公认、通俗、易学、易懂、实用。

　　由于中西医结合内科学涵盖中医、西医学内容，且分科较细，进展较快，本书存在不足之处在所难免，敬请广大读者提出，以便修订时改正，谢谢。

目　录

第一章　中西医结合医学

第一节　医学

一、科学

（一）科学的定义

科学是反映事实真相的学说（Theory），是对事实真相的客观反映。科学有别于真理（Truth），真理是一定前提条件下的、正确的客观规律及其描述，而科学是一定条件下的合理的方法、实践及其描述；科学不一定是真理，但真理一定是科学。科学是把任何被研究的对象进行无限放大和无限缩小，并在此过程中找到接近完美的理论。科学是运用求真务实的态度和思维严谨的方法，运用范畴（Category）、定理（Theorem）、定律（Scientific law）等思维形式，反映现实世界各种现象的本质和规律的知识体系，是社会意识形态之一，是人类智慧结晶的分门别类的学问。

科学就是整理事实，从中发现规律（Law），得出结论（Conclusion）。科学要发现前人未知的事实，并以此为依据，实事求是，而不是脱离现实的纯思维的空想。规律是指客观事物之间内在的本质的必然联系。因此，科学是建立在实践基础上，经过实践检验和严密逻辑论证的，关于客观世界各种事物的本质及运动规律的知识体系，是对一定条件下物质本质变化规律的研究和总结。科学的特点是可重复验证、可证伪、自身没有矛盾。

（二）科学技术

科学技术（Technique or technology）是有关研究客观事物存在及其相关规律的学说，能为人类所用的知识。由于人们研究客观事物的不同，科学与科学技术是两个可以互相转化的概念。即科学可以是科学技术，科学技术也可以是科学。例如，汽车发动机理论相对于汽车这个事物而言，这个理论就可称之为汽车发动机科学，而汽车理论就是诸如发动机科学、机械传动科学、电子科学等科学综合应用的汽车科学技术。发动机理论也是一门科学技术，是包含材料科学、燃料科学、力学等科学综合应用的科学技术。

（三）科学的内容

一是揭示宇宙万物（Cosmic inventory）的本质特性和规律；二是对万物的原有状态（Original state）进行重组，使其成为有某种性能的、能满足人们某种实践需求的东西。

科学包括五个方面的内容：科学就是知识（Knowledge）；科学是理论化、系统化的知识体系（Knowledge hierarchy）；科学是人类和科学家群体、科学共同体对自然、社会、人类自身规律性的认识活动（Cognitive activity）；科学是一种建制（Organizational system）；科学技术是第一生产力（Productivity）。

科学是使主观认识（Subjective cognition）与客观实际（Objective reality）实现具体统一的实践活动，是通往预期目标的桥梁，是连接现实与理想的纽带。科学是使主观认识符合客观实际和创造符合主观认识的、客观实际的实践活动。这是科学的内涵。

（四）科学方法

科学就是求真，要真正理解科学，仅弄清科学的定义还不够。但也不是非要掌握所有知识才能理解科学，迅速理解科学的捷径是掌握主要科学方法（Scientific method）。

1. 逻辑思维

逻辑思维（Logical thinking）包括概念、判断、推理。思维能力（Thinking ability）主要包括判断、推理、分析、综合、想象、联想和创造能力等。

概念（Concept）是人类在认识过程中，从感性（Perceptual）认识上升到理性（Rational）认识，把所感知事物的共同本质特点抽象出来加以概括，是本我认知意识的一种表达，形成概念式思维惯性，是人类所认知思维体系中最基本的构筑单位。

判断（Judgment）是思维的基本形式之一，是肯定（Affirm）或否定（Deny）事物的存在，并指明事物是否具有某种属性的思维过程。判断能力，即将一事物的概念与其他事物的概念进行分辨、鉴别的能力。

推理（Inference or Reasoning）是根据一个或几个已知的判断，推出一个新判断的思维形式。已知的判断叫作推理的前提（Premise or Precondition），从已知的判断推出的新判断叫作结论（Conclusion）。达到推理的正确性必须具备两个条件：一是推理的前提是真实的；二是推理过程符合思维规律、规则，即是合乎逻辑的推理。若其中一条不具备，则推理的结论就不一定真实可靠。

2. 分析综合

分析（Analysis）是把一件事物、一种现象分成较简单的组成部分，并找出这些部分的本质属性和彼此关系的过程。综合（Synthesis）是把分析过的对象的各个部分、各个属性联合成一个统一整体的过程。

科学史表明，科学家不只是知识的开拓者，更重要的还是知识的综合者。临床工作中，一个具体的病证表现出一系列的症状,要做出正确的诊断首先要分析产生这些症状的原因,得出病因的结论,再分析每个症状产生的机制,只有经过深入的分析和综合,才能对这一疾病的病因、病机有全面深入的认识,才能做出正确的诊断。

3.归纳演绎

经典的科学方法有实验方法和理论方法两类,具体地说主要是归纳和演绎。

归纳(Induction)是将特殊陈述上升为一般陈述(定律、定理、原理)的方法。经验科学来源于观察和实验,把大量原始记录归并为很少的定律定理,形成秩序井然的知识体系,这是经验科学形成的过程。如何归纳是有效的、可靠的,这是经验科学要研究的最重要问题。科学归纳推理比较真实可靠,因而在科学实验中得到广泛的应用。

演绎(Deduction)是将一般性理论认识(原则、原理和规律性知识)应用到个别或特殊事物上,从而引导出新的结论的方法,阐明研究结论及其普遍意义。通过归纳分析得出的某个具有一般性的研究结论,要靠演绎逻辑方法来证明其研究结论的普遍指导意义。

(五)科学分类

按研究对象的不同,可分为自然科学(Natural science)、社会科学(Social science)和思维科学(Thinking science),以及总结和贯穿三个领域的哲学(Philosophy)和数学(Mathematics)。

按与实践的不同联系,科学可分为理论科学(Theoretical science)、技术科学(Technical science)和应用科学(Applied science)等。

按人类对自然规律利用的直接程度,科学可分为自然科学(Natural science)和实验科学(Experimental science)两类。

按是否适合用于人类的目标,科学又可分为广义科学(General science)、狭义科学(Special science)两类。

目前,我国科技和教育部门通常将科学分为 12 个门类:哲学(Philosophy)、文学(Literature or Arts)、史学(History)、教育学(Education)、法学(Laws)、经济学(Economics)、理学(Science)、工学(Engineering)、农学(Agriculture)、医学(Medicine)、管理学(Management)和军事学(Military)。

二、医学科学

医学科学(Medical science)最初属于自然科学的一个分支。但是,随着人类历史、社会、科学和技术的不断发展,各学科之间相互交融,医学科学已超出了生命科学的范畴,而广泛涉及自然科学的生物学、物理学、化学、药学、环境科学和工程科学,以及社会科学中的哲学、社会学、语言学、人类学、心理学和宗教学等各个学科。

关于医学的起源（0rigin），历代学者有不同的学说。代表性的观点有医源于神（God）、医源于圣（Saint）、医源于巫（Witch），医源于动物本能（Instinct）、医源于人类之爱（Love）、医食同源（Medical edible）、医源于经验（Experience）和医源于劳动（Labour）等。虽各有所据，但各有所偏。因为，医学起源是一个漫长、曲折、复杂的历史过程，可以追溯到人类在原始思维支配下最初的生活和生产实践活动，不是单一因素作用的结果，而是在多种因素综合作用下逐渐形成的。

起源时期的医学是人类早期医疗知识的积累，一般称为原始医学（Primaiy medicine）。原始社会末期，随着生产力水平的提高，人类开始进入文明时代。古埃及、古巴比伦、古印度、古希腊和古代中国，被认为是人类文明的五个主要发源地，不仅创造了各自的文明，而且孕育了各自的医学，即古埃及医学、古巴比伦医学、古印度医学、古希腊医学、古罗马医学和古代中国医学。这一时期的医学，尽管研究对象是同一的，医学的基本性质和基本任务是相同的，但其社会和文化基础各有特色，使孕育中的医学从这时起就有各自的风格，并逐渐以古希腊医学为主发展为今天的西方医学，以古代中国医学为主形成了中医学。中医学是世界上唯一经历了数千年发展而延续至今的传统医学。

三、医学模式

医学包括认识（Recognition）和实践（Practice），所以，医学模式也就包括医学认知模型（Medical cognition model）和医学行为模式（Medical behavior pattern）。前者指一定历史时期人们对医学自身的认识，即医学认识论（Epistemology）；后者指一定历史时期人们的医药实践活动的行为范式，即医学方法论（Methodology）。

（一）医学模式概述

医学模式（Medical model）又称医学观（Medical view），是人们考虑和研究医学问题时所遵循的总原则和总出发点，是人类对健康与疾病总体认识的高度概括，即对医学本质、医学思想的高度概括。医学模式的核心是医学观，包括生命观（View of life）、人体观（View of human body）、健康观（Concept of health）、疾病观（Outlook on disease）、诊断观（Concept of diagnosis）、治疗观（View of treatment）、预防观（View of prevention）和医学教育观（Concept of medical education）等。此外，医学模式还包括根据医学观建立的医疗卫生和医学教育体制（System）。医学模式从哲学高度概括了在不同社会发展时期的医学思想观念及总体特征，指导着医学实践的思维和行为方式。

医学模式是在医学实践活动和医学科学发展过程中逐步形成的，属于自然辩证法领域。一方面，它是由各个时期医学发展水平、医学研究的主要方法和思维方式决定的；另一方面，它形成以后又成为观察与处理医学问题的思想与方法，对各个时期的医疗实践、医学研究、医学教育和卫生保健事业具有强大的能动作用，成为指导思想和工作方针的理论基础。随着社会的进步、医学科学和卫生事业的发展，医学模式将不断变化和发展。因此，医学模式对整个医学而言，具有重要的指导意义。

医学模式是医学研究和医学实践的指导思想。医学模式的演变反映了医学的本质特征和发展规律，从而给医学科学理论和实践领域带来重大的影响。医学研究和医疗实践活动，都是在一定的医学观和认识论的指导下进行的。例如，人类健康是从单一的生物学角度去观察，还是从生物学、心理学与社会学全方位去认识；人类疾病的防治、健康保健是单纯从生物学角度来处理，还是从生物学、心理学和社会学多角度综合研究。这种观念、认识和方法上的区别，主要起因于不同医学模式的影响，实质上是不同医学观的反映。

医学模式随着医学科学的发展与人类健康需求的变化而不断演变。一种医学模式能在相当长的时间内成为医学界的共同信念，成为医学家为实践这些信念共同遵循的科学研究纲领，这既不是从他们头脑中主观臆造出来的，也不是由他们随意选择的，而是受制于当时历史条件下生产力发展的水平、生产关系的性质，当时的政治环境、文化背景、科学技术发展水平及哲学思想等因素。每当社会发展到一个新阶段，医学模式也必随之发生相应的转变。这种转变的终极目标是运用医学模式思想的指导，最佳与最大可能地满足人类对健康的追求。因此，人类对健康的需求不断提高，也迫使医学模式不断发展与完善。

（二）西方医学模式

随着社会经济的变化、科学技术的进步和医学科学的发展，人类对健康和疾病的认识不断发生变化。西方医学经历了漫长的历史发展，医学模式也随之发生了相应的改变。

1. 自然哲学医学模式

自然哲学医学模式（Nature philosophical medical model）伴随着古代哲学、自然科学和医学的发展而产生。由于社会生产力的进步、科学技术水平的提高及医疗实践的发展，人们开始逐步摆脱原始宗教信仰的束缚，在探索自然本源的同时也开始探求生命的本源，对健康与疾病的认识也逐渐发生了改变，产生了具有朴素辩证法思想的整体医学观（Medical holistic concept or view of holism medicine）。古希腊、古埃及、古印度、古代中国建立的早期医学理论，都试图利用自然界的物质属性来解释人的生命属性，从而产生了粗浅的认识和理性概念。这一时期，医学理论吸收了自然哲学的理论和认识，初步建立和形成了古典医学理论体系（Classical medical theory system），推动了后世医学的发展。

2. 机械论医学模式

机械论医学模式（Mechanistic medical model）形成于14—16世纪欧洲的文艺复兴运动之后。文艺复兴运动（Renaissance movement）使自然科学研究冲破了宗教神学和经院哲学思想的桎梏，兴起了运用实验、归纳和数学方法研究自然，促进了医学的发展。英国自然科学家培根（Francis Bacon，1561—1626 年）和法国学者笛卡儿（Ren8 Descartes，1596—1650 年）认为，新时代的哲学必须建立在科学观察和实验基础上，只有观察和实验才是真正的科学方法，主张对事物进行考察分析，重视逻辑推理，尤其倡导演绎法和数学法。在这种思想影响下，出现了机械医学观，把肌体一切复杂运动归纳为物理化学变化，甚至连思维活动也认为是机械运动，为近代实验医学的兴起创造了条件。从 18 世纪意大利病理解剖学家莫尔加尼（Giovanni Baptista Morgagni，1682—1771 年）创立病理解剖学开始，到 1838 年德国植物学家施来登（Matthias Jacob Schleiden，1804—1881 年）发现植物细胞，1839 年施旺（Theodor Schwann，1810—1882 年）发现动物细胞，直至 19 世纪中叶德国病理学家魏尔啸（Rudolf Virchow，1821—1901 年）倡导细胞病理学（Cytopathology），确认了疾病有形态学微细物质基础的理论，开辟了病理学的新阶段。

机械论医学模式影响下的医学研究思维方法是还原论和归纳法，认为一切知识可被还原为某种对所有现象都适用的原则。器官病理学（Organ pathology）认为，每种疾病都有与它相应的器官损害，细胞病理学认为每种疾病都有与它相适应的细胞损害。这种学术观点局限在从机械论的角度来解释生命活动是机械运动，保护健康就是保护机器，疾病是机器失灵，需要医生对其修补，忽视了人体生命的生物复杂性及社会复杂性，从而产生对人体观察的片面性与机械性。

3. 生物医学模式

生物医学模式（Biomedical model）是在近代生物医学基础上形成的生物医学观和相应的医疗卫生观。18 世纪下半叶到 19 世纪初，科学技术迅猛发展，尤其是生物科学的长足进步，使医学发展进入了一个新的历史时期。

1675 年，荷兰生物学家列文·虎克（Antonie van Leeuwenhoek，1632—1723 年）发明了显微镜，法国微生物学家和化学家巴斯德（Louis Pasteur，1822—1895 年）在细菌方面的开拓性研究，以及实验医学的产生和发展，为研究人体形态结构与功能及各种生命现象提供了必要条件。19 世纪以来，先后发现了诸如结核杆菌、伤寒杆菌等多种病原微生物，这些研究形成了疾病的细菌学病因论（Bacteriological etiology）。与此同时，生理学、解剖学、组织学、胚胎学、生物化学、细菌学、病理学、免疫学、遗传学等一大批生命学科相继形成，使生物科学体系（Biological science system）逐步完善。越来越多地提示了各种疾病的病因、过程和机制，为解决临床医学和预防医学的一些重大难题奠定了坚实的基础，推动医学进入了生物学时代，并形成了生物医学模式。

生物医学模式对健康与疾病的认识，是建立在疾病与病因的单因单果模式上的，即健康是宿主（Host）、环境（Environment）和病原体（Pathogen）三者之间的动态平衡，当环境变化，致病因子的致病能力增强，人体抵抗能力下降，使平衡受到破坏就可生病，符合传染病为主的疾病谱的著名"流行病学三角模式"。这种保持生态平衡的观念，也被称为生态学模式（Ecological model）。

生物医学模式适用于揭示传染病的流行规律，在这一模式的指引下，人类在疾病控制活动中，采取杀菌灭虫、预防接种和抗生素等措施，有效控制了急慢性传染病和寄生虫病的危害。总之，生物医学模式对西方医学发展起了巨大的推动作用，取得了辉煌成就，甚至带来了第一次卫生革命的胜利。

由于生物医学模式从纯生物学角度考虑和分析疾病与健康现象，因而存在明显不足，尤其是随着社会经济的发展和科学技术的进步，其局限性日益突出。主要表现在：只考虑病因中的生物学因素、自然环境及宿主的生理和病理过程，而忽略了心理和社会因素的影响。即使以生物因素为主的传染性疾病，在流行与防治上也不单纯是生物因素的作用，同样要受到人的社会活动、人际交流和生活聚集等因素的影响，也受到心理和社会诸因素的制约。总之，由于受机械论思维方式的影响，生物医学模式把人与自然、社会环境和心理因素分离开来，把人体各部分孤立起来，不能辩证地对待内因与外因、局部与整体、运动与平衡的关系，使近代医学在科学实验和临床活动中遇到了很多困难。

4. 生物—心理—社会医学模式

生物—心理—社会医学模式（Bio-psychosocial social medical model）产生于20世纪70年代。人类进入20世纪以来，尤其是自20世纪50年代开始，人们的生活条件和劳动方式发生了很大变化。由于环境污染、生态改变、人口剧增等，导致疾病谱（Disease spectrum）、死亡谱（Death spectrum）发生了重大改变。影响人类健康和生命的主要疾病已不再是传染病、寄生虫病和营养缺乏病等，与心理性、社会性因素相关的疾病显著增多。

上述改变使人类逐步认识到，许多慢性病的发生和发展与自然环境、社会环境、行为和生活方式有密切关系。因此，1977年美国精神病学家恩格尔（Engel GL，1913—1999年）在《需要新的医学模式——对生物医学的挑战》中，率先提出了"生物—心理—社会"医学模式，批评传统医学模式把疾病过程看成"人体是机器，疾病是机器故障的结果，医生的任务就是修理机器"的观点，主张医学应从生物、心理、社会的角度看待患者、看待疾病、看待医学，并指出生物医学逐渐演变为生物—心理—社会医学是医学发展的必然。

（三）中医学模式

中医学（Traditional Chinese Medicine，TCM）理论体系形成的同时即树立了天人相应、形神合一、因人制宜、治病求本等医学观念。尽管当时及后世未能将其总结为医学模式，但这些观念一直潜移默化地指导着中医理论和实践的发展。目前尚无统一和公认的说法，其中天地人整体医学模式更符合中医学的特点和历史，具体有以下几个主要内涵。

1. 整体观念

中医整体观念（Holism）的认识来源于古代气一元论（Qi monism）。老子在《道德经》中说："万物负阴而抱阳，冲气以为和。"庄子曰"通天下一气耳"，认为天地万物都是气的运动变化。这种观点到西汉哲学家董仲舒（公元前179—公元前104年）得到了更进一步的阐发。《黄帝内经》在这种思想的影响下，也把气一元论贯穿到对人体和疾病的认识中，建构了独具特色的中医理论，把对人体造成损伤和侵害的气叫邪气（Evil qi or pathogen），保卫人体的气叫卫气（Defensive qi），营养人体的气叫营气（Nutrient qi），进入人体的呼吸之气叫宗气（Pectoral qi）。对人体各种生理病理的表现，《黄帝内经》以这些气的升降出入的矛盾运动、盛衰虚实的倾移变化来说明，称为气化学说（Qi transformation or vital energy theory）。《素问·六微旨大论》曰："出入废则神机化灭；升降息则气立孤危。故非出入，则无以生长壮老已；非升降，则无以生长化收藏。是以升降出入，无器不有。故器者生化之宇，器散则分之，生化息矣。故无不出入，无不升降，化有小大，期有近远。四者之有而贵常守，反常则灾害至矣。"各种生命现象包括疾病的临床表现都来源于气的升降出入运动变化，器官这些可见的形态表现不过都是气不断运动演化的结果，或者是气无限运动过程的一个剪影而已。

基于气一元论，中医强调忠实地观察和记录整体的临床表现，以整体的表现去推理营、卫、邪等气的运动变化，不断总结其规律，再以营、卫、邪等气的运动变化去解释各种临床表现，依据这些认识，逐步建立起了整体认识和调控的理论。中医的这种整体观叫作元整体观（Original holism）或分化整体观（Differentiation holism）。在这种整体观下，整体是第一性的，先于部分而存在；部分是整体分化的结果；系统整体的本质是其演化机制；整体具有不可分解性（器散则分之，生化息矣）；整体产生着部分，因而决定着、支配着部分；部分由整体产生，从根本上依赖于整体。器官没有也不可能离开整体而存在，其独立性是相对的。

2. 以人为本

中医学始终遵循以人为本（People first or people oriented）的原则，把人看作自然属性、社会属性和思维属性的统一体，将人的健康与疾病问题置于时间（Time）、空间（Space）、社会（Society）的大环境中的核心来认识，即从人的生命、心神（心理和思维）、环境（自然、社会、精神环境）相统一的角度，认识和调理人的健康和疾病，强调认识疾病首先要认识人。这种医学模式在发展水平上虽然是朴素的，但在性质上比其他医学模式更加符合人的实际。

3. 个体辨证

中医学模式将人置于自然和社会整体的核心，既注重人的群体共性，又注意区分个体差异，即个体辨证（Individual differentiation）。对待健康与疾病的问题，始终注意区别整体状态下的具体的人，形成了辨证论治（Syndrome differentiation and treatment）的个体化诊疗模式。首先，是以三因说（Theory of three categories）概括病因，不仅包括自然、社会、心理、生物诸多致病因素，还包括致病因素的不同特点和致病途径，以及对某些病理产物的致病特点进行概括。其次，对疾病的诊断不是寻求病灶或局部定位的特异性诊断，而是综合分析疾病对人体造成的失衡状态。最后，通过对个体的灵活辨证，确立了因人、因时、因地制宜的治疗观。中医学模式不是就病论病、就人论人的孤立呆板的医学观，而是以联系、发展、变化的辩证观点指导医疗实践。

4. 取法自然

受道法自然思想的影响，中医学对待医学问题的总体指导思想是取法自然（Adopt natural laws）。从养生防病角度讲，主张顺应自然（Kata physin）；从治疗疾病角度讲，主张自然疗法（Naturopathy）。如中医治病方法以中药为主，也包括针灸、推拿、食疗、心理、体育等疗法，都是从自然角度着手解决人的问题。中药以天然植物、动物、矿物为主，以达到人与自然的平衡与协调。针灸、推拿、食疗等，属自然疗法的范畴。自然疗法对人体的作用是生态调理和综合调理。中医治病并非着眼于疾病本身，而是运用自然之理、自然之法，以恢复人体的平衡协调状态。

（四）中西医结合医学模式

随着中西医结合医学研究的不断深入，有必要建立中西医结合医学模式，用以指导中西医结合医学实践活动中的思维和行为方式，这不仅是发展中西医结合医学的需要，而且对整个医学的发展具有十分重要的意义。

1. 中西医学模式比较

总体来讲，中医学理论体系以中国古代哲学为基础，是中国古代医学与哲学相结合的产物，所以中医学模式具有哲学—医学（Philosophy-medicine）特征。西医学生物—心理—社会医学模式，以现代自然科学为基础，是医学与自然科学相结合的产物，具有科学—医学（Science-medicine）特征。两种医学体系的基本特征不同，而且形成两种医学的地域、经济、文化背景不尽一致，所以两种医学模式也存在差异。

2. 中西医结合医学模式

中医学理论体系的医学观念及医学模式具有合理性、科学性和实用性，至今未发生根本改变，仍保持着整体性、宏观性、人本性等特点。西医学经历了机械论医学模式、生物医学模式、生物—心理—社会医学模式的发展阶段，正在走向整体（系统）医学时代。所以，中西两种医学模式正日趋接近，有殊途同归之势。因此，将二者相互融合，取长补短，建立一种中西医结合新医学模式，不仅是必要的，也是可能的。近年来，有学者提出新医学模式的种种模式，但尚未形成一致意见，概括有以下几个问题。

（1）符合中西结合医学的发展需要

中西医结合医学模式应该能全面地反映人的各种基本特性、健康与疾病的基本规律，对中西医结合医学的发展起到指导作用。因此，在构建中西医结合医学模式的过程中，应坚持辩证唯物主义（Dialectical materialism）和历史唯物主义（Historical materialism）思想。

（2）以现有的中西医学模式为基础

新医学模式既不是中医学以天人整体为特征的模式，也不是西医学正在建立的生物—心理—社会医学模式，而应是综合中西两种医学模式优势的互相补充，形成更完备的新医学模式，指导两大医学体系的融合（Fusion）。

（3）贯彻以人为本的思想

医学的研究对象是人的健康与疾病，既要区别人的自然、社会、思维三种基本属性的基本内容和规律，又要注意三种基本属性的相互关系，认识其在人的整体水平上的整体特性，以及在人的健康与疾病中的地位和作用。

（4）理论与实践相结合

医学是一门应用科学，运用相关科学的知识和方法，研究和解决人的健康与疾病问题，是医学发展的正确道路。建立中西医结合医学模式，应该充分利用中西医结合的实践成果，还应充分利用相关学科的成果。

（5）用发展的观点看问题

现代社会中，多元化的生活方式、快速的工作节奏、过度精细的食物结构、复杂的人际交往、紧张的心理状态、日渐污染的生存空间等复杂因素，使人体的生理病理变化更显多样化、复杂化、无序化，同时也使疾病谱发生改变，疾病诊治的难度越来越大。这是在建立新的医学模式中必须认真考虑的问题。

四、医学发展规律

医学的产生与发展是人类追求健康及与疾病做斗争的必然结果。在医学发展过程中，历史与时代、哲学与科学、政治与经济、思想与文化、地理与环境等，都是影响其发展的重要因素。正是这些因素的不同影响，产生了中医与西医不同的发展轨迹及学术差别。

（一）西医学发展的基本规律

西医学源自古希腊（Ancient Greece）医学，经过古罗马（Ancient Rome）时期的兴盛和中世纪的衰落，直到 16 世纪文艺复兴（Renaissance）之后才逐步建立起近代和现代医学体系，然后从欧洲走向世界，发展为今天的西医学体系。文艺复兴以来，影响西医学发展变化的主要原因有以下几方面：

1. 实验研究是医学发展的基础

实验研究（Experiment research）是西医学体系的基础。16 世纪中叶以来，西医学借助近代及现代科学技术，以分析为主的方法，在器官（Organ）、组织（Tissue）、细胞（Cell）、分子（Molecule）等不同层次上，对人体结构与功能、疾病病因与机制、治疗药物与方剂、预防方法与途径等，进行了大量的实验研究，为推动西医学的进步和发展奠定了基础。实验研究不仅使西医学对人体细节直至细胞和分子层次上的认识日益精确，而且在基础、临床和预防医学诸方面都取得了丰硕成果，大大提高了医学水平和人类同疾病斗争的能力。

2. 自然科学发展对医学的推动

西医学的发展与科学技术的进步密切相关。19世纪自然科学的三大发现对西医学的影响十分明显。能量守恒与转换定律（Law of conservation and transformation of energy）为研究与人类机能有关的学科指明了道路；生物进化论（Biological evolutionism）第一次解决了人类的起源问题；细胞学说（Cell theory）和光学显微镜技术（Light microscopy）对促进医学发展的意义更为突出。20世纪中叶，脱氧核糖核酸（Deoxyribonucleic acid，DNA）、双螺旋结构（Double helical structure）的发现标志着分子生物学时代的到来；70年代诞生的重组DNA技术，以及90年代发展的人类基因组工程，使医学发展进入分子医学时代。现代医学分别从器官、组织、细胞、分子水平揭示人体正常结构和功能、异常结构与功能及致病机制和治疗原理。西医学诊断疾病也从最初靠观察人的整体变化，到器官和组织、细胞器细微结构、分子生物学及分子遗传学和基因水平，对疾病进行诊断和治疗。

3. 疾病谱变化对医学的要求

疾病谱（Disease spectrum）的变化对医学发展具有十分重要的影响，当传染性疾病占据疾病谱和死因谱主要位置时，医学的主要任务和目的是探讨特异生物因素和有针对性的治疗方法。当传染性疾病得到有效控制后，影响健康的主要疾病由传染性疾病转为非传染性疾病。近年来，世界各国都出现了以恶性肿瘤、心脑血管病占据疾病谱和死因谱主要位置的趋势。由于上述疾病病因复杂，与人的性格、生活方式、生活条件、心理因素等均有一定关系，社会和心理因素的作用便明显地呈现在人们面前，使人们把视角由单纯考虑引起疾病的生物因素，向综合考虑生物、心理、社会因素转变。这种疾病谱的转变，不仅引发了现代医学模式的建立，而且还将引发第二次卫生革命的到来。

4. 健康需求增强对医学的促进

医学的目的不仅是防治疾病，更重要的是保护和促进人类健康。一方面，随着生产力的发展和国民收入的提高，人们对健康的需求（Health demands）日益多样化，普遍希望提高健康水平和生活质量；另一方面，不良生活方式、生态和环境因素及社会问题引起的疾病日益突出，由于生活节奏加快、工作压力增大、人际关系紧张、心理负荷过重、环境污染等造成的危害和疾病明显增多。要解决这些问题，靠以往的医学方式显然难以奏效，必须通过医学的改革与进步加以解决。

（二）中医学发展的基本规律

中医学之所以能发展到今天，成为当今世界医学的一个重要组成部分，并以旺盛的生命力屹立于科学之林，主要遵循了以下几个基本规律：

1. 理论体系的不断完善

中医学经历了原始医学阶段后，至商周时期已经积累了大量的医药卫生知识，春秋战国时期建立了以《黄帝内经》为主要标志的独特的理论体系。中医学理论体系的建立使中医学在经验医学的基础上得到升华，为中医学的发展奠定了重要的理论基础。后世中医学的发展过程，实际上是对这一理论体系不断丰富和发展的过程。

2. 实践与理论相互促进

中医学在理论和实践的交替过程中不断发展。中医理论的不断完善，对实践的指导价值颇大。中医学的某些理论，带有复杂系统的特点，用现在分析为主的科学知识无法解释清楚，但不能因此而否定中医学理论的意义。

3. 以中国传统文化为根基

中医学的发展始终基于中国传统文化根基（Chinese traditional cultural foundation）。中医学理论体系构建过程中，充分吸收了先秦诸子天人相应、《周易》《老子》阴阳对立统一等学术思想及天文、历法、气象等知识，《黄帝内经》建立了以阴阳五行、藏象学说、精气理论为主的理论框架。魏晋玄学（Wei-Jin metaphysics）、宋明理学（Song-Ming idealistic philosophy）等，在很大程度上促进了中医学的发展。

（三）中西医结合医学发展的基本规律

中西医虽是两个不同的医学体系，但研究对象是同一的，这就决定了医学理论的统一性，这是科学发展的客观规律。但在实现中西医统一、创立中西医结合新医药学的过程中，应该遵循科学及医学发展的基本规律。

第一，正确认识中西医的差异（Difference）是中西医结合的基础。尽管中西医的研究对象是同一的，但仍有众多差异，并各有短长。正是由于存在差异，才有结合的可能和必要。因此，应客观地认识和分析中西两种医学体系的发展历史，正确分析中西医的差异及造成差异的原因，分别总结各自的发展规律，然后寻求中西医结合的正确道路。

第二，充分认识社会、政治、经济、文化、科学、技术等因素对医学发展的影响。随着现代科学技术革命的兴起，特别是人类生态学、环境科学、系统科学、心理学、人文社会学与辩证唯物主义哲学的发展，对于人的系统整体性、人与自然和社会环境的相互依存、相互作用、相互制约的内在联系认识进一步加深，医学与人文学科的渗透、交叉与融合更加紧密，中西医结合研究必须充分借鉴和利用这些科学成果。

第三，掌握和运用现代科学理论是中西医结合研究的必要条件。医学的发展与科学理论的进步密切相关，16世纪以来，欧洲医学革命的每一项成就，几乎都与移植和运用新的科学理论有关。因此，中西医结合研究的突破，必须借鉴和运用现代科学理论，从中西医"两结合"，提高和发展到中西医与现代科学的"三结合"。

第四，创造适合中西医各自发展的环境，以及相互汇通的氛围。应尊重中西医各自的发展规律，并提供良好的生存和发展空间。中医学是数千年来医学经验的积累，近现代科学技术的发展只有几百年的历史，用几百年的知识解释几千年的经验，显然应持慎重态度。对中医学要坚持继承和发展，继承是发展的前提，只有先继承优良成果，才能为中西医结合提供条件和依据。

第二节　结合医学

每门科学都有自己的基本概念，并由一系列概念构成相对独立的知识体系。每门科学都是运用概念或形成概念，作为科学研究和认识成果的概括和总结。学习、运用或研究一门科学，必须理解、明确其基本概念。随着学科建设的发展，国务院学位委员会把中西医结合设置为一级学科（《高等学校和科研机构授予博士和硕士学位的学科、专业目录》），把中西医结合医学设置为二级学科（国家标准《学科分类与代码》），引起学术界对中西医结合、中西医结合医学等概念的定义问题越加关注。

一、概念

（一）概念的定义

概念（Concept）是反映思维对象（客观事物）本质属性或特有属性的思维形式（Thinking form）。只有认识了事物的本质或特有属性，才能形成相应的概念。所以，概念是思维对象（客观事物）本质或特有属性的反映，既是科学思维和认识的总结，又是思维的基本单位。例如，中医学有阴阳、脏腑、藏象、经络、营卫、气血、正气、邪气和辨证论治等概念。西医学（现代医学）有病毒、细菌、细胞、组织、器官、系统等概念；中西医结合医学有病证结合、层次辨证、病证同治、证因同治、动静结合、筋骨并重和菌毒并治等概念。分别构成相对独立的知识体系，并反映着中医学、西医学和中西医结合医学不同的思维方式及科学研究的认识成果。

（二）明确概念

逻辑学（Logic）的第一步就是要明确概念。按形式逻辑要求，所谓明确概念，就是要明确概念的内涵和外延。内涵（Connotation）是概念所反映的客观事物（思维对象）的本质，即通常所说的概念的含义；外延（Denotation）是概念所反映的具体事物，即通常所说的概念的适用范围。一个概念，只有明确了其内涵和外延，即明确了概念所反映的事物的本质是什么，概念反映的具体事物是哪些或适用范围有多大，才算概念明确。

（三）明确概念的逻辑学方法

逻辑学是运用定义、划分、限制和概括等方法使概念明确。

定义（Definition）是明确概念内涵的逻辑方法。

划分（Division）是通过把概念所反映的具体事物逐一列出，或以客观事物的某一性质为划分根据，把所反映的事物分成若干类来明确概念外延的逻辑方法。

限制（Restriction）是通过增加概念的内涵以缩小概念的外延来明确概念的逻辑方法。是由外延较大的概念（属概念）推演到外延较小的概念（种概念）的方法，如传统医药，增加"中国"这一内涵，就推演到中国传统医药这一概念。前者外延大，包括世界各民族传统医药，后者则仅指中国各民族传统医药。概念的限制是使人们的认识具体化。

概括（Generalization）是通过减少概念的内涵以扩大概念的外延来明确概念的逻辑方法。它是由外延较小的种概念推演到外延较大的属概念的方法。如前例中国传统医药，减少中国这一内涵，推演到传统医药这一概念，其外延就扩大了。在由特殊到一般，掌握事物的共同本质和规律时，常用概括的方法。

二、结合医学的概念

我国率先开展中西医结合研究取得了显著成果，对全国及全世界产生了广泛深远的思想影响。在国内，示范性地引导出其他民族医药（如藏医药、蒙医药、维医药、傣医药、壮医药、朝鲜族医药、彝医药等）与现代医药相结合的临床应用研究，并出现了藏西医结合、蒙西医结合、维西医结合、傣西医结合医学等研究趋势，结合医学即成为对我国各民族医学与现代医学相结合创造新医学的现阶段的统称。

国际上，日本的汉方医药与现代医药相结合被称为东方医学、第三医学或结合医学等；印度的印度医学与现代医学相结合被称为印度结合医学；韩国、美国、加拿大、澳大利亚、意大利、法国、德国、英国等，也相继把各自的传统医学与现代医学结合起来加以研究和应用，被称为综合医学或结合医学。

各国、各民族对传统医学与现代医学结合起来创造的新医学称谓不同，但其实质内容相同，可统称为结合医学（Integrative medicine）。

三、结合医学的定义

结合医学是指把世界各国、各民族的传统医学与现代医学综合统一起来，而创造的一种新医学。狭义的结合医学是单指某一个国家或民族的传统医学与现代医学结合起来的新医学的简称，如中西医结合医学可简称结合医学；藏西医结合医学可简称结合医学；日本的汉方医学与现代医学结合而成的新医学，也可简称结合医学。广义的结合医学包括世界各国、各民族的结合医学。

因此，结合医学是综合运用传统医学与现代医学理论、知识和方法，以及在其综合运用中创造的新理论、新方法，研究人体结构与功能、系统与环境（自然与社会）关系等，探索并解决人类生命、健康和疾病防治问题的一门科学。

四、结合医学的范畴

各国、各民族把传统医学与现代医学结合起来防治疾病，保护和增进人类健康，均属于结合医学的范畴（Category）。因此，结合医学概念更具有实用性、兼容性和扩延性。另外，任何一门科学，都是人类知识的长期积累和发展。我国中西医结合医学学科确立不久，结合医学研究在世界上还刚刚兴起，前者属于初创阶段，后者尚属于萌芽状态，要实现把全世界传统医学与现代医学融合为一体的新医药学，长期的科学研究和知识积累。因此，结合医学与中西医结合医学，都是通向未来新医学的过渡性概念。

第三节　中西医结合医学分析

一、中西医结合的概念

中西医结合，是将传统的中医中药知识和方法与西医西药的知识和方法结合起来，在提高临床疗效的基础上，阐明机理进而获得新的医学认识。中西医结合是中华人民共和国成立后政府长期实行的方针。中西医结合是中、西医学的交叉领域，也是中国医疗卫生事业的一项工作方针。中西医结合发轫于临床实践，以后逐渐演进为有明确发展目标和独特方法论的学术体系。

二、中西医结合的内涵

（一）中西医药知识的结合

中西医药知识是人类在研究生命活动及其规律和防治疾病、促进人类健康的实践中所获得的认识和经验的总和。因此，中西医药知识的结合是指两种医药学的认识和经验，包括理论、方法等知识的综合统一和融会贯通，不能仅仅理解为经验层次或常识层次的中药加西药。

（二）中西医药知识结合发展的规律

中西医药知识表述的不是既定的、直观的和外在的经验事实，而是源于经验又超越经验。因此，中西医药知识的结合是创造新医药学的前提；创造新医药学是中西医药知识结合的目的和发展的必然结果。只要通过科学研究，逐步把中西医药知识综合统一、融会贯通，必然会产生新医药学知识。所以，中西医药知识的结合与创造新医药学紧密联系，构成了一个辩证统一和辩证发展的完整命题，也就是中西医结合的全部内涵，反映了中西医结合的本质属性。

（三）把握了科学技术发展规律

人类不仅是知识的发明者，更重要的是知识的综合应用者，并在综合应用已知的知识中创造新知识。综合就是创造。把中西医药知识结合起来，创造新医药学，就是在综合已知的中西医药知识中，创造新的医药知识。这不仅符合现代科学技术的综合化、融合化发展趋势和规律，而且体现了思维与存在的统一观。

三、中西医结合的外延

概念的外延是指具有概念所反映的本质属性的对象，即概念的适用范围或概念所反映的具体事物。中西医结合这一概念不仅内涵明确，而且能外延化，明确地反映具有中西医结合本质属性或特征的具体事物，有明确的适用范围。

（一）中西医结合学科

中西医结合学科（Discipline）是经过半个多世纪的研究，逐步形成且不断发展的、属于同一学科门类的中西医药学互相交叉、渗透和综合而形成的交叉学科或综合学科。中西医结合学科形成的标志性要素有以下几方面：

人才培养基地。迄今为止，我国绝大多数中医药大学和高等医学院校都建立了中西医结合学院或中西医结合系（专业），编写出版了中西医结合医学专业教材，形成了培养中西医结合人才的保障体系。

临床实践基地。从1982年始，各级政府相继批准创办了中西医结合医院等，或在综合医院创办了中西医结合科等医疗机构，并正式列入国务院批准的《医疗机构管理条例》，成为法定的一种医疗机构类型。

科研基地。目前，全国各省、市、自治区及高等医学院校，绝大多数均成立了中西医结合研究院（所）等研究机构。中国中医研究院于 2006 年正式更名为中国中医科学院（China Academy of Chinese Medical Science），是我国中医学领域最高层次的研究机构。

学术团体。1981 年，经卫生部和中国科协批准、民政部依法注册，中国中西医结合学会为一级学会，并下设若干专业委员会。各省、市、自治区也相继依法注册成立中西医结合学会和有关专业委员会，形成了一支中西医结合科技队伍。

学术期刊。1981 年创办《中国中西医结合杂志》之后，陆续创办了《中西医结合学报》《中国中西医结合外科杂志》《中国中西医结合急救杂志》等 20 种学术期刊。1995 年创办 "Chinese Journal of Integrative Medicine"，2010 年被列为美国《科学引文索引（扩展库）》（SCI-E）来源期刊，促进了中医西医结合国际学术交流。

学术专著。20 世纪 50 年代以来，已陆续出版《中国中西医结合学科史》《中西医结合医学》《实用中西医结合内科学》《实用中西医结合外科学》《实用中西医结合妇产科学》《实用中西医结合儿科学》等专著达百余种。

执业医师。人事部、卫生部、国家中医药管理局制定的有关执业医师、执业助理医师考试制度及技术职务考试制度等，均设置了中西医结合系列。中医结合医疗人员与中医和西医人员，在医疗工作和职称晋升方面享有同等的义务和权利。

学术带头人。中国中西医结合学会及其学科专业委员会，各省、自治区、直辖市地方学会，均有各学科的学术带头人。

（二）中西医结合医学

1. 中西医结合医学的定义

根据我国中西医结合医学（Chinese and Western integrative medicine）研究状况，以及构成一门学科概念的三要素——科学理论、研究方法和研究对象或研究任务，中西医结合医学可定义为综合运用中西医药学理论与方法，以及在中西医药学互相交叉和综合运用中产生的新理论和新方法，研究人体结构与功能、系统与环境（自然与社会）关系等，探索并解决人类健康、疾病和生命问题的科学。

2. 中西医结合医学的分支

中西医结合医学分为中西医结合预防医学、基础医学、临床医学、康复医学、护理学等。根据研究内容不同，可进一步划分更细的分支学科，例如，中西医结合临床医学可分为内科学、外科学、妇产科学、儿科学、急诊医学、眼科学、耳鼻咽喉科学、皮肤性病学、精神病学等。中西医结合内科学又划分出中西医结合心血管病学、消化病学、神经病学等。这些均是中西医结合外延化的概念。

3. 中西医结合医学的性质

中西医结合医学既是综合和统一中西医药学知识，创造新医药学在现阶段客观存在的，并不断创新发展的一种医学形态或知识体系，又是中西医药学知识相互渗透、交融、综合而形成的具有创新性的综合体，还是处于综合运用中西医药学理论和方法，以及通过科学研究创造的中西医结合理论和方法，防治疾病，促进人类健康的一门新兴医学。

（三）其他

中西医结合方针、中西医结合事业、中西医结合人才、中西医结合机构（包括医疗、教育、科研、学术、管理等）、中西医结合方法（包括诊断、治疗、科研、教学等）、中西医结合医学理论、中西医结合医学模式等，均系中西医结合外延化的概念。

四、中西医结合的定义

中西医结合定义的目的，一是为了明确概念，二是为了供人讨论。只有通过讨论才能有助于对中西医结合的认识，并使其定义更准确、恰当。况且，概念的定义并非一成不变，是随着客观事物的不断变化及人们对客观事物认识的不断深化而不断演变更新。但是，概念的内涵、外延和定义在一定历史时期或一定条件下又是相对确定的。

中西医结合的科学定义不能望文生义，不但要具有较丰富的实践经验及专业知识，对中西医结合反映的具体事物有所了解，而且要有一定的逻辑学知识，否则，就不能正确揭示其反映对象的本质属性。实践证明，通过中西医结合研究，不仅可以产生医学新概念、新理论、新方法，而且在我国已产生了中西医结合医学、中西医结合药理学等新学科，标志着已形成了综合统一中西医药学知识，在现阶段有明确内容和相对独立的中西医结合知识体系。

五、中西医结合的层次概念

以一定的认识形式和思维方式（常识的、科学的、哲学的），从不同层次获得对客观世界的认识内容，从而形成不同层次的认识。例如，运用系统科学（系统论）、综合与分析、分子生物学、理论思维等方法，从不同层次研究人体生命现象的本质，从而形成了中医学的藏象学说。西医学的细胞病理学、分子生物学、人体系统等不同层次的认识。不同认识层次（常识、科学、哲学）形成不同层次的概念，每个层次的相互关联的概念联系于一个概念网络，形成相应层次的概念框架。在科学实践中，不能误以常识层次的中西医结合为科学层次或哲学层次的中西医结合概念。

（一）常识性质的概念

在常识性质（Commonsense）的概念框架中，人们自发地对中西医结合的认识来源于经验，依附于经验表象。所以，有人认为中西医结合是用中西医两种方法治病，有人认为中西医结合是中药加西药等。这些认识是对中西医结合的经验性、常识性理解，是片面的、现象的、直观的和外部联系的非本质性认识，是仅以经验或体验为内容形成的一种观念。从逻辑学角度讲，还混淆了中西医结合与中西医结合治疗方法两个不同的概念。

（二）科学性质的概念

在科学性质（Science）的概念框架中，中西医结合就是综合统一中西医药学知识，创造新医药学。这是根据对中西医结合本质的理性认识及对中西医药学内在联系的本质性认识而形成的科学概念及其内涵。

（三）哲学性质的概念

在哲学性质（Philosophy）的概念框架中，中西医结合是指中西医药学两种既相互区别又相互联系、结构类似的知识系统的辩证统一，反映的是在哲学层次对中西医结合思想的客观性和普遍必然性的理性认识。

第四节 中西医结合医学导论

中西医结合医学导论（Introduction）是随着中西医结合医学研究发展及学科建设发展而产生的一门新的学科。由于整个中西医结合医学的学科建设（包括基础学科和临床学科等）尚处于起步和探索阶段，中西医结合医学导论所研究和探讨的问题，多为探索性、发展性问题，涉及方针政策性问题，属于认识性问题。

一、学科性质

中西医结合医学导论是综合运用唯物辩证法、历史唯物论和逻辑学等理论方法，研究、探索和揭示中西医药学相互关系、相互作用、相互渗透和融合发展的规律，促进中西医药学综合统一，创造新医药学思路和方法的一门学科，是概述中西医结合医学一般原理和研究方法的科学。

（一）综合性

中西医结合医学导论是研究中西医结合及中西医结合医学发展规律的学科，是在研究生命、健康和疾病等一般规律，医学科学（包括传统医学和现代医学）发展一般规律，医疗卫生事业发展一般规律，乃至人类科学技术发展一般规律的一致性基础上，研究和揭示中西医结合的一般规律和中西医结合医学发展的一般规律的学科。

中西医结合医学各专业学科以其特定的生命和疾病现象及范畴作为自己的研究对象。例如，中西医结合生理学，是综合运用中西医学理论与方法及在中西医学互相交叉渗透运用中产生的新理论与新方法，研究人体生命活动规律的科学等。直接目的主要是研究、探索和阐明疾病的病因、发生、发展的机制与过程，寻找中西医结合防治疾病的有效方法，从而保护和增进人类健康。

中西医结合医学导论有明显的综合性（Synthesis），在时代水平上对中西医结合各专业学科的理论层面、实践层面和方法层面形成横向性综合研究，从而综合探讨中西医结合医学的理解和认识。这是对中西医结合医学发展进行综合性研究的目的之一。

（二）导向性

中西医结合医学导论是一门具有向导性（Guidance）或引导性（Orientation）功能的学科，是在研究各门具体专业学科共性问题、总结和概括各门具体专业学科研究成果基础上，以各门具体专业学科研究成果为中介，从认识各门具体专业学科中西医结合特色的、个别的规律中，揭示不同学科的共同本质和共同规律，构成中西医结合医学导论的具有普适性的中西医结合医学理论知识。中西结合医学理论、知识来自各门具体中西医结合专业学科，又对各门具体专业学科或整个中西医结合医学发展具有指导或导向作用。但是，不是简单地把各门具体专业学科的研究成果汇集起来，成为包罗万象的中西医结合医学知识或成果汇编，也不能成为一般的研究中西医学的医学总论，而强调对各门具体专业学科的研究成果及规律性认识的理性思维和理论综合，从而总结、概括、升华出中西医结合医学发展的普遍规律，特别是中西医结合思维反映中西医结合的规律。

（三）衔接性

中西医结合医学导论是联系哲学与中西医结合医学的桥梁学科（Linking science）。人类科学技术发展史证明，科学技术研究上的创造与发明，与哲学指导思想上的正确性密切相关。因此，中西医结合医学导论应坚持以马克思主义哲学认识和研究中医药学、现代医药学及中西医结合医学，以辩证唯物论和历史唯物论的观点，从理论高度阐明和揭示中西医结合医学的本质特点、发展规律、研究方法、发展方向、思路方法、理论创新、技术创新和知识创新等基本原理。

中医药学和现代医学是中西医结合医学的两块基石，缺一不可。对任何事物及其认识都必须讲辩证法，对中西医药学的认识一定要运用辩证唯物主义和历史唯物主义，以实事求是的态度对待。人们通常所讲的中西医各有优劣，要互相取长补短，发挥各自的优势等就是一种辩证认识。而所谓优势与劣势、长处与短处、先进与落后等，均须通过医学实践予以检验和分辨。这才是在中西医结合医学研究及中西医结合临床实践中对中西医并重的一种正确的辩证认识，也是中西医结合医学研究的基本经验和原则。

二、研究对象和任务

中西医结合医学导论具有自己的研究对象、研究方法、研究任务和研究目的。中西医结合医学导论从总体上研究和提示中西医结合医学的本质特点，中西医结合医学发展规律、发展方向和研究方法等问题，探索中西医结合普遍规律，是关于中西医结合普遍性和必然性的知识。

（一）研究对象

中西医结合医学导论以中西医结合医学体系为研究对象（Object），以广义的中西医结合医学体系为主，同时密切联系中西医结合医学事业（科研、医疗、预防、教育等），处理好中西医结合医学与中医药学、西医药学、其他边缘学科和相关学科的关系，以及同社会进步、经济发展等方面的关系。所以，中西医结合医学导论，一方面要考察研究中西医结合医学体系的内部及其与外部的联系，例如，中西医结合基础医学与临床医学等各学科的关系，中西医结合医学与中医药学及现代医学的关系；另一方面要把中西医结合医学置于广阔的社会背景、文化背景、科学背景、医学背景中，研究探讨其相互关系。从而运用理论思维方法（如归纳与演绎、分析与综合，特别是比较分析和辩证分析方法等），研究探索中西医结合医学的发展规律、研究思路、研究方法与发展方向。

（二）研究任务

中西医结合医学导论的研究任务（Task）是从总体上综合研究和认识中西医结合医学的本质、特点、功能和发展规律的科学，尤其研究、认识和揭示中西医结合医学总体发展规律，是中西医结合医学导论的重要研究任务之一。为此，要通过对中西医结合医学体系及其各门具体的分支学科的学科理论、方法、发展规律等进行分析与综合研究，从总体上综合研究和揭示更深层次的中西医结合医学的本质属性、特点、功能和发展规律，从而对中西医结合医学各门具体专业学科的科学研究、医疗实践、学科发展及科学管理等发挥能动的指导作用。

中西医结合医学导论通过对中西医结合各门具体专业学科研究现状、动态、进展、思路与方法及典型案例等研究，从总体上综合研究、探讨中西医结合医学的研究思路与方法学，从而总结、概括和引导出中西医结合医学研究的最基本的富有创造性的思路与方法，以及适应中西医结合事业发展规律、原理、原则的管理方法等。因此，中西医结合医学研究思路与方法学，以概念的逻辑体系规范人们开展中西医结合研究的思路与行为，即中西医结合思想内容和思维方式、研究内容和研究方式、行为内容和行为方式及管理思想、内容、方式等。这也是中西医结合医学导论的研究任务之一。

但是，中西医结合医学导论关于中西医结合医学研究思路与方法学的研究结果，只能给人们提供思维方式，开拓思路，具有启发、提示和借鉴作用。中西医结合医学研究属于开创性、探索性科学研究，没有固有的研究方法和固定的研究方式。因此，本着解放思想、实事求是和坚持真理的科学态度和科学精神，以及知识的无限性特征，中西医结合医学导论力图导向无限制地发挥研究人员的思想智慧，激发研究者无限制的科学思维方式，采用无限制的科学研究方法，无限制地开展中西医结合研究。这样才能不断涌现出创新的中西医结合医学科学家，真正做到继承与发展相结合，继承与创新相结合，在继承中发展，在发展中结合，在结合中创新。

（三）科学意义

中西医结合医学导论是一门新兴学科，不仅是中西医结合医学专业学生学习中西医结合医学专业的入门课，也是连接中西医药学、沟通中西医药学的桥梁课。

中西医结合医学导论始终贯彻以辩证唯物主义和历史唯物主义思想为指导。学习和研究中西医结合医学导论，将启迪人们树立辩证唯物主义和历史唯物主义认识论，自觉地运用马克思主义哲学思想指导中西医结合研究。

学习和研究中西医结合医学导论，会让人们明白什么叫中西医结合、为什么要中西医结合、怎样中西医结合等基本知识。会帮助人们提高对中西医结合必然性、必要性、规律性、普遍性、优越性、正确性和创造性等认识，充分认识中西医结合乃至人类各民族传统医学与现代医学相结合的研究，对发展人类医学及防治疾病、促进人类健康等事业的意义，以及中西医结合医学发展的前景，鼓舞中西结合科技工作者树立事业信心和为创造新医药学而努力的科学精神。

中西医结合医学导论重要的内容之一是开展中西医结合研究的思路与方法学研究。学习和研究中西医结合医学导论，将为人们提供一些前人研究中西医结合的思路与方法或经验，以借鉴并发挥和开拓思路的作用。

三、研究方法

科学是用一定的方法生产新知识的过程；科学研究方法就是科学知识的生产和创造过程，这个过程则是达到生产新知识而采取的程序、途径、准则、工具和手段等。建立相应的研究方法，是成为一门科学或科学活动的重要特征之一。

（一）哲学方法

辩证唯物主义和历史唯物主义认识论及辩证法，是总结人类认识自然、社会、思维的科学成果，并被历史实践证明了的能正确反映自然、社会和思维发展普遍规律的理论。从方法论上讲，哲学方法（Philosophy method）是普遍适用的最高层次的方法。马克思主义（Marxism）哲学作为世界观和方法论，是认识世界和改造世界的有力工具，是指导中西医结合医学导论研究方法的哲学理论基础。

1. 反思方法

运用批判性反思方法（Reflective method），对已形成的中西医结合认识（包括认识活动）进行再认识，对已形成的中西医结合思想进行再深入。运用辩证唯物主义和历史唯物主义的认识论，本着对现存事物的肯定理解中包含否定理解，即对现存事物的必然灭亡的理解；辩证法对每一种既成的形式都是在不断的运动中，因而也是从它的暂时性方面去理解；辩证法不崇拜任何东西，按其本质来说，是批判性反思精神，不仅是一种哲学精神，而且是科学精神的表现之一。批判是指非常理性和清晰的认识，以辩证法的根本精神，对整个中西医结合研究工作进行批判性反思，才能发现问题、提出问题、分析问题、解决问题，从而引导和促进中西医结合医学研究的不断发展。

2. 辩证分析法

运用辩证分析法（Dialectical analysis method）研究对象或客观事物，分析和认识中西医结合研究对象。唯物辩证法的根本规律就是对立统一规律（Unity-opposites law），它揭示出客观事物都包含着自身固有的矛盾两方面，都是一分为二的；而矛盾的双方既相互对立，在一定条件下，矛盾双方也可相互转化，又是共同处于一个统一体中，即对立统一。它是自然、社会、思维发展变化普遍存在的根本规律。

《素问·阴阳应象大论》曰："阴阳者，天地之道也，万物之纲纪，变化之父母，生杀之本始，神明之府也，治病必求于本。"这充分体现了中医学辩证法的对立统一观。在中西医结合研究中，普遍存在着个别与一般、现象与本质、内容与形式、局部与整体、结构与功能、内因与外因、个性与共性、原因与结果、控制与反馈、必然性与偶然性、肯定与否定、正确与错误、先进与落后、主流与支流等问题。要正确认识和阐述这些对立统一的关系与结果。

（二）理论分析方法

理论分析方法（Theoretical analysis method）是中西医结合医学导论最基本的研究方法。理论分析是借助概念、判断、推理等逻辑思维形式，对客观事物的本质、内在联系和运动规律进行系统地分析和判断，目的是揭示或阐明客观事物的本质属性、内在联系、运动规律。概念是反映思维对象及其本质属性的思维形态，是构成思维的最小单位。离开概念就不能形成判断，更不能进行推理。通过理论分析，运用概念和概念系统形成系统的、具有严密科学性和逻辑性的普遍意义的理论认识。

理论分析要注意两点。一要坚持正确的理论指导。对任何事物的分析，总要以一定的理论观点为指导，即观察和分析总是渗透着理论，实验总是以一种思想作为出发点。具体研究工作中，由于研究者所持有的理论观点不同，往往得出的理论分析结论也不同，甚至完全相反。因此，坚持以辩证唯物论和历史唯物论为指导，才能从研究资料中获得科学的、正确的认识。二要把各门具体专业学科的研究资料作为唯一的事实根据和出发点，同时要从其全部事实出发，在准确地把握其全部事实基础上，进行理论分析，以保证分析结果与全部事实相一致，以及分析所得结论的全面性、正确性。

（三）历史研究方法

历史是泛指一切事物的发展过程，包括自然界、人类社会及人类认识的发展过程。历史研究方法（Historical research method）是以辩证唯物论和历史唯物论为指导，依据过去事实或事件的记载，研究某一事物或认识的发展过程的方法。

中西医结合医学是历史的产物，必然有其历史渊源。中西医结合医学导论不同于医学史或中西医结合医学史，它是运用历史研究方法，把中西医结合医学的产生作为一种历史现象去认识，以过去的事实记载为依据，研究其过去、现在和未来，从中发现、概括和提示中西医结合医学发展的历史渊源和规律性，从而解释其现在并预示其未来。

运用历史研究方法从中西医汇通到中西医结合，与社会制度、社会经济、生产力水平、科学技术水平，乃至与政治制度、文化发展等相互作用的规律，探讨中西医结合医学发展的影响因素。研究医学史不同时期有代表性的中西医汇通和中西医结合著名人物，特别是他们的学术思想、观点、思路、方法和成就。学习前人，继承前人，超越前人。

理论分析也须运用历史的方法。回顾历史和展望未来是理论分析全面性的原则，要求进行理论分析时，对分析的问题不仅应该有历史的了解，从历史的角度，根据不同阶段的中西医结合研究的比较，分析问题，提出问题，而且要用发展的观点看问题，力求通过历史的发展，预见未来。

（四）文献研究方法

文献（Literature）是指具有历史价值的记录、有知识信息的一切载体的统称，即用文字、图像、符号、声频和视频等手段记录人类知识信息的各种载体（如甲骨、纸张、帛、书籍、杂志、学报、胶片、磁带、光盘、录像等记载知识信息的物质形态）。科技文献是记录、保存、交流和传播科技知识信息的载体的总称。医学文献属科技文献的范畴。

1. 文献研究概述

文献研究包括文献的收集、整理、分析、鉴别、比较、注释、综合和应用等，要以辩证唯物主义和历史唯物主义思想为指导，运用前述的哲学方法、逻辑方法、理论分析方法及历史的方法进行综合性文献研究，特别是要充分运用各种文献收集方法，全面系统地广泛收集文献，运用分析方法对文献进行深入系统的分析，运用文献学方法对文献进行鉴别，运用综合方法保障文献整理具有逻辑性和系统性，用哲学的批判反思方法，对已有的概念、原理、原则、理论等进行再认识及提出问题等。这样才能获得对中西医结合或中西医结合医学发展的过去、现在和未来的把握，并形成理论认识，从而发挥文献研究成果在理论上的实用性（对中西医结合研究和发展发挥指导作用）、思想上的启发性、方法上的借鉴性等，引导中西医结合医学研究的创新与发展。

2. 文献研究范围

渊博的文献信息研究及其成果，不仅对中西医结合医学导论的学科理论建设十分重要，也是中西医结合医学导论理论构建的基石。对中西医结合医学研究和中西医结合科技工作者也是必要的。

中医药文献包括古代和现代、中国和外国的中医药文献。现代医药文献包括临床医学、基础医学、预防医学、康复医学、保健医学、老年医学、医学心理学、社会医学等文献。生命科学文献，如生物学、细胞生物学、分子生物学等文献。其他自然科学、技术科学文献，如化学、物理学、工程技术学等文献。人文科学文献，如社会学、伦理学等文献。哲学文献，如科学哲学、医学哲学、中医哲学及自然辩证法、医学辩证法研究文献等。

（五）比较研究方法

比较（Comparation）是确定事物之间相同点或相互关系的方法，也称比较法，是根据一定的标准规范把彼此有某种联系的事物加以对照比较，从而确定其相同点与不同点或相关性。

1. 比较研究方法的应用

（1）对事物进行比较研究的意义

客观世界是普遍联系的，同类事物或现象有其共同的属性；客观世界又是千差万别的，世界上找不出完全相同的两个东西。有比较才能有鉴别，只有对各个事物内部矛盾的各方面进行比较分析后，才能把握事物间的内在联系，认识事物的本质。所以，自然科学和社会科学等领域普遍应用比较研究方法，并形成了比较文学、比较哲学、比较法学、比较社会学、比较经济学、比较教育学、比较伦理学、比较心理学、比较解剖学、比较胚胎学和比较医学等学科。比较医学就是两种或两种以上医学形态、要素、理论和方法学等进行对比，探索其相互作用和相互关系的学科。

（2）比较研究方法的应用原则

可比性：强调对同类事物或现象间做比较，就是要强调有可比性。例如，中西医学同属于生命科学的医学门类，所以，它们之间具有可比性。

共同点或相同点比较：一要找出事物或研究对象的共同性或相同性（Commonality or Sameness），即同类事物的同类性。例如，中西医学都是研究人体生命活动现象及生、长、壮、老、死生命过程和规律，以及防治疾病、促进人类健康的科学。这是比较研究的前提。二要找出事物或研究对象表现出的共同特点或特征，即一致性。例如，中医临床收集诊断材料的方法有望、闻、问、切，西医则有望、触、叩、听，都表现出一致性。

不同点比较：找出事物或研究对象表现出的不同特点或特征（Different characteristics）。例如，中医诊断疾病重点突出辨证诊断，治疗疾病特点是辨证论治，整体调节；西医诊断疾病重点强调病因、病理诊断，治疗疾病特点是针对病因、病理治疗和对症治疗等。

标准化（Standardization）：按同一标准进行比较分析，以保证比较研究结果的客观性。如诊断标准、疗效标准等，而且要按循证医学要求，运用统计方法处理，进行比较分析，以保证比较研究结果的准确性和可靠性（Accuracy and reliability）。

2. 中西医比较研究

（1）中西医比较研究的目的

概括地讲，中西医比较研究的目的是审长短（长处与短处），以取长补短；识优劣（优势与劣势），以发挥中西医药学之优势；辨精华（取其精华，弃其糟粕），以推陈出新；知异同（求同存异）；探关系（探索中西医相互关系、相互作用）；对号入座（经过科学研究、比较研究，能对号入座者便结合统一）。

（2）中西医比较研究的内容

中西医比较研究的内容包括中西医发展史比较研究，中西医认识论、人体观、生命观、医学观、疾病观等比较研究，中西医方法论比较研究，中西医药学理论、理论体系及其演变比较研究，中西医临床医学方法比较研究，中西医预防、保健、康复、护理等理论与方法比较研究，中西医医学模式及其演变比较研究，中西医学科划分比较研究，中西医药学术语、概念比较研究，中西医病名对照比较研究，在科学研究、比较研究基础上的对号入座（结合统一）研究等。

（六）系统科学研究方法

1. 系统科学

系统科学是从系统的角度考察和认识整个客观世界的科学，运用系统观或系统理论与方法认识世界和改造世界的科学。以系统为研究对象，着重考察各类系统的关系和属性，揭示各类系统活动的种类和特征，探讨有关系统的各种理论与方法，从而形成关于系统的基础理论和应用开发的科学。

2. 系统理论

系统理论是系统论、控制论、信息论、耗散结构论、协同论、突变论乃至组织论等的综合运用。系统理论的特征是着眼于客观世界一切事物或现象的整体性、联系性、系统性、综合性、有序性和动态性，是辩证唯物主义关于客观世界普遍联系和运动变化认识论的具体体现。世界上一切事物、现象或过程，都是具有整体性的系统，且又互为系统。这是系统方法整体性原则的来源和根据。

3. 系统方法

系统方法是研究和处理有关系统的整体联系的一般科学方法。电子计算机成为现代系统研究和开发的必要工具，使得复杂系统的大量研究数据的定量分析得以实现，促进了系统科学的发展，也是现代系统方法的重要标志之一。

4. 系统思想

把事物和研究对象看作整体联系的系统，着重从整体与部分、部分与部分、系统与系统之间的相互联系、相互作用中，辩证地认识事物或对象的思想方法。古代中国和古希腊时期，就已存在系统思想，即所谓整体观和系统观。但只有随着人类社会的发展、科学技术的发展及认识的发展，特别是有了为系统思想发展提供量化方法和计算工具，才使古代的系统思想从一种哲学思想或自然哲学思想范畴，发展为一种科学思想方法——系统方法。为了与古代朴素的系统思想相应的系统方法相区别，把它称为现代系统方法。现代系统方法或系统方法论，不仅大大改变了人类思维方式，更大大丰富了科学研究方法，在自然科学、社会科学、工程技术科学等领域已普遍应用，促进了现代科学技术的迅猛发展。

中医药学本来就具有整体观、系统观思想，并形成了系统的藏象学说等医学理论。人们已充分认识到中医药学理论反映了人与健康和疾病的系统规律。其系统的思维方式及系统的理论体系，与现代系统科学的认识更具有一致性，现代系统科学不仅能帮助人们认识和理解中医药理论的科学性，而且能有效地研究中医药学理论，促进其发展。

第二章 中西医结合流行病学与循证医学

第一节 中西医结合流行病学

随着社会的进步，人们对健康概念的重新认识，健康现象及其相关因素在医学科学发展中的价值，以及在人的生命过程中的重要性逐渐显示出来，从而要求流行病学拓展研究领域，着眼健康及健康相关因素的探讨，以增进人群健康。

一、流行病学

流行病学（Epidemiology）是一门古老而年轻的、发展十分迅速的学科，不仅是预防医学（Preventive medicine）中的主导学科，也是现代医学的一门重要的基础学科。早年，传染病（Infectious diseases）在人群中广泛流行，曾给人类带来了极大的灾难。随着主要传染病逐渐得到控制，流行病学又应用于研究非传染病特别是慢性病，如心脑血管疾病，恶性肿瘤，糖尿病及伤、残；此外，流行病学还应用于促进人群的健康状态的研究。

流行病学的定义。流行病学是研究疾病（包括伤害）和健康状态在人群中的分布及其影响因素，借以制定和评价预防、控制和消灭疾病及促进健康的策略与措施的科学。其基本内涵有四点：①研究对象是人群，是研究所关注的具有某种特征的人群。②研究内容不仅是研究各种疾病（包括伤害），而且研究健康状态。③研究的重点是研究疾病和健康状态的分布及其影响因素。④最重要的是，研究目的落实在为控制和消灭疾病及促进健康提供科学的决策依据。

流行病学的主要任务。不仅是研究防治疾病的具体措施，更应研究防治疾病的对策，以达到有效地控制或预防疾病、伤害、促进和保障人类健康。研究对象是人群，包括各型患者和健康人；主要研究方法是到人群中进行调查研究；其任务是探索病因，阐明分布规律，制定防治对策，并考核其效果，以达到预防、控制和消灭疾病的目的；同时，流行病学的任务还有预防疾病、促进健康。

流行病学的研究范围。①疾病分布及影响分布的原因：研究某疾病在不同地区、不同时间、不同人群中的发病率、患病率或死亡率等。②研究疾病的流行因素和病因：许多种疾病的病因或流行因素至今尚不明，流行病学应探讨促成发病的因素及流行因素。③疾病的自然史：疾病从发生、发展到结局的整个过程，可以分为症状出现前阶段、临床症状和体征出现阶段及疾病结局（如治愈、好转、恶化、死亡等）这几个阶段。④患病概率的预测：根据人群调查研究，可以估计某因素引起个人患某病的危险性，以及不患某病的概率。⑤研究制定预防对策和措施：采用何种对策或措施可少发生患者，或使一个地区既经济又迅速地控制或消灭某病等。

流行病学的学科分支。流行病学与医学学科相结合形成了传染病流行病学、药物流行病学、肿瘤流行病学、临床流行病学、伤害流行病学；与其他技术相结合产生了血清流行病学、分子流行病学、遗传流行病学、地理流行病学；随着研究方法的不断深化又衍生出实验流行病学、描述流行病学、现场流行病学、移民流行病学、理论流行病学等。

二、临床流行病学

（一）临床流行病学的定义

临床流行病学（Clinical epidemiology）是 20 世纪 70 年代后期形成和发展起来的一门新兴的研究临床问题的方法学。临床流行病学以科学的设计、测量和评价，指导临床医生解决病因、诊断、治疗、预后，卫生经济学研究和评价等临床医疗实践及医院管理等多方面问题，培养临床医生的观察和分析能力，从而获得可靠的结论，提高临床科研结果的真实性和实用性，促进临床医学发展。

临床流行病学是临床医师在临床研究和医疗实践中，将流行病学、社会医学（Social medicine）和医学统计学（Medical statistics）原理和方法应用到临床，从患者个体的临床诊治扩大到患者群体特性的研究，以探讨疾病的病因、诊断、治疗、预防和预后等规律，是一门科学的方法学。

临床流行病学的定义可分为以下两类。

流行病学家认为：临床流行病学是流行病学的一个分支，是应用流行病学原理和方法解决临床诊断、治疗和判断预后等科学研究及医院管理等问题的一门新兴学科。

临床医学家认为：临床流行病学是一门新兴的临床医学基础学科，是在临床研究和医疗实践中，创造性地将流行病学方法和卫生统计学原理方法与临床医学有机结合，发展和丰富临床医学的方法学。

虽然两者对定义的看法不全相同，但其基本目的和方法是一致的。

临床工作中，还有若干未解决的临床问题，临床医生可以借助临床流行病学方法，为临床提供更加科学的研究方法，使临床科研更为真实和经济有效。

（二）临床流行病学的主要内容

临床流行病学的主要任务是研究疾病的病因（Etiology）和各种危险因素（Risk factor），以认清疾病的发病本质和得到明确诊断，为防治提供依据；探索新的诊断性试验和方法，以提高诊断水平；开展试验治疗研究，以发现和评价有益或无益的治疗措施或药物，从而提高治疗水平；研究疾病的自然病史和某些干预措施，改善患者的预后等。

临床流行病学的主要内容。对提高中西医结合临床研究的科学性，突出中西医结合的优势具有重要的参考价值。包括以下内容：

一是正确进行设计（Design）、衡量（Measurement）与评价（Evaluation）的方法。

二是在设计、实施（Implement）、结论推导（Conclusion derivation）各个阶段，识别偏倚（Bias）的方法和措施。

三是探索与实施减少和识别机遇（Chance）对研究结论影响的方法和措施。

四是病因研究（Etiologic research）和诊断性试验（Diagnostic test）的评价原则和方法。

五是评价结局（Outcome study）包括终点指标（Endpoint criteria）选择、评价标准（Assessment criterion）确定与测量方法（Measurement）。

六是建立软指标（Soft data）衡量与评价体系的原则和方法。

七是统计分析方法（Statistical analysis technique）的应用及临床意义、统计学意义在结论推导中的意义。

八是药物临床研究规范化（Normalization）是临床科研和临床流行病学的重要内容。新药进入临床试验（Clinical trial），进入临床验证应按要求分为以下三个阶段：

第1期是小规模临床试验：一般采用志愿者（Volunteer）做有关药物耐受性、安全性和有效的给药方法等方面的探索。找出安全有效的剂量、给药途径、疗程和不良反应。

第2期为正式临床验证：初期用随机对照（Randomized control）观察，评价防治药物的真实效果，同时进一步了解其适应证和不良反应。后期要求在三个以上的验证单位同时扩大进行随机对照试验。

第3期即为推广应用，特别注意其安全性（Safety）的考察。

（三）临床流行病学药物评价参考原则

临床流行病学要求在分析评价药物是否有效时，参照以下几点原则：

一是患者是否为真正随机分配（Random assignment）接受药物措施的试验，而不是书面上的随机，更不能将随意分配误当随机分配。

二是是否观察和报告了全部的临床有关结果。包括有效的和无效的、有益的和无益的作用。在判断这些结果时盲法(Blind method)具有重要意义,它可以有效地排除衡量性偏倚,确保结果判断的重复性(Repeatability)和真实性(Validity)。

三是被研究的对象(Object)是否明确。描述纳入标准(Inclusioncriteria)和排除标准(Rejection criteria),临床特点包括性别、年龄、地区、疾病的类型和病情的轻重等。

四是是否考虑了统计学和临床上的重要意义。临床意义(Clinical significance)主要是看药物的效果,效果越好临床意义越大。统计学的意义是分析试验组和对照组的疗效差异,是否为来自药物治疗的真正效应(Real effect)。例如,统计学表示的Fv0.05,即临床上发现的这种效果差异有5%的机会是来自偶然的机遇(Chance opportunity),而由药物治疗引起的真正效应为95%。统计学分析的差异显著性(Significance of difference)意义并不涉及疗效差异的大小程度。

五是药物治疗措施是否切实可行。例如,有关药物治疗除应有剂型、剂量、给药途径外,还应详述具体的措施等。

六是结果(Conclusion)是否包括了全部纳入的病例。要求未完成规定治疗而中途丢失(Midway loss)的病例不应超过总观察数的10%。一旦病例失访或退出(Withdraw)超过20%,则全部结果将有很大可能失去真实性,临床意义及价值必将遭到严重影响,甚至变得毫无意义。

(四)临床流行病学的特色

临床流行病学的研究对象是患者(Patient)及其患病群体(Community),与实验医学的动物实验或生化、病理、分子细胞水平的研究不同,也与传统的流行病学有所区别。

以临床医生(Clinician)为主体。临床流行病学必须以临床医生为主体,同时与流行病学、卫生统计学和卫生经济学紧密结合、互相借鉴、互相促进,才能不断创新临床研究方法和促进本学科的发展。

以患者及其群体为研究对象(Object)。研究对象由个体病例扩大到相应的患病群体,由医院的个体患者诊治扩大到社会人群的防治,对疾病的早期发现、早期防治,以及对疾病的发生、发展和转归规律的认识更加全面深入。

重视研究结果的真实性与可靠性。临床医学研究中,应用科学方法,强化科研设计,排除各种偏倚、干扰因素的影响,确保研究结果的真实性(Validity)、研究结论的可靠性(Reliability)、研究方法的可行性(Feasibility),以促进临床医学从经验医学向临床医学科学化方向发展,这是流行病学研究的精华。

研究问题的广泛性(Universality)。临床流行病学研究的问题颇为广泛性,涉及临床医学各个学科。

（五）临床流行病学的作用

临床医生掌握临床流行病学的基本知识和方法，对医疗质量的提高、制定临床科研设计和具体实施来提高研究结果的可靠性和可信性、临床医学教学质量的提高，都起着重要的推动和促进作用。

1. 提供科学的研究方法

在流行病学效应测量环（Epidemiological effect measuring ring）的循环效应（Circulating effect）下，紧密联系医学实践，创造性地应用流行病学和统计学的原理与方法服务于临床医学。

随着经济的快速发展，人们的生活水平逐步提高，对健康的需求也越来越高，有限的卫生资源和大众对健康无限需求之间的矛盾日益突出。解决这一矛盾的途径之一，是通过技术创新和管理创新，优化卫生资源配置（Allocation），提高卫生资源利用的效率（Efficiency）。临床研究是提供相关理论、技术和方法支撑的重要措施。掌握社会资源配置的管理者已经看到这个问题，并逐步增加临床研究的投资力度。

临床流行病学专家将临床流行病学方法和各自的专业紧密结合，在本专业中担负大量的科研工作。在各自的单位无偿地为临床医生和研究生提供课题设计、临床科研方法选择和统计分析方面的服务，为提高临床研究质量起到了巨大的作用。

2. 提供鉴别成果的原则与方法

临床流行病学从患者着手，应用流行病学和医学统计的原理和方法，通过严谨的设计、测量和评估，研究临床问题，包括临床疾病的诊断、治疗、预后、病因和发病因素，并为临床决策提供科学的依据。临床流行病学为临床研究提供了科学方法的平台，使临床科研更为真实、经济、有效。通过提供疾病病因、诊断、治疗和预后的一系列评价原则与方法，提高临床医生诊治水平。

医生和患者每天都会碰到各种临床问题。例如，目前对胰腺癌（Pancreatic cancer）尚缺乏早期诊断方法，从这一点可提出许多临床问题，包括血清学、影像学或分子生物学中，哪些指标可诊断早期胰腺癌？有无指标可对高危人群（High-risk population）进行筛查（Screening）？谁是高危人群？引起胰腺癌的病因和危险因素是什么？对失去手术机会的患者，化疗和放疗对延长生命（Prolong life）和改善生活质量（Living quality）是否有效？患者的预后（Prognosis）如何？生存期（Survival time）有多长？胰腺癌在我国发病率（Morbidity）和死亡率（Mortality）有多高？它造成的疾病负担有多大？等等。从这些尚未解决的临床问题可以提出许多研究课题。只有科学地设计和实施，研究结果才能反映临床的真实情况，得到科学的证据，进而指导临床实践。

3. 培养高质量的医学人才

临床流行病学的实质是培养医生的科学思维（Scientific thinking），为从事研究工作、改进临床工作质量、提高学术水平打下良好的理论与方法学基础。

4. 循证医学最受推崇

临床流行病学会在国内首先引入循证医学（Evidence-based medicine）概念，积极推动和发展我国的循证医学，组建中国循证医学中心。循证医学的中心理念就是医生在处理临床问题时应将当前最佳的研究证据（Evidence）与自己的临床经验（Experience）结合起来，根据患者的需求，在诊断、预后和治疗等方面做出最佳决策。因此，循证医学可以提高临床医疗水平，并可改善医患关系。

循证医学是临床流行病学理论和方法学在临床医疗实践中的具体应用，医生的临床实践必须有根有据，而证据的获得和评估需要临床流行病学的知识。各专科学会及专家在证据基础上制定了临床实践指南（Guideline），不论诊断治疗哪种病，均应以指南作为依据。国际医疗卫生机构认证联合委员会的标准，要求医生的诊治同质化（Homogeneity），对同一种疾病必须开出同样的治疗方案，而该方案是以目前医学界最科学、最安全、最合理、最经济的指南为标准的。指南制定所依赖的证据都是按照临床流行病学原则，进行临床科研后得出的。我国目前用得较成功的是乙型肝炎的诊治指南。循证医学是对临床医疗实践决策科学化的促进，对推动临床医学的发展，提高临床医疗质量有重大意义和科学价值。

三、临床流行病学方法

临床资料来源于患者的病史、体征、实验检查结果等，这些资料是否真实可靠，直接关系到临床研究和诊治的质量。由于受资料质量的限制，制约了临床医学的研究水平，这就是问题的症结所在。要使临床科研产生质的飞跃，必须采用科学的研究方法。

临床流行病学方法可分为一般研究方法和特殊研究方法两大类。

一般研究方法仍是流行病学的四个基本方法：描述（Descriptive）、分析（Analysis）、实验（Experimental）、理论（Theoretical）。

特殊研究方法即临床研究的设计衡量和评价（Design measurement and evaluation，DME）。广义来看，进行科研甚至搞好任何工作都需要事先周密设计，实施中准确测量，事后合理评价。因此，可以说DME是适用于各个学科与各项工作的通用方法学。

（一）设 计

设计（Design）是指临床研究方法和观察方法的设计，主要内容如下：

科研目的（Objective）和科研假设（Hypothesis）的确定。科研过程是论证科研假设的过程，所以，立题一定要具体、明确，研究内容要有创新性（Innovation）和可行性

（Feasibility），要以问题为基础提出研究假设，避免盲目的重复和无意义的研究。

科研设计方案（Scheme）的确立。正确地选择设计方案关系到临床研究的水平。因此，一定要根据临床研究课题的不同性质和研究目的，选择最佳设计方案。例如，病因学、治疗学和预防性试验研究，最佳为随机"双盲"对照临床试验，其次为队列对照研究，回顾性因果研究则宜用病例对照研究。诊断性试验研究必须应用金标准做比较研究设计，无对照组的研究及叙述性的研究一般是不可取的。

研究对象（Object）的选择。研究对象的选择不但要符合公认的诊断标准，而且要考虑目标人群（Target population）和样本人群（Sample population）。目标人群指涉及该研究项目的所有患者，但临床研究不可能包括整个目标人群，必须从目标人群中抽样，即对样本人群进行研究，抽样的这部分人就组成样本人群。研究对象确定过程中，还必须考虑纳入标准（Inclusion criteria）、排除标准（Exclusion criteria）和退出标准（Secession criteria）、抽样方法（Sampling method）、抽样误差（Sampling error）、样本人群是否具有代表性（Representativenes）等，以保证研究对象具有统一的研究基础。

样本含量的估计（Estimation）。要根据研究目的、设计方案、设计要求、资料类型、预期效果、容许的 α 错误和 β 错误及组间效应差异的程度 δ 水平等，计算适宜的样本含量（Sample size），以防样本含量不足造成假阴性（False negative）的错误结论或稳定性不足，避免样本量过多导致资源浪费和时间消耗等。

试验措施（Test measures）的创新性和科学性。如果试验措施缺乏创新性或科学性依据，则该项研究毫无价值。防止或识别各种偏差对研究结果的干扰非常重要。例如，采取随机分组、盲法治疗和分析及分层分析等，以保证研究结果的可靠性。

研究对象分组方法（Grepping）。最重要的原则是使两组研究在基线（Baseline）状态的可比性（Comparability），即处理措施执行前研究对象组间的基本情况及重要临床特点和影响转归的有关因素分布相对一致。只有真正的随机分组，才能使组间研究因素（Study factor）及混杂因素（Confounding factor）均衡可比。

观察时间（Observe time）的确定。终点指标（Endpoint criteria）的确定要有生物学和临床试验依据，并根据设计的试验终点指标确定临床试验观察的时间。观察时间过短易致假阴性结论，观察时间过长则导致资源的浪费。

维持良好的依从性（Compliance）。临床研究中，患者执行规定的研究试验措施时，所接受和执行的行为程度称为依从性。依从性影响着研究的质量，关系到研究的成败。

资料收集（Data collection）和数据处理（Data processing）方法。临床研究中，尽可能实行盲法客观地收集研究资料，资料分析处理要用临床反应的客观评价标准，数据处理方法必须符合医学统计学原理，以保证研究结论的真实性和可靠性。

研究质量控制（Quality control）。临床研究在研究对象的分组、观察指标的测量和数据分析处理过程中会产生各种偏倚，影响研究结果正确性。所以，必须在研究前对偏倚因素进行估计，并设计防止和排除偏倚的具体措施，确保研究结果真实可靠。

（二）衡量

衡量（Measurement）即用定量方法衡量和比较各种临床现象，主要内容如下。

疾病发生频数（Occurrence frequency），可用发病率（Incidence rate or morbidity）或患病率（Prevalence rate）等表示。

疾病的后果（Consequences），可用病死率（Case-fatality rate）或死亡率（Mortality）、致残率（Disability rate）等表示。

症状和体征（Symptom and sign），如呼吸困难的程度（轻、中、重）、扁桃体肿大的程度等。

疾病造成体力和精神（Physical and mental）上的影响，如生命质量（Quality of life，QOL）的测定等。这些变化值可以采用各种计数指标和计量指标进行衡量。

预后估计（Prognosis estimation），如复发率（Recurrence rate）、预后指数（Prognostic index）等。

实验数据的测量（Measurement），治疗或干预措施可呈现有效或无效反应，会有相应的临床症状、体征及各类实验室指标的变化等，如血清胆固醇含量、心电图 Q 波深度和宽度等。

卫生经济学（Health Economics）分析，如成本 - 效果分析（Cost-effectiveness analysis，CEA）、成本 - 效益分析（Cost-benefit analysis，CBA）和成本 - 效用分析（Cost-utility analysis，CUA）等。

一般说来，衡量临床效应的指标有硬指标（Hard endpoint）和软指标（Soft endpoint）之分。硬指标比较容易测量，如各种疾病的分布频数，某些症状和体征改变（如心率、血压）等。软指标则较难测量，如患者的主观感觉（疼痛和恶心）、肿瘤患者治疗后的生存质量等，常用问卷调查，采用积分方法进行测量，如疼痛的程度给予一定量的积分，然后进行比较。这些指标及程度的获得，要有确定的临床意义及公认的判断标准予以度量。死亡、痊愈或病残等，属于临床最终效应的硬指标，临床意义较大。疼痛减轻、食欲缺乏或乏力改善等，用以衡量患者主观症状的变化，属于软指标，无确定的临床意义。

（三）评价

评价（Evaluation）即应用临床实践已证明为正确的一系列标准，评判所得的临床各种证据或研究结果的真实性（Validity）、可靠性（Reliability）与实用性（Applicability）。评价的主要内容如下。

1. 数据真实性评价

真实性亦称有效性、效度，即反映一项测量或研究能够获得正确结论的程度，可分为内部真实性（Internal validity）和外部真实性（External validity）两类。

（1）内部真实性

指一项研究结果可以正确地反映研究人群真实状况的外延性（Extensionality），即科研结论可以推论到目标人群（靶人群）的范围，是由研究本身的范围所决定的。因此，如果一项研究能提供在限定的研究人群中真实作用的估计，就具有内部真实性。提高内部真实性的方法包括限定研究对象的类型和进行研究的环境条件，以减少外部因素的影响。对一项研究结果所提供的证据进行严格的评价，所获得的真实性结论，叫内在真实度（Trueness），它表明该证据真实的程度，真实度越高就越有价值。

（2）外部真实性

指一项研究结果能应用到其他人群的外延性。确定一项研究结论是否具有外部真实性，需要判断调查中所包含的研究对象类型、临床医生所诊治的患者类型，以及研究人群与其他人群临床特点的差异。因为，对同一疾病的相同或类似的多个研究所获得的研究结果必然存在差异，使得在严格控制的环境中所获得的结果可能不适用一般情况。故外部真实性提出诸如"这些结果能适用于其他患者如老年、病情严重者或较研究对象经济状况差的患者吗"等问题。由于临床医生必须确定一项研究发现是否能够适用于自己的临床实践，故非常关注外部的真实性。此外，在临床实践中证明了对有关疾病的特效疗法或药物，无论在何时何地都能显现良好者，亦称外在真实度良好。奎宁制剂治疗疟疾，早期无转移肿瘤的外科根治术等，都是由临床实践的内在真实度发展而来且被公认的有效药物或方法，因而表明其外在真实度好。

2. 诊断性试验评价

诊断性试验评价（Diagnostic test evaluation）须用金标准（golden standard）比较敏感度、特异度、预检值、似然比，疾病病因、因果关系及某些患病危险因素的影响程度。对于任何证据的临床意义或其重要性，需要有一系列客观指标加以考核，而且这些指标的临床意义须根据不同疾病的现实状况，结合专业实际加以评定。评价临床意义常用的指标为事件发生率（Event rate），如痊愈率、有效率、病死率、药物不良反应率、发病率、患病率等。

3. 治疗性试验评价

治疗性试验评价（Evaluation of therapeutic trial）着重评价研究结果（Result）的真实性、可靠性和临床治疗的实用性（Practicability）。例如，是否有明确具体的研究假设和研究方案，研究结论是否从随机对照试验中获得，研究对象的选择是否合适，诊断标准是否统一，效应的主要指标和次要指标（Primary and secondary indexes）是否有客观标准，实验组与对照组（Experimental and control group）的均衡性或可比性，处理措施是否切实可行，对混杂因素是否有相应的控制措施，是否报告了全部的有关结果，等等。

4.疾病预后的评价

预后（Prognosis）是对疾病结局的概率预测，即对发病后疾病未来过程的一种预先估计，包括死亡、迁延、致残、恶化、复发、缓解、治愈等多种结局，以及并发症、存活期限和生存质量等。重点评价预后估计的精确度（95%CI），排除影响预后因素的措施、研究结果的实用性和重要性等。

5.卫生经济学的评价

包括成本 - 效果分析、成本 - 效益分析、成本 - 效率分析。

6.研究结果临床意义与统计学意义的评价

进行统计学检验（Statistical tests）的前提是临床治疗性试验的结果具有临床意义，目的是帮助判断临床意义差异的真实程度。

（四）影响证据真实性的主要因素

任何拟被采用的医学证据，首先必须是真实可靠的，否则将在临床实践中造成严重的不良后果。影响证据真实性的主要因素如下：

研究设计。研究证据的真实程度与所采用的设计方案关系极大。设计方案的科学性越高，研究证据的真实性越强。凡属病因学、危险因素、疾病的预防和治疗研究所获得的证据，其真实性程度最佳者当属设计完善、执行可靠、数据完整、临床与统计学分析法合理结合的随机对照试验（Randomized controlled trial，RCT），其次为前瞻性队列研究设计（Prospective cohort study design）或源于队列研究的巢式病例 - 对照研究设计（Nested case-control study design）。

研究对象。凡纳入研究的对象必须有明确的诊断标准（Diagnostic criteria），为了使研究结果的证据可靠和具有一定的代表性，应设置适当的纳入标准及排除标准。样本含量的大小，直接影响研究证据的假阳性（False positive）或假阴性（False negative）的程度。

观测结果。临床试验终点指标除死亡、痊愈和残疾等硬指标外，还可以采用观测干预效应（Intervention effect）的实验室和影像学等有关方法和指标，这些方法、指标及其结果正确与否对证据的真实性非常重要。为判断其是否存在或发生的概率能否被接受，需要做观测间的一致率（Coincidence rate）和 Kappa 检验。此外，盲法判断实验结果也是一种避免测量偏倚的重要措施。

资料收集与整理。判断资料的真实性时，要注意组间基线状况、可比性及研究对象的依从性。此外，应注意将试验观测指标在中间期和终末期的数据与基线状况相比较，以了解期间数量和数据的差异，判断真实性。

统计分析。要明确所采用的统计学方法是否合理，应根据不同的研究目的、变量

（Variable）的性质与分布类型，采用不同的方法及数据做统计分析，并进行参数估计（Parameter estimation）置信区间（Confidence interval，95%CI）。

对治疗效果的结论是否有对照（Control）、是否遵循随机化（Randomization）原则，是治疗效果考核中极其重要的原则。要使结果可信，必须设立对照组，选用较为可靠的客观指标评定疗效。随机化原则是另一主要的原则。真正的随机化是使观察组和对照组除观察因素外，其他因素在两组中的分布基本上做到均衡一致，即存在可比性。

下述的方法并非真正的随机化：一种是丢钱币（Coin-throwing）的方法，由于出现正反面的机会并不均等，主要是不能书面写下来，不能复制，不能进行检查；另一种是根据日历（Calendar），单日进来的患者进 A 组，双日进来的患者进 B 组。医生和患者都易发现规律，从而人为地推测分组情况，从而改变次序。

真正的随机化应符合：①医生和患者都不知道患者应该进入哪一组。②医生和患者不能从上一个患者已经进入的组别来推测下一个患者会进入哪一组。③患者进入试验的顺序是通过数学方法求出来的，并在试验开始前已用文字写好，在执行过程中可进行核对，并可被他人复制，称为随机"双盲"对照试验设计（Double-blinding randomized controlled trial design）。

四、临床流行病学的意义

既往中西医结合研究，尤其是临床研究仍存在不少问题。例如，不少方药疗效研究不严谨，实验组与对照组缺乏可比性，观察对象的标准缺乏严格的规定，没有足够的样本数量，观察指标的测量不明确；无论是证候或是疗效的判断指标都难以达到规范化；分析和判断结果往往自觉或不自觉地夹着观察者的主观成分，常常错用或误用统计学和流行病学的一些基本概念。所有这些都不同程度地影响了研究结论的可靠性和真实性，难以反映处理因素的真实效应，或者削弱了论证的力度。

然而，人们往往总是期望通过临床流行病学研究能够有效地提高治愈率，降低致残率和病死率，以达到促进患者康复的颇为理想的目的。临床流行病学的内容涉及临床医学研究的各个方面，不仅比较各种临床研究方法的优缺点，评价研究结果的真实性和可靠性，而且对临床医学研究的选题原则、科研设计、论文和综述的撰写等，都有详细的介绍。因此，学习、掌握和应用临床流行病学的理论知识和方法，对促进中西医结合的发展具有重要意义。

第二节　中西医结合循证医学

一、循证医学

循证医学即遵循科学证据的医学科学，又称实证医学。是一种关于临床决策（Clinical decision making，CDM）思维及行为的原则和方式，提倡对患者的诊治决策应根据当前可获得的最好的临床研究证据（Evidence）、医生的经验（Experience）和患者的意愿（Desire）。在疾病的诊治过程中，将个人的临床专业知识与现有的最好研究证据、病人的选择结合起来综合考虑，为每个患者做出最佳医疗决策。其核心思想是医务人员应该认真、明智、慎重地应用从临床研究中获得的最新、最佳研究信息来诊治患者。

（一）循证医学的概念

1. 循证医学的定义

循证医学定义为：慎重（Prudence）、准确（Accuracy）和明智（Wisdom）地应用所能获得的最好的研究证据（Cunent best evidence）来确定对患者的治疗措施。循证医学要求临床医师应认真、明确和合理地应用现有最好的证据来决定具体患者的医疗处理，做出准确的诊断，选择最佳的治疗方法，争取最好的效果和预后。

最近修正了循证医学的定义，使之更为全面，更令人信服。其定义为：慎重、准确和明智地应用目前可获取的最佳研究证据，同时结合临床医师个人的专业技能和临床经验，考虑患者的价值观和意愿，完美地将三者结合在一起，制订出具体的治疗方案。

循证医学的目的是解决临床问题，包括发病与危险因素→认识与预防疾病；疾病的早期诊断→提高诊断的准确性；疾病的正确合理治疗→应用有疗效的措施；疾病预后的判断→改善预后，提高生存质量。合理用药和促进卫生管理及决策科学化。

2. 循证医学的核心思想

循证医学的核心思想（Core idea）：在医疗决策中将临床证据、医生的个人经验与患者的实际状况和意愿三者相结合。讲求科学证据，强调任何医疗决策的确定都应基于当前最佳的科学证据基础之上，不能单凭临床经验或过时的、不完善的理论知识办事，以合理利用卫生资源，改善患者的诊疗结果，提高医疗质量、医疗保健干预措施的效率和卫生管理部门决策的科学性，从而促进疗效-效益的高度统一。推动医药学的发展，就是强调临床实践和医疗卫生决策都应遵守最好的科学证据。因此，循证医学不仅指导实证治疗，还包括病因、诊断、转归、医疗卫生法规和条例、新药审批、医疗卫生技术准入、公共卫生策略、社区预防等一切与医疗卫生服务有关的医学实践活动。

循证医学内涵和外延的演变过程（Evolution process）：新的教学模式（文献评估和终身学习）、循证临床实践（关于个体患者的决策）、循证医学决策（关于个体患者和宏观政策的决策）、循证医学的医疗卫生系统（循证决策及其支持系统）。

循证医学的最终目的（Final purpose）：逐渐淘汰无效的防治方法，减少或杜绝新的无效措施被引入医学实践，从而不断增加医学实践中有效防治措施的比例，提高医疗卫生服务质量和效率，节约宝贵的医疗资源。

（二）循证医学的意义

循证医学即遵循实证的医学（Conhrmation medicine），为应用最佳证据，通过严谨、明确和明智的确认和评估，做出医学决策的实践活动。循证医学所指的最佳证据是指对临床研究的有关文献，应用临床流行病学的方法及质量评价标准，经过综合分析评价而得到新近的、最为真实可靠的且有重要临床应用价值的研究成果。

1. 医学决策的革命

医学决策（Medical decision making）从大的方面讲，包括医疗法规、医疗保险政策、医疗区域规划等；从小的方面看，包括每天的医疗活动，如诊断项目的选择、治疗方案的制订、药物的评估等。对临床医生而言，就是有意识地、明确地、审慎地利用现有的、最好的研究证据，制订关于个体患者的诊治方案。实施循证医学意味着医生要参照最好的研究证据，临床经验和患者的意见进行决策。

循证医学是在医学决策这个大是大非的问题上的革命（Revolution）。对一项治疗是否安全有效、一个诊断是否准确有用、一项管理措施是否提高效率等医学重大问题，自古以来都是由临床经验（Clinical experience）和主观意识（Subjective consciousness）来决定的。大部分受治的感冒患者在两周内痊愈，并不能说明治疗有效，因为没有经过治疗的患者也可能痊愈。把高血压治疗的舒张压阈值（Threshold value）从 95 mmHg 降低到 93 mmHg，仅 2 mmHg 之差，就意味着全国要多增加 1000 万高血压患者。因此，一个似乎不起眼的临床实践的改变，可能事关亿万的资源，事关千万人的性命。做这样的重要决定，必须依据足够的科学证据进行决策。

2. 终身自我引导的学习过程

循证医学是终身自我引导（Lifelong self guidance）的学习过程。在此过程中，医护人员对患者的医疗护理产生了有关诊断、治疗、预后和其他临床及医疗保健相关问题的重要信息需求，包括以下几个方面：

①病因：怎样确定疾病发生的原因或危险因素。

②临床表现：通过详细询问，了解患者的病史和体检结果。

③诊断试验选择：为肯定或排除某一诊断，需要采用的诊断性试验检查。

④预后：估计某患者患某病可能产生的临床过程及可能的并发症。

⑤治疗：从效果、成本、依从性及患者的意愿，决定是否值得采用。

⑥预防：如何通过确定或改变危险因素，降低疾病发生和发展的机会。

⑦自我提高：在实际工作中保持知识的不断更新，改进医疗技术。

3. 提高服务质量和效率

循证医学可提高医疗卫生服务的质量（Quality）和效率（Efficiency）。如何主动地、系统地利用这些宝贵的医学知识，淘汰现行的无效措施，推广有效措施，防止新的无效措施进入临床实践，以此提高医疗卫生服务质量和效率，遏制不断攀升的医疗卫生费用，已成为 21 世纪世界各国竞相努力达到的目标。

（三）循证医学的背景及应用

既往临床医师主要通过查找医学文献、咨询有关专家、听学术讲座、与医药公司代表交谈等途径了解信息的进展。由于这些途径可能带有不同程度的偏倚，若不对上述资料进行评价，难以对临床实践有较大的帮助。

1. 循证实践

循证医学科学理念已经在临床医学领域迅速发展，并渗透到医疗卫生的政府决策、医学教育、新药开发、卫生经济学和社会医学等领域。人们开始广泛使用循证实践来概括发现、评价和应用科学证据，制定临床决策和进行保健系统管理的整个过程，21 世纪的临床医学将成为循证医学时代。

循证实践（Evidence-based practice）是指遵循证据的临床实践，即临床实践中应用循证医学的原理，根据最佳研究证据、临床经验和患者的选择进行临床决策。循证医学强调要使用当前最佳的临床证据，那么，什么证据是高质量？根据循证医学专家的分级水平，治疗研究按质量和可靠程度大体分为以下五级：

一级所有随机对照试验（RCT）的系统评价（Systematic review，SR），荟萃分析或汇总分析（Meta analysis，MR）；二级单个大样本随机对照试验；三级对照试验但未随机分组；四级无对照的系列病例观察；五级专家意见。

国际上公认，RCT 的系统评价或 RCT 结果是证明某种疗法的有效性和安全性最可靠的依据。

2. 应用循证医学值得注意的问题

（1）正确对待专家意见

循证医学把专家意见（Expert opinion）放在最低级别，不等于否认专家意见。过去人们过多迷信个别专家的经验而忽略知识的更新，认为专家的经验是金科玉律（Golden laws and precious rules）。如果某些专家的经验来源于缺乏严谨科学方法保证的临床研究或来自动物实验、实验室研究以及过时的教科书或主观臆断（Subjective assumption）的经验，轻信这类权威专家意见就容易导致临床决策的严重错误。如果是建立在循证医学基础上的经验就值得推崇，因此，循证医学并不排除科学的经验积累。这就提醒人们，在听取专家意见时要注意他们的经验来源（Source）。

（2）Cochrane 系统评价属循证医学中最高质量的证据

这是因为它由权威的统计学、流行病学和临床专家领导方法学研究，有不断更新的统一工作手册，各专业评价组编辑部结合专业实际制定特定的方法学，有完善的系统评价（Systematic evaluation）培训体系。有健全的审稿和编辑系统进行质量把关，发表后评价和反馈机制（Feedback mechanism），要求作者对评论和意见做出及时反馈、不断更新、新证据发表后及时再版，有完善的原始研究资料库提供原料，对原始研究质量进行了严格评价，有纳入和排除标准。

（3）没有最佳证据存在时怎样做出临床决定

没有证据有效不等于有无效的证据，若当前尚无随机对照试验等高质量证据时，可依次参考级别较低的证据或经验处理患者，一旦高级别证据发表，就应及时使用新证据。

（4）未雨绸缪

循证医学并不提倡来了患者以后才去寻找有关的治疗方案，医生平时就应该经常学习掌握相关领域最新医学动态。

（四）循证医学的特征

由经验治疗转变为循证治疗。以往对一种药物或一种疗法的评价，往往依靠医生的个人经验，药品说明书和主观的医学推理。一种中成药含有活血化瘀成分，就推论对心脑血管病有效，虽然不乏成功的案例，但缺乏充分的临床验证依据。应用统一的标准，采用随机对照试验的研究方法对大样本病例进行系统观察和评价，所得到的结果将是真实可靠的，将引导医生做出正确的决策，患者将得到安全有效的药物治疗。

证据—经验—意愿相结合。将最佳临床证据、熟练的临床经验和患者的具体情况（意愿）这三大要素紧密结合，寻找和收集最佳临床证据，旨在得到更敏感和更可靠的诊断方法，更有效和更安全的治疗方案，力争使患者获得最佳治疗结果。掌握熟练的临床经验旨在能够识别和采用那些最好的证据，能够迅速对患者状况做出准确和恰当的分析与评价。考虑到患者的具体情况，要求根据患者对疾病的担心程度、对治疗方法的期望程度，设身处地地为患者着想，并真诚地尊重患者自己的选择。只有将这三大要素密切结合，临床医师和患者才能在医疗上取得共识，相互理解，互相信任，从而达到最佳的治疗效果。

更合理的评价体系。以生存质量和预后评价某一药物和方法的有效性和安全性。评价某一药物和方法的有效性和安全性，必须以与患者相关的生存质量和终点指标，对临床结局进行多中心、大样本的随机对照试验。例如，硝苯地平（Nifedipine）是20世纪80年代以来国内外广泛应用的一种降压药物，传统医学模式研究证明可有效降低血压，对肝肾等器官没有不良作用。而循证医学证据表明，硝苯地平虽可有效降低血压，但可能增加心肌梗死的危险，剂量越大，疗程越长，这种风险增加越明显。两种医学模式的研究之所以有差别，是因为传统医学模式只评价了药物的降压效果及不良反应，而循证医学评价预后——患者使用该药物后对"生存与死亡"及"心脏病发作"的影响等远期效应（Long term effects）和重大事件（Major events）。

重视确凿的临床证据。循证医学处理患者的最主要的依据不仅是个人或他人的实践经验，而应是循证医学的最佳临床证据。

（五）循证医学的决策模型

任何临床决策的制定仅依靠临床经验是不够的，应当根据当前最佳的科学研究结果，并充分考虑患者对治疗的选择、关注和期望，此即所谓的循证临床决策模型——最佳证据、临床经验和患者价值的有机结合，也称循证医学实验的三要素（Major three elements）。

最佳证据除了来自基础医学的研究，更主要的是来自以患者为中心的临床研究，如关于诊断试验的准确性和可靠性，预后标志物的把握度，治疗、康复和预防制剂的有效性和安全性等。循证医学所要求的临床证据有三个主要来源：大样本的随机对照临床试验（RCT）、系统性评价（SR）和荟萃分析（MR）。

临床经验是指医生利用临床技能和既往经验快速评价患者的健康状况、进行诊断，估计所实施治疗的可能风险和效益，以及分析患者的价值观念和期望能力。

患者的价值是指每个患者对其治疗的选择、关注和期望。

（六）循证医学的证据

医学干预效果证据的分级。循证医学所指的医学证据来源于以人为基本观察单位的、关于健康和疾病一般规律的科学研究结果，是可以直接用来指导临床实践和宏观医疗卫生决策的研究证据。临床医学证据是目前唯一可以直接来改善医疗卫生服务质量、价值连城、可以免费使用的医学财富。例如，他汀类药物（Statins）可以降低心血管病危险，取得仅此一条证据需花费30亿元，每字价值两吨黄金。故可将循证医学看成是一个推动医学研究证据转换成新的价值的一场运动。

证据分级（Evidence classification）。循证医学提供的多种证据，其临床应用的价值并非都是相同的，因而需要对这些证据做评价及分级。将证据分为四个等级，其中Ⅰ级和Ⅱ级为最佳证据，均来自大样本的随机对照临床试验，或者对这些随机对照临床试验所做的系统性评价和荟萃分析。这类证据可以认为是评价临床治疗效果的金标准，也是借以做出临床决策的可靠依据。

大样本、多中心和随机双盲的研究方法有以下特点：

样本量大。循证医学模式下的临床研究，主要为大型临床试验（Clinical trials），目的是评价治疗方法降低死亡率的效果。死亡率是一个计数指标，发生频率相对较低，所需的观察时间较长。一种治疗方法对慢性病死亡率的影响只是"适度"，即有效率仅10%～25%，这就必须严格控制各种研究偏倚，减少随机误差；必须采用严格规范的随机对照设计，尽可能消除系统偏倚。要有效减少和控制随机误差，采用大样本进行大型临床试验是唯一可行的方法。否则研究结果难以精确，极易导致假阴性。

随机对照设计。大型临床试验设计强调随机对照，并采用"双盲法"。随机方法采用协作中心管理的传真、电话和密闭信封系统进行，确保公正合理。有一套完整的质控系统；资料监测委员会定期监测分析资料；监测员到各协作医院检查研究资料；终点事件委员会对重要事件做再评估（Reassessment）；专人审核研究表格和资料；统计学家处理分析资料。这一切保证了临床试验的可靠性和可信性。

系统性评价。采用明确的、可重复的方法对原始材料进行概括和总结，经得起时间的考验。由 Cochrane 协作组所做的一些著名系统性评价，须定期更新，以便包括最新的研究成果。资料来源广泛，收集完全，可以提供可靠的临床证据。

二、循证医学实践

（一）提出问题

根据患者的病史、体征、检查结果提出需要解决的问题。循证医学将遇到的治疗或预防的问题划分为四个基本要素：研究对象（Objects）是谁？干预措施（Measures）是什么？评价的结局（Outcome）为何？采用什么样的研究设计（design）来回答这些问题？

临床实践中，会遇到一些用传统医学实践知识难以解决的问题。循证医学将这些问题选作研究对象，即将临床医疗实践中的信息需求转变为研究能够回答的问题。例如，三甘氨酸 - 赖氨酸血管加压素（Terlipression）是一种合成的血管加压素类似物，一直被用于治疗急性静脉曲张破裂出血。与血管加压素相比，可采用间歇静注而不必持续静滴，并且不良作用更轻微，但效果仍不太明显。因此，可将 Terlipression 治疗急性食管静脉曲张破裂出血是否能提高疗效和安全性，作为要求研究的问题。

（二）检索文献

运用各种检索（Retrieval）工具，包括手工检索、光盘检索和网络检索，获取相关文献资料（Literature），有效地检索回答相关问题的可靠的研究证据。针对上例提出的问题通过检索以下数据库（Database），确定随机对照试验：MEDLINE/Cochrance 协作网随机对照临床试验注册资料库，肝胆组对照临床试验注册资料库等，并且查看了相关文章的参考文献（Reference），还与该领域的专家和制造商进行联系。

（三）严格评价

评价证据的真实性、临床必要性。从真实性、可靠性、实用性角度，应用临床流行病学和循证医学质量评价标准，采用系统性评价和荟萃分析等评价方法，对所获得证据的真实性和实用性进行严格评价（Critical appraisal），评估研究方法学方面的质量和该研究结果的外推性，得出确切的结论。

系统性评价又称系统性综述，是一种全新的文献综合评价方法，该方法针对某一明确问题，通常是某一临床问题，系统全面收集相关研究进行定性或定量评价，汇总分析。系统性评价与一般文献综述的主要区别在于，前者在评价过程中采用科学的方法尽可能减少偏倚及混杂因素的影响。

（四）使用证据

应用文献综合评价所获得的真实性、可靠性和实用性较好的最佳证据，指导临床决策。对于那些经严格评价为有害或无效治疗措施予以否定；对于尚难定论的治疗措施，则留待以后继续研究评价。通过最佳证据在临床实际中的应用，临床医生可以总结经验教训，提高自身业务水平。

（五）自我评估

对应用的效果进行后效评价，对不同类型问题可选择不同的研究设计。表 2-1 回答不同类问题的研究设计。

表 2-1　回答不同类问题的研究设计

问题类型	研究类型
临床检查（Clinical examination）	前瞻性、盲法、与金标准进行比较
诊断性检查（Diagnostic examination）	前瞻性、盲法、与金标准进行比较
预后（Prognosis）	队列研究>病例对照>病例系列研究
治疗（Treatment）	RCT 是回答该问题的主要方法
病因（Pathogeny）	队列研究>病例对照>病例系列研究

续表

问题类型	研究类型
预防（Prevention）	RCT >队列研究>病例对照>病例系列研究
成本（Cost）	经济学分析

三、循证医学与中西医结合

（一）循证医学研究方法的类型

进行中肯的评价，首先要了解各种研究方法类型。原始研究可按目的分为两大范畴：一类是产生假设（Hypothesis creating）的研究，主要是运用观察性研究方法描述疾病、健康或卫生保健领域问题的分布，从而提出深入研究的线索；另一类是检验假设（Hypothesis testing）的研究，主要是通过实验性研究方法，检验或验证病因或防治疾病、促进健康的各种干预措施的效果进行评估。

证据分类：患者导向证据（Patient oriented evidence，POE）和疾病导向证据（Disease oriented evidence，DOE）。POE涉及患者的重要结局，如发病率、死亡率或生活质量的改变，DOE指一些代理终点指标，如实验室检测值或其他测量值的改变。尽管DOE与POE的结果有时是平行的，但DOE不能完全替代POE。因此，循证医学强调要尽可能收集关于患者结局的证据，据此制定的各种预防或治疗指南才更有意义。目前对许多筛查项目是否必要存在的争论，主要是缺乏确凿的筛查可以改善结局的证据所致。

（二）循证医学与中西医药学

西方医学界将西医称为传统医学或主流医学（Mainstay medicine），将中医学、印度医学等其他民族的传统医学称为选择医学（Alternative medicine）或替补医学（Complementary medicine）。

由于选择医学过多来自理性思维（Rational thinking）和前人实践经验积累（Experience accumulation），缺乏现代医学理论支持，主流医学无法容纳选择医学。然而，许多选择医学理论体系博大精深（Broad and profound），对主流医学无能为力的某些疑难疾病获得了较好的疗效，甚至有人断言未来许多重大医学突破将来自选择医学。

尽管选择医学和主流医学在理论体系上各自独立，但临床运用中又相互依存，而且医学的科学性不能用正统与非正统（Orthodox and unorthodox）进行衡量，应看其是否遵循科学的证据。选择医学在发展过程中，可以运用循证医学的方法对其安全性、有效性和经济性进行综合评价，形成证据。

事实上，中医学作为一种医学体系，目前仍然处于经验医学阶段。循证医学的兴起和发展是因其优于传统医学模式的特点决定的，虽有科学合理的一面，但也存在局限与问题。例如，在临床中取得最佳证据往往非常困难；循证医学评价结论的权威性和科学性是相对的，其真实性与可靠性一定会受到各种偏倚和机遇的影响；强调人群研究易导致对临床医疗个体化原则的忽略等。因此，循证医学的出现并非要取代临床技能、临床经验、临床资料和医学专业知识，绝不意味着取代传统医学模式，而是强调任何医疗决策应建立在最佳科学研究证据基础上，遵循科学的原则和依据办事，以严谨的科学方法总结研究临床问题，求得真知，再升华到理论或方法去指导实践。循证医学是两种模式互相依存、互相补充、共同发展的必然，它们之间的区别也是相对的。

（三）循证医学对中西医结合的启示

尽管循证医学是临床医学发展的必然，但其并非要代替临床医生的技能和经验，而是以此为基础，促进其更加完善和发展。一方面，临床医学中不断涌现出大量新的证据，这些证据一旦为临床医生所掌握，必将对改进患者医疗产生重大的影响，但这些所需要的证据却不容易被临床医生获得；另一方面，现有的知识和临床应用将随着时间的推移而变得陈旧、过时，仅用传统的继续教育训练并不能克服这一倾向。所以，需要运用有效的措施达到临床知识获取和更新的目的。

1. 循证医学的启示

循证医学的核心在一个用（use）字，就是有意识地、系统地、深刻地利用现有最好的证据进行医学实践，包括针对个体患者的临床实践和针对群体的宏观决策。因此，如何将研究结果应用于中西医结合医疗实践中，使临床医疗行为变得有证可依，也是中西医结合努力实现的目标。循证医学在以下领域对中西医结合乃至整个医学界有所启示。

医学教育。培养医生检索、评估和利用证据的意识和能力。

学习模式。医生和医疗卫生决策管理人员建立终身学习模式。

医学研究。加强临床研究，促进最佳证据的获得方式。

医学情报。储存、收集、总结、更新与传播最佳证据。

医疗卫生的组织系统。促进最佳证据的产生、传播和利用。

医疗卫生的管理系统。督促与监督最佳证据的使用。

2. 传统医学与循证医学

传统医学并非不重视证据，更不是反对寻找证据。实际上，传统医学十分强调临床实践的重要性，强调在实践中善于寻找证据，善于分析证据和善于根据这些证据解决临床实际问题。但传统医学强调的证据和循证医学所依据的证据并非一回事。在传统医学的模式下，医师详细询问病史、系统体检，进行各种实验室检查，力求从中找到有用的证据——

阳性发现；医师试验性地应用治疗药物，观察病情的变化，药物的各种反应，从而获取评价治疗方法是否有效，是否可行的证据。利用这些证据，临床医师可以评估自己的处理是否恰当。如果效果不理想，则不断修正自己的处理方案。在实践中临床医师从正反两方面的经历逐渐积累临床经验，掌握了临床处理各种状况的方法和能力。这种实践仍然应该受到鼓励，这种个人的经验仍然值得重视。但这种实践也存在局限性，不可能满足现在的临床活动的需求，因为它所反映的往往只是个人或少数人的临床活动，容易造成偏差，以偏概全。一些新的药物或治疗方法，由于不为临床医师所了解而得不到应用；一些无效或有害的治疗方法，由于长期应用已成习惯或从理论上、动物实验结果推断可能有效而继续被采用。例如，二氢吡啶类钙通道阻滞剂仍在一些基层医疗单位中用来治疗慢性充血性心力衰竭，因为在理论上该药有扩张动脉和静脉的作用，有助于减轻心脏的前后负荷，改善血流动力学状况。临床实践和动物实验也证实，这种作用的确可以产生有益的短期效应，但长期临床研究表明，这类药物会增加病死率，不宜作为慢性心力衰竭的基本治疗。理论上可能有效或动物实验中提示有效的治疗方法，并非必然在临床上也产生有益的治疗效果。因此，一种治疗方法的实际疗效，必须经过随机对照临床试验的验证，仅根据个人或少数人的临床经验和证据是不够的。

（四）临床流行病学及循证医学与中西医结合医学

随着社会的发展和医学的进步，医学模式从传统的生物学模式发展为社会 - 心理 - 生物医学模式。人类的疾病谱也发生了很大的变化，转向生物因素，以及环境、职业、生活方式、社会条件和心理因素等所致的多种急慢性疾病。医学的功能从单纯的诊治疾病发展到保障健康、合理治疗和改善结局。因此，临床医生的任务不应仅局限于满足单个患者的医疗卫生的需求，应从"医病"扩大到"医人"，从个体医学扩大到群体医学，从把疾病看作一种生物学现象扩大到与环境、职业、心理和社会科学相联系，从注意疾病的后果扩大到同时注意疾病的原因。这是临床流行病学与循证医学形成和发展的基础。

中医药学的生命力在于其疗效的安全性、有效性和经济性。除此之外，中西医结合医学的生命力，更体现在调查、观察与实验方法的创新及新的理论体系形成，重视以科学精神和客观评价标准进行系统化、规模化研究，力求获得可信度更高的成功或失败的证据，不断提炼出中西医精华，逐步形成较为系统的最佳证据。这些特点使中西医结合更容易接受循证医学，故中西医结合学家陈可冀提出中西医结合循证医学（Evidence-based integrative medicine，EBIM）的概念，这不但是对中西医结合的肯定，也是对循证医学的发展，而且为推进中西医结合循证医学的起步与发展奠定了良好的基础。

临床流行病学和循证医学教育方法是一种与传统教学模式不同的方法，旨在培养学生掌握学习的技巧和方法，使其成为一名终身自我教育者，能在临床实践中应用临床流行病学方法，不断自我吸收和更新知识。中西医结合教育不但应重视介绍中西医结合的思路、方法和成就，更要注重研究及评价方法的学习。

临床流行病学和循证医学是西医的新发展，是西医在传统医学的挑战下，不能解决面临的大量问题的背景下发展起来的，是西医的自我完善和改革。虽然临床流行病学和循证医学兴起拉近了中医与西医的距离，是主流医学向选择医学主动靠拢的重要一步，但这种靠拢是不由自主的、无意识的。但西医在遇到困境的情况下，转而关注选择医学或替补医学则是有意识的。因此，中西医结合的形成与发展可分为初、中、高三个阶段，即中西医结合（实践）、中西医结合医学（实践＋理论）、结合医学（实践＋理论＋创新）。

基于种种原因，既往的中西医结合研究对科学的方法学重视程度不够，如论文普遍存在研究设计、统计描述和统计推断等方面的缺陷。缺乏具体的随机抽样与抽样分组方法、数据频数分布类型的描述、组间基线的比较；缺乏观察仪器设备、治疗观察指标、样本含量和疗程选择依据；缺乏不良反应的观察指标与方法；缺乏对统计学意义与专业意义的正确理解与推论等。因此，中西医结合工作者应该思考如何在循证医学的时代背景下，构建和发展中西医结合医学体系，如何在中西医结合实践和教育中引入和实践临床流行病学及循证医学方法，如何发扬中医理论中极其丰富的人文哲学思想，处理好局部与整体、近期效应与长远预后、个体治疗与群体防治的辩证关系。

任何一门学科的发展，总是与方法学的突破和思路的创新密不可分。临床流行病学和循证医学的实质是研究方法和思维方法。中西医结合的发展需要有方法突破和思路创新，需要有与之相适应的理论框架、管理理念、决策模式、专业培养模式、最优治疗和预防方案、最优生活质量和最经济的医疗保障消费服务，需要加强国际和国内的信息交流，需要运用多学科、多层次的思维与方法。

第三章 中西医合理用药

第一节 药物治疗与合理用药

一、循证医学的应用

（一）循证医学的概念

循证医学（evidence based medicine，EBM）是现代临床医学诊治决策的科学方法学，是在继承临床传统医学决策模式基础上的创新。其核心思想是在临床医疗实践中，对患者的诊治决策都应依赖客观的科学证据，而不是某些个人的主观经验。

（二）循证医学的实施步骤和研究方法

1.循证医学的实施步骤

提出问题、获取有关证据、评价证据、应用证据、效果评估。实际工作中，上述五个步骤并非泾渭分明或必须面面俱到，通常可通过三种模式把证据整合到医疗实践中，即完全实施、使用模式、复制模式。

2.循证医学证据的评价方法

系统评价、Meta 分析。

（三）循证医学的局限性

1.是一种归纳总结的思维，其结果和结论有一定的局限。

2.本身不能提高预防和治疗效果。

3.分析过程中往往忽视人种差异，忽视个体遗传背景的差异。

4.缺乏客观指标和证据者无法继续循证实践。

循证医学与药物治疗学关系密切，循证医学为合理药物治疗提供科学的证据，为评价疾病治疗的效果提供了可靠依据，而药物治疗学的研究和实践是循证医学结论的由来。将循证医学应用于药物治疗学中，就是尽可能利用药物疗效和不良反应评价的最佳证据制订患者的最佳用药方案。

二、特殊人群药物治疗

特殊人群是指妊娠和哺乳期妇女、新生儿、婴幼儿、儿童及老年人，他们的生理、生化功能与一般人群相比存在明显差异，而这些差异影响着药物代谢动力学和药效学。高度重视特殊人群的特点，做到有针对性地合理用药，对保护特殊人群的健康尤为重要。

（一）妊娠期和哺乳期妇女用药

妊娠期与哺乳期用药不但要充分考虑妊娠期及哺乳期母体发生的一系列生理变化对药物作用的影响，更要注意药物对胎儿或新生儿的作用。

1. 妊娠期药物代谢动力学特点：由于母体生理生化变化以及激素的影响，药物在孕妇体内的吸收、分布、消除过程，均与非妊娠时有很大不同，表现为：①药物的吸收：妊娠期间受孕、雌激素的影响，胃酸分泌减少，使弱酸性药物吸收减少，弱碱性药物吸收增多；肠蠕动减弱，使口服药物的吸收延缓，达峰时间延长，峰浓度降低。②药物的分布：妊娠期血浆容积、脂肪、体液含量均有不同程度的增加，药物的分布容积增大，血药浓度一般低于非妊娠期。同时，因妊娠期血浆容积增大，血浆蛋白的浓度相对较低，药物与蛋白结合减少，游离型药物增多，进入胎盘的药物增多，药效增强，不良反应也可能增加。③药物的消除：妊娠期间孕激素浓度的增高可增强肝药酶活性，提高肝对某些药物的代谢能力；妊娠期心排血量增加，肾血流量及肾小球滤过率均增加，肾排泄药物或其代谢产物加快，使某些药物血药浓度降低，妊娠晚期仰卧位时肾血流量减少，可使肾排泄药物速度减慢。

2. 胎儿药物代谢动力学特点：①药物的吸收：大部分药物经胎盘屏障直接转运到胎儿体内，形成羊水肠道循环。大部分经由胎盘 - 脐静脉血转运的药物，在未进入胎儿全身循环前须经过肝，因此在胎儿体内也存在首关消除。②药物的分布：血循环量对胎儿体内的药物分布有较大影响，胎儿的血流量多，肝内药物分布较多。胎儿血浆蛋白含量较母体低，因此，进入组织中的游离型药物浓度较高，但与胎儿血浆蛋白结合的药物不能通过胎盘向母体转运，可延长药物在胎儿体内停留时间。此外，胎儿体内脂肪组织较少，可影响某些脂溶性药物的分布。③药物的消除：胎儿的肝是药物代谢的主要器官，胎盘和肾上腺也参与某些药物的代谢；由于胎儿肝、肾功能发育尚未完善，对药物的消除能力较成人低。

3. 妊娠期用药的基本原则：根据药物可能对胎儿有不良影响，美国食物药品管理局（FDA）根据动物实验和临床实践经验，将妊娠用药分为 A、B、C、D、X 五类：

A 类：早孕期用药，经临床对照观察未见对胎儿有损害，其危险性相较低，在妊娠期使用较为安全。但仍须坚持没有充分适应证绝不用药的原则。

B 类：在动物繁殖实验中未显示致畸作用，但缺少临床对照观察资料或动物繁殖实验显示不良反应，但这些不良反应未在妊娠妇女身上得到证实。

C 类：仅在动物实验证实对胎仔有致畸或杀胚胎作用，但在人类中缺乏资料证实，使用前要权衡利弊。

D 类：对胎儿危害有确切证据，但治疗孕妇疾病的效益明显超过危害，又无替代的药物。

X 类：对动物和人类均有明显的致畸作用，其危害性远远大于使用价值，这类药物在妊娠期禁忌使用。

妊娠期用药应遵循的原则：①妊娠期用药必须有明确的指征，尽量避免妊娠早期（妊娠 1~12 周）用药。②在医师指导下用药，尽量单一、小剂量用药，避免联合和大剂量用药；尽量选用老药，避免使用新药；参照 FDA 的药物分类，提倡使用 A、B 类药物，避免使用 C、D 类药物。③应用可能对胎儿有害的药物时，要权衡利弊后再决定是否用药，若病情亟须应用肯定对胎儿有危害的药物，应先终止妊娠再用药。

4. 哺乳期用药：几乎所有的药物都能进入乳汁被婴儿吸收，故哺乳期用药应慎重，应权衡利弊，遵循：①尽可能减少药物对子代的影响；②由于人乳持续产生，在体内不潴留，因此哺乳期可服用较安全的药物，并应在药物的一个血浆半衰期后再哺乳；③对因乳母大剂量、长时间用药可能对婴儿造成不良影响的，应及时监测婴儿血药浓度；④若乳母所用药物对婴儿影响较大，则应停止哺乳，暂时实行人工喂养。

（二）小儿用药

小儿时期包括新生儿期、婴儿期、幼儿期、学龄前期、学龄期、少年期等生长发育阶段。

1. 小儿的生理特点及其对药物代谢动力学和药效学的影响：小儿，尤其是婴幼儿，肌体组织中水分的比例较成人高，体表面积与体积的比例大，体脂含量较低，血浆蛋白浓度低；中枢神经系统发育不全；消化系统发育不全；肝、肾功能发育不全；小儿调节水和电解质代谢的能力较差；此外，小儿遗传缺陷也可致对某些药物反应异常。

2. 小儿用药的基本原则：①严格把握用药指征；②选择适宜的给药剂量与间隔时间；③选择适宜的给药途径。

（三）老年人用药

老年人一般指年龄超过 60 岁的人。

1. 老年人的生理特点及其对药物代谢动力学和药效学的影响：在用药时应注意老年人肌体组成发生变化，包括局部循环差及肌肉萎缩、血流减少，使肌肉、皮下注射的药物吸收速率下降；体液和细胞外液与体重比例减小，体内脂肪比例增加，使脂溶性药物分布容积增大；血浆蛋白结合率降低；中枢神经系统功能减退；心血管系统功能减弱；消化系统功能减弱；肝、肾功能减退，老年人的凝血功能减弱，体温调节能力、血糖调节能力降低，同化代谢小于异化代谢等特点。

2. 老年人用药的基本原则：优先治疗原则、用药简单原则、用药个体化原则、注意饮食调节原则。

第二节　中药的合理用药

一、合理用药概述

合理用药是在充分考虑患者用药后获得的效益与承担的风险后所做的最佳选择，即使药效得到充分发挥，不良反应降至最低水平，也使药品费用更为合理。中药的临床应用是在中医的理论基础上进行的，研究探讨中药临床药学及合理应用，就应当从中医中药的理论基础出发，根据其作用机制，指导中医临床合理用药，达到充分发挥药物疗效之目的。中药对人体造成的损害，除了药物本身的因素外，很多是由于不合理用药引起的。

（一）合理用药的概念及意义

所谓中药的合理应用，是指运用中医药学综合知识指导临床用药。也就是以中医药理论为指导，在充分辨析疾病和掌握中药性能特点的基础上，安全、有效、简便、经济地使用中药或中成药，达到以最小的投入，取得最大的医疗和社会效益之目的。

合理用药这一概念是相对的、动态发展的。一般认为，首先，以某种中药或中成药治疗某种病证，在选用时认为其合理，仅是与同类药物相比较而言。其次，不同时期合理使用中药或中成药的标准也不同。这是因为随着中医、药学、医学理论及其他相关科学技术的发展，人类对疾病的病因病机和中药或中成药性能主治的认识也在不断地深化，以及新药的不断研制开发，必然会影响合理使用中药和中成药的标准，并促使其日臻科学完善

合理用药的目的，首先，就是要最大限度地发挥药物治疗效能，将中药和中成药的不良反应降低到最低限度，甚至于零；其次，是最有效地利用卫生资源，减少浪费，减轻患者的经济负担；最后，是方便患者使用所选药物。

合理用药是在充分考虑患者用药后获得的效益与承担的风险后做出的最佳选择，即药效得到充分发挥，不良反应降至最低水平，药品费用更为合理。合理用药与广大群众的切身利益息息相关，是用药安全、有效、简便、经济的保障。合理用药可以经济有效地利用卫生资源，取得最大的医疗和社会效益，避免浪费。

（二）合理用药的基本原则

1. 安全

所谓安全，即保证用药安全，是合理用药的首要条件。无论所使用的药物是有毒还是

无毒，均应首先考虑所用药物是否安全，是否会对患者造成不良反应，使用时必须了解。在用药过程中，安全性不是要求药物的不良反应最小，或无不良反应。而是要让患者承受最小的治疗风险，获得最大的治疗效果，即风险／效果应尽可能小。

2. 有效

所谓有效，就是在用药安全的前提下，保证通过药物的治疗达到既定的治愈和延缓疾病进程的目的，即所推选的中药或中成药对患者既不会造成伤害，又有较好的疗效。使患者用药后能迅速达到预期目的，根除致病原，治愈疾病；延缓疾病进程；缓解临床症状；预防疾病发生；调节人的生理功能；避免不良反应发生。

3. 简便

所谓简便，即提倡用药方法要简便。在用药安全、有效的前提下，力争做到所推选药物的使用方法简便易行，使临床医师及使用者易于掌握，应用方便。

4. 经济

所谓经济，即倡导用药要经济实用，获得单位用药效果所投入的成本（成本／效果）应尽可能低。必须在用药安全、有效的前提下，除力争做到所推选的药物用法简便外，还必须做到用药不滥，经济实用，并有利于环境保护。最大限度地减轻患者的经济负担、降低中药材等卫生资源的消耗。

（三）不合理用药的主要表现及不良后果

合理用药涉及的面很广，从药物的适应病证、剂型、剂量、用法、服用时间及配伍应用，到使用者的性别、年龄、体质及病情的变化等，无不密切相关。在临床用药过程中，只要有一个方面没有顾及就有可能出现不合理用药的状况，而只要出现不合理用药状况就一定会出现不良后果。临床上常见的中药不合理用药的主要表现有：①辨析病证不准确，用药指征不明确；②给药剂量失准，用量过大或过小；③疗程长短失宜，用药时间过长或过短；④给药途径不适，未选择最佳给药途径；⑤服用时间不当，不利于药物的药效发挥；⑥违反用药禁忌，有悖于明令规定的配伍禁忌、妊娠禁忌、服药时的饮食禁忌及证候禁忌；⑦同类药物重复使用，因对药物的性能不熟，或单纯追求经济效益，导致同类药重复使用；⑧乱用贵重药品，因盲目自行购用，或追求经济效益，导致滥用贵重药品。

不合理用药常会导致不良后果，这些后果可以是单方面的，也可是综合性的；可以是轻微的，也可以危及生命。大体可归纳为以下几种：①浪费医药资源：不合理用药会造成医药资源的浪费，这可以是直接的，如重复给药、无病用药、无必要的合并用药等；也可以是间接的，如处置药物不良反应、药源性疾病的治疗等会增加医药资源的消耗，且常会被医务人员和患者忽视。②延误疾病的治疗：许多不合理用药都不利于疾病的治疗，如用药错误或给药不足，会延误疾病治疗或导致疾病治疗不彻底，没有痊愈，容易复发，从而增加患者的痛苦和医师治疗的难度；而不适当的合并用药，则又会干扰药物的吸收和排泄，降低治疗效果等。③引发药物不良反应及药源性疾病：发生药物不良反应的因素很多。有药物的因素，如品种混淆、炮制不当；有患者的因素，如过敏性体质、个体差异、特殊人群；也有辨证是否准确、立法是否确当等。但更不能忽视不合理用药，如选用药物不准确、用药时间过长、剂量过大、用法不适当，均会引起不良反应，甚至药源性疾病。④造成医疗事故和医疗纠纷：不合理用药常常会造成医疗事故，或称为药疗事故。医疗事故的发生，常常会引发医疗纠纷，不但会给患者、医师、药师带来许多的痛苦和麻烦，而且会给医院、药品经营单位乃至全社会带来许多的麻烦和经济损失。

（四）保证合理用药的主要措施

1. 掌握中医药基本理论

辨证论治是中医理论体系的核心，是中医方法论的精髓，每一位医药工作者都应该熟练掌握中药基本知识和中医药理论，尤其是中药的性能特点、功效主治、配伍应用、用量用法及使用注意等，是合理用药的先决条件。若对中医药基本理论不熟悉或掌握不够，就无法指导中药的合理应用，尤其是中药临床药师，缺乏中医药的基本理论，就不可能发现临床医师的用药不合理问题，更不可能为临床医师和患者提供用药指导和药学服务，合理用药就会成为一句空话。

2. 正确把握辨证论治

正确的辨证是合理应用中药和中成药的根本保障，运用所学知识和技能，通过望、闻、问、切，收集患者病症有关的各种资料，应用八纲辨证与脏腑辨证等手段进分析归纳，对病情做出正确诊断，依法确定治病法则及方药。只有这样才能为指导合理用药创造条件。

3. 参辨患者的身体状况

由于人的体质、年龄、性别、生活习惯差异，这些差异对药物的敏感性和耐受性不同，从而影响中药和中成药的有效性和安全性。不但健康人是如此，患者更是如此，应详细辨析患者的体质、年龄、性别和生活习惯等，选用药物及制订方案时要以此作为重要依据，针对病情及患者具体情况选择最佳方案，确定合理给药剂量。如老人、儿童药物代谢功能或衰退，易发生蓄积中毒；妇女经期，特别是心、肝功能不全的患者，在应用有毒或作用强烈的药物时应慎重考虑。又如患者的营养好坏、体质的强弱、脏腑的功能是否正常及性别差异等，均能影响其肌体对药物的代谢速度和耐受能力，以及毒性反应的发生与严重程度。遇到营养较差，或体质较弱，或脏腑功能失常，或妇女经期的患者，特别是对患有心、肝、肾功能不全或糖尿病者，在应用有毒或作用强烈的药物时更应慎重考虑，以免用药失度，对患者造成伤害。

4. 确认有无药物过敏史

了解患者以往有无药物过敏史，以及遗传缺陷，如酶的缺陷或异常等，若有这些问题就应谨慎选择使用药物，特别是避开患者高度敏感的药物等，以保证用药安全。若患者用药后突发过敏反应，临床药师除依法确认其对何种药物过敏，并立即向有关单位报告外，还要将此结果告诉患者本人，以免再次发生过敏现象。

5. 选择质优的饮片

由于中药饮片质量良莠不齐，致使其对人体的疗效及不良反应有别，因此在采购、调剂时，一定要选择质优效佳的饮片。要认真做到品种混乱者不用，出产于被污染环境中者不用，药用部位失准者不用，违规炮制者不用，霉烂变质者不用。给患者使用的中药应是质量最佳、疗效最好的饮片。

6. 合理配伍用药

我国历代医药学家都十分重视研究合理配伍用药，并建立了包括中药基本配伍与高级配伍两大部分在内的中药配伍理论。所谓基本配伍，习称"配伍七情"，具体有单行、相须、相使、相畏、相杀、相恶、相反。药物的"配伍七情"中，相须、相使表示增效的；相杀、相畏是减毒的；相恶表示减效的；相反表示增毒的。经常配伍增效，酌情选择减毒，一般不用减效，坚决禁止增毒。所谓高级配伍，习称"君臣佐使"，其从多元角度论述了药物在方中的地位及配用后性效变化规律。配伍组方合理可以起到协调药物偏性，增强药物疗效，降低药物毒性，减少不良反应发生的作用；反之，配伍不当可造成药效降低，甚至毒性增大，产生不良后果。

7. 选择适宜的给药途径及剂型

中药的给药途径多种多样，为使药物能够迅速达到病变部位发挥作用，需要根据病情轻重缓急、用药目的以及药物性质选择适宜的给药途径和用药方案。一般病情，口服有效则多采用口服给药方法；危重、急症患者宜用静注或静滴；皮肤及阴道疾病常用外治法，也可口服给药；气管炎、哮喘患者等可用口服给药方法，也可采用气雾剂吸入疗法等。一般说，经口服给药能达到预期疗效的，则不考虑注射，以避免中药注射剂引起不良反应。中药的剂型与其效用关系密切，若选用的剂型恰当，不但能提高其疗效，而且能减轻或消除其不良反应，否则不但不能增强其疗效，反而会引发或增强其不良反应。

8. 制定合理的用药时间和疗程

根据病情轻重缓急，确定合理的给药时间以充分发挥药物的作用，并减少不良反应的发生。用药时选用适当的疗程，是合理用药的重要一环。疗程过短则难以达到预期疗效，疗程过长则可能给患者带来新的伤害。这是因为有些中药或中成药所含的某些成分在人体内有蓄积作用，一旦这些成分的蓄积量达到了人体的最大耐受量，即可对人体造成伤害。故凡偏性突出、作用强烈的中药，特别是有毒中药或含毒性成分的中成药都不宜久服。

9.严格遵守用药禁忌

中药用药禁忌是中医保证临床安全用药的经验总结，它包括配伍禁忌、妊娠禁忌、服药饮食禁忌及证候禁忌四大部分。超用药禁忌用药不仅会影响药物疗效，而且会引起不良反应，对人体产生损害，临床应用中药时应该严格遵守。

10.认真审方堵漏

认真审核临床医师的处方，严堵处方中用药不合理的漏洞。在调配中药汤剂时，要依据所学中医药学知识及调剂规范，一字一句地认真审核每一个处方，若发现处方中有字迹潦草难辨，要立即询问处方医师，切勿主观臆断；若发现处方中有违背合理用药的地方，要立即提醒医师，并建议予以改正，切勿漠然置之。

11.详细嘱告用药宜忌

在患者领取中药饮片或中成药时，要详细地向其说明药物的煎煮或服用方法、服用剂量及注意事项等，耐心地叮嘱患者一定要按所嘱方法服用药物，以免因使用不当而影响药物的疗效，或引起不良反应。

12.按患者的经济条件斟酌选药

选药时，还要从药物经济学方面考虑患者的经济承受能力。应尽可能使用价廉质优的中药，不到非用不可时，不使用价格昂贵的中药。

13.其他因素

适宜的用药方法也因不同的时令气候、地理环境有所不同。同时，社会舆论、不实药物信息等的导向和传播，有可能导致人们在使用药物过程中产生不合理用药的现象，要真正做到安全合理地应用中药，必须关注这些对正确合理使用药物有影响的因素。

（五）中成药合理应用应遵循的基本原则

中成药的合理应用是一项复杂的系统工程，除了要重点做到以上几点措施外，还应遵循以下几个基本原则：

1.辨证用药

依据中医理论，辨认、分析疾病的证候，针对证候确定具体治法，依据治法，选定适宜的中成药。

2.辨病辨证结合用药

辨病用药是针对中医的疾病或西医诊断明确的疾病，根据疾病特点选用相应的中成药，临床使用中成药时，可将中医辨证与中医辨病相结合、西医辨病与中医辨证相结合，选用相应的中成药，但不能仅根据西医诊断选用中成药。

3.合理选择剂型

应根据患者的体质强弱、病情轻重缓急及各种剂型的特点，选择适宜的剂型。

4. 确定合适使用剂量

对于有明确使用剂量的，慎重超剂量使用。有使用剂量范围的中成药，老年人使用剂量应取偏小值。

5. 合理选择给药途径

能口服给药的，不采用注射给药；能肌肉注射给药的，不选用静脉注射或滴注给药。

二、中药间的配伍使用

中药配伍是按照一定的组合原则，并根据病情的轻重缓急，结合患者的年龄、体重、嗜好及习惯等进行合理药物配伍。配伍是中药治疗疾病的主要形式，也是提高临床疗效的主要环节，配伍得当可起到事半功倍的疗效。从中药临床应用出发，常用配伍有相辅相成、相反相成、相互补充、相生配伍、降低毒性、改变药性、明确主治等几方面，起到增效、解毒、生效的作用，从而避免出现盲目堆积的有药无方及照搬方剂的有方无药现象，提高中药治病的疗效，减少药物的不良反应。

（一）中药配伍原则

1. 七情配伍

七情配伍是中药配伍最基本的理论。七情是单行、相须、相使、相畏、相杀、相恶、相反的合称，用以说明中药配伍后药效、毒性变化的关系。

（1）单行

单行就是指用单味药治病。病情比较单纯，选用一种针对性强的药物即能获得疗效，如清金散单用一味黄芩治轻度的肺热咯血，以及许多行之有效的"单方"等。它符合简验便廉的要求，便于使用和推广。

（2）相须

相似的药物配合，可增加疗效。如黄柏与知母可增强滋阴降火作用，二冬膏可增强滋阴润肺、止咳化痰作用。

（3）相使

功效有某些共性的药物合用，一药为主，一药为辅，辅药加强主药的作用。黄芪使茯苓，茯苓能增强黄芪补气利尿的作用。

（4）相畏

是指一药毒性反应或副作用，能被合用的另一药减轻或消除的配伍关系。如生姜能制半夏、天南星的毒，所以半夏、天南星畏生姜。

（5）相杀

一种药物能消除另一种药物的毒性反应。绿豆能杀巴豆的毒，防风能杀砒霜的毒。

（6）相恶

两种药物配合应用后，一种药物可减弱或牵制另一种药物的药效。如莱菔子能减低人参的补气作用，所以人参恶莱菔子。

（7）相反

两种药物合用以后可产生不良反应或剧毒作用。如甘草反芫花、甘遂。十八反、十九畏都属于相反。

上述七个方面，其变化关系可以概括为四项，即在配伍应用的情况下：①有些药物因产生协同作用而增进疗效，是临床用药时要充分利用的，如相须、相使；②有些药物可能互相拮抗而抵消、削弱原有功效，用药时应加以注意，如相恶；③有些药物则由于相互作用，而能减轻或消除原有的毒性或副作用，在应用毒性药或剧烈药时必须考虑选用，如相畏、相杀；④另一些本来单用无害的药物，却因相互作用而产生毒性反应或强烈的副作用，则属于配伍禁忌，原则上应避免配用，如相反。

2. "十八反" "十九畏"

"十八反"歌诀：本草明言十八反，半蒌贝蔹及攻乌。藻戟遂芫俱战草，诸参辛芍叛藜芦。具体的内容就是：川乌、草乌、附子不宜与贝母、半夏、白及、白蔹、栝楼同用。甘草不宜与海藻、大戟、甘遂、芫花同用。藜芦不宜与人参、人参叶、西洋参、党参、苦参、丹参、玄参、北沙参、南沙参及细辛、赤芍和白芍同用。

"十九畏"歌诀：硫黄原是火中精，朴硝一见便相争。水银莫与砒霜见，狼毒最怕密陀僧。巴豆性烈最为上，偏与牵牛不顺情。丁香莫与郁金见，牙硝难合荆三棱。川乌草乌不顺犀，人参最怕五灵脂。官桂善能调冷气，若逢石脂便相欺。

《神农本草经·序列》指出"勿用相恶、相反者"，"若有毒宜制，可用相畏、相杀者尔，勿合用也"。自宋代以后，将"相畏"关系也列为配伍禁忌，与"相恶"混淆不清。因此，"十九畏"的概念，与"配伍"所谈的"七情"之一的"相畏"，含义并不相同。"十九畏"和"十八反"诸药，有一部分同实际应用有些出入，历代医家也有所论及，引古方为据，证明某些药物仍然可以合用。如感应丸中的巴豆与牵牛同用；甘遂半夏汤以甘草同甘遂并列；散肿溃坚汤、海藻玉壶汤等均合用甘草和海藻；十香返魂丹是将丁香、郁金同用；大活络丹中乌头与犀角同用；等等。现代这方面的研究工作做得不多，有些实验研究初步表明，如甘草、甘遂两种药合用时，毒性的大小主要取决于甘草的用量比例，甘草的剂量若相等或大于甘遂，毒性较大；又如贝母和半夏分别与乌头配伍，未见明显的增强毒性。而细辛配伍藜芦，则可导致实验动物中毒死亡。由于对"十九畏"和"十八反"的研究，还有待进一步做较深入的实验和观察，并研究其机制，因此，目前应采取慎重态度，一般说来，对于其中一些药物，若无充分根据和应用经验，仍须避免盲目配合应用。

3. 中药配伍的"四气五味"原则

"四气"指药物的"寒、凉、温、热"；"五味"指"辛、甘、酸、苦、咸"，一般药物只有一味一性，各种药物配合使用的时候根据君臣佐使组成方剂。其运用原则如下：

四气，是指寒、凉、温、热四性。运用原则是："治寒以热药，治热以寒药。"温性、热性药如附子、肉桂、干姜、吴茱萸等，多具有温中散寒、助阳等作用，常用于治疗寒证；寒凉性药如石膏、黄芩、黄连、黄柏等，多具有清热泻火、解毒等作用，常用于治疗阳热证。温热与寒凉药同用，则多用于寒热错杂证。

五味，是指辛、甘、酸、苦、咸五味，"辛能散、能行""甘能补、能和、能缓""酸能收、能涩""苦能泄、能燥、能坚""咸能下、能软"。运用原则是：辛味药如麻黄、川芎、半夏等多用于外邪袭表、气滞血瘀、痰湿等证；甘味药如生地、鹿茸、黄芪、阿胶等多用于阴阳气血诸虚证；酸味药如山茱萸、五味子、乌梅、金樱子、白芍等，多用于久病滑脱虚证；苦味药如大黄、葶苈子、槟榔、莪术等多用于瘀结、痰饮、积滞、气逆、湿阻等证；咸味药如芒硝、牡蛎、鳖甲、海藻等多用于瘰疬、瘿瘤、血分瘀结、大便燥结等证。

大部分药物只具有一性一味，即使多味药也是其中一味为主，绝无二重性。诚然单行是不能满足临床需要的，因此必须相互配伍运用。

（二）中药复方的配伍

中药复方是按照中医的辨证论治、理法方药的原则，根据治疗的需要，依照君、臣、佐、使的配伍原则组成的。所谓君药是指针对疾病的病因病机，起主要作用的药物；臣药是指辅助主药以加强疗效的药物；佐药是治疗兼证或制约主药的副作用的药物；使药是起调和作用的药物。在数以万计的中药复方中，这些药物的用量是十分讲究的，并有着一定的规律性，归纳起来，主要有以下三种情况：

1. 复方中药物用量依君、臣、佐、使而递减

这是中药复方中最为常见的药物配伍原则，一般君药用量最大，臣药次之，佐使药用量为小，故金元时期的名医李东垣指出，"君药分量最多，臣药次之，佐使又次之"。如苓桂术甘汤中以茯苓健脾渗湿，祛痰化饮，为君药，用量是12g；桂枝温阳化气为臣药，用量是9g；白术健脾燥湿为佐药，用量是6g；甘草（炙）益气和中为使药，用量是6g，共奏温化痰饮，健脾利湿的功效，是治疗中阳不足之痰饮病的良方，此类复方具有组方严谨，结构分明，疗效显著的特点。又如著名的小承气汤由大黄、枳实、厚朴三味药物组成，其中大黄用量须倍于厚朴，以达清热通便的功效，用于热结便秘之证；但若将厚朴用量倍于大黄，则该方具有行气除满的作用，用于腹部气滞胀满之证的治疗，方名亦变为厚朴三物汤了。因此，同为三味药物，由于剂量的变化，导致方名、功效、主治的改变，由此可见中医复方用药的精当与奥妙。

2. 复方中各药物的用量相等

这也是比较常见的，如越鞠丸由香附（醋制）、川芎、栀子（炒）、苍术（炒）、六神曲各200g组成；九分散中马钱子粉、麻黄、乳香（制）、没药（制）等各药的用量均

为250g；等等。这类复方疗效是十分肯定的，如良附丸由高良姜，香附（醋制）各50g组成，具有温中祛寒、行气止痛、舒肝调经的功效。用于气滞寒凝之胃痛、胁痛、痛经喜温等证，疗效颇佳。

3. 复方中主药用量小于其他药物用量

这种情况主药是一些贵重药材，如人参、牛黄、麝香、犀角等因作用强、价格昂贵而用量少，被用作复方的主药时，其用量往往小于其他药物。例如，（万氏）牛黄清心丸中的主药牛黄的用量为10g，其他药物的用量分别为：黄连20g，黄芩120g，栀子120g，郁金80g；人参健脾丸中的人参用量为25g，其他药物的用量为白术（麸炒）150g，茯苓50g，山药100g，陈皮50g，木香12.5g，砂仁25g，炙黄芪100g，当归50g，酸枣仁（炒）50g，远志（制）25g。这类复方处方严谨，效果明显，如牛黄解毒片（牛黄15g，雄黄50g，石膏200g，大黄200g，黄芩150g，桔梗10g，冰片25g，甘草50g）具有清热泻火解毒的功效，用于火热内盛、咽喉肿痛、牙龈肿痛、口舌生疮、目赤肿痛等证，深受患者欢迎。

现代医学研究表明，中药配伍中可能存在一种中药有效成分与其他中药有效成分在药理作用方面的相互作用，也可能存在多种有效成分之间产生物理的或化学的相互作用。这种相互作用经常发生在中药方剂的煎煮或其他剂型制备过程中，从而使方剂中的有效成分无论在质的方面，还是在量的方面都与单味药有所改变。因此，合理的配伍是可以增强药效、降低不良反应；而不合理的配伍则会降低药物疗效，产生或增强药物的不良反应。

（三）中成药的合理联用

中成药是中医药学宝库中的重要组成部分，它是以中药材为原料，在中医药基本理论指导下，按规定的处方和方法加工制成一定的剂型，供临床医师辨证使用或患者根据需要直接购用的一类药物。我国的中成药制作生产与应用具有悠久的历史，长期而广泛的临床使用证明，中成药具有疗效确切，携带、使用方便，价格便宜等特点。因此，中成药已成为当今防病治病不可缺少的药物，在国内外享有较高的声誉。中成药作为中医防治疾病的一个重要工具，其对人体的效应也具有两重性，即产生治疗作用的同时也会产生不良反应。在临床上若能合理使用中药，就能在充分发挥治疗作用的同时使不良反应的发生概率降低，使患者早日康复。若不能正确合理地使用中药，不仅达不到治疗疾病的目的，反会使不良反应发生的概率增加，在延误疾病治疗的同时引发新的疾病，有的甚至危及生命。

1. 中成药与中药汤剂的配伍联用

临床上较多出现中成药与中药汤剂同时应用的情况，如肝气郁结合并血虚痛经、月经不调等病症可用中成药逍遥丸配伍中药汤剂当归补血汤，疗效较好；肾阳虚证可用附子理中汤配伍参茸卫生丸；而功能不同中成药配伍使用可以治疗有并发症疾病，如气血两虚中气下陷所致头昏、乏力、脱肛等，可选用复方阿胶浆配伍补中益气丸，治疗阳虚夹湿之泄泻时用附子理中丸配伍健脾丸；高血压属肝肾阴虚、风阳上扰者，脑立清与六味地黄丸联合用药，脑立清含磁石、代赭石、怀牛膝、珍珠母等，平肝潜阳降逆，六味地黄含熟地黄、山药、山茱萸、茯苓、牡丹皮、泽泻，滋补肝肾之阴；药流后出血的常规治疗方案是益母草颗粒和妇血康颗粒联合用药，益母草颗粒收缩子宫，促进子宫腔内残留组织、积血排出，妇血康颗粒活血化瘀、祛瘀止血。防治心脑血管卒中可用"牛黄清心丸＋牛黄解毒丸＋柏子养心丸"，变寒凉与温补为平补，养心益气而不燥，清心凉窜而不寒。这些合理的配伍对于提高药效具有重要的意义。

中成药与中药药引配伍联用也能提高疗效，降低不良反应。如活络丹、醒消丸、跌打丸、七厘散等可用黄酒送服，藿香正气丸、附子理中丸等可用姜汤送服，六味地黄丸、大补阴丸等可用淡盐水送服，至宝锭用焦三仙煎汤送服，银翘解毒丸用鲜芦根煎汤送服，川芎茶调散用清茶送服，四神丸、更衣丸用米汤送服。

2. 中成药联合使用的原则

（1）当疾病复杂，一个中成药不能满足所有证候时，可以联合应用多种中成药。

（2）多种中成药的联合应用，应遵循药效互补原则及增效减毒原则。功能相同或基本相同的中成药原则上不宜叠加使用。

（3）药性峻烈的或含毒性成分的药物应避免重复使用。

（4）合并用药时，注意中成药的各药味、各成分间的配伍禁忌。

（5）一些病证可采用中成药的内服与外用药联合使用。

（6）中药注射剂联合使用时，还应遵循以下原则：

①两种以上中药注射剂联合使用，应遵循主治功效互补及增效减毒原则，符合中医传统配伍理论的要求，无配伍禁忌。

②谨慎联合用药，如确须联合使用时，应谨慎考虑中药注射剂的间隔时间以及药物相互作用等问题。

③须同时使用两种或两种以上中药注射剂，严禁混合配伍，应分开使用。除有特殊说明，中药注射剂不宜两个或两个以上品种同时共用一条通道。

（7）中成药与西药联合使用时应针对具体病情制订用药方案，考虑中西药物的主辅地位确定给药剂量、给药时间、给药途径。

①中成药与西药如无明确禁忌，可以联合应用，给药途径相同的，应分开使用。

②应避免副作用相似的中西药联合使用，也应避免有不良相互作用的中西药联合使用。

③中西药注射剂联合使用时，还应遵循谨慎联合使用的原则。确须联合用药时，应根据中西医诊断和各自的用药原则选药，充分考虑药物之间的相互作用，尽可能减少联用药物的种数和剂量，根据临床情况及时调整用药；尽可能选择不同的给药途径（如穴位注射、

静脉注射），必须同一途径用药时，应将中西药分开使用，谨慎考虑两种注射剂的使用间隔时间以及药物相互作用，严禁混合配伍。

（四）中成药联用的配伍禁忌

1. 含"十八反"、"十九畏"的中成药配伍禁忌

临床常用以治疗风寒湿痹的大活络丸、祛风止痛胶囊、强力天麻杜仲胶囊等中成药含有草乌或附子，而常用的止咳化痰药川贝枇杷糖浆、羚羊清肺丸、通宣理肺丸、复方鲜竹沥液等分别含有川贝、浙贝、半夏，根据配伍禁忌原则，若将上述两类药联合使用当属相反禁忌。又如，由于甘草在中成药中较为常用。当与含相反成分的其他中成药联用时更被忽视。如临床常用中成药心通口服液中含有海藻，祛痰止咳颗粒含有甘遂，若与橘红痰咳颗粒、通宣理肺丸、镇咳宁胶囊等含甘草的中成药联用也属"十八反"禁忌。

此外，临床常用利胆中成药益胆片、胆乐胶囊、胆康胶囊、胆宁片以及治疗肿瘤的平消胶囊等都含有郁金，若与苏合香丸、紫雪散等含有丁香的中成药合用，便应该注意具有"十九畏"药物的配伍禁忌。

2. 含有同一毒性药物剂量叠加的配伍禁忌

临床中含有毒成分的中成药不在少数，如果只根据病情选用药物而不了解处方组成，易导致有毒成分的蓄积，产生不良反应，严重者还可以引起中毒。例如，大活络丹与天麻丸两药均含有附子，如合用则加大了乌头碱的摄入量，增大了不良反应的概率，而出现运动麻痹、心律失常、阿 - 斯综合征等不良反应。又如临床常用朱砂安神丸、天王补心丹治疗失眠，如将两药合用会增加有毒成分的服用量。因其均含有朱砂（其毒性成分为汞），过量或长期服用后轻者可出现恶心呕吐、头昏倦怠的不良反应，重者可导致肾功能衰竭。再如患者咽喉肿痛，既用牛黄解毒片，又用六神丸或喉症丸，这几种药里都含有雄黄，如合用其有毒成分砷的用量在无意中加大了 2 ~ 3 倍，有可能出现正常用药情况下一般不会出现的不良反应。还有报道含朱砂的中成药如磁朱丸、柏子养心丸、安宫牛黄丸、苏合香丸等与含较多还原性溴离子或碘离子的中成药如治癫灵片、消瘿顺气等长期服用，在肠内会形成有刺激性的溴化汞或碘化汞，导致药源性肠炎、赤痢样大便。

3. 药性相反中成药联用的配伍禁忌

临床常用的补中益气丸有补中益气、升阳举陷的作用，若与木香槟榔丸等降气药同用，一升一降，药效则相互抵消。另外，将温中散寒的附子理中丸与性质寒凉的清热泻火药牛黄解毒片联用，两者药性相反，也当属使用禁忌。这种现象经常发生，有些西医大夫不懂得中医的辨证论治，经常将治疗风寒感冒与风热感冒的中成药同用。药性相反，不但起不到治疗作用，而且增加了患者的经济负担。

三、中西药的联合使用

（一）中西药合理联用的特点及举例

1. 中西药合理联用的特点

中西药合理的联用可以增强药物疗效、降低药物的毒副反应、减少药物的使用剂量、减少用药禁忌及扩大应用范围。

（1）协同增效

许多中西药联用后，均能使疗效提高，有时很显著地呈现协同作用，如黄连、黄柏与四环素、呋喃唑酮（痢特灵）、磺胺甲基异唑联用治疗痢疾、细菌性腹泻有协同作用，常使疗效成倍提高。金银花能加强青霉素对耐药性金黄色葡萄球菌的杀菌作用，丙谷胺与甘草、白芍、冰片一起治疗消化性溃疡，有协同作用，并已制成复方丙谷胺（胃丙胺）制剂。甘草与氢化可的松在抗炎、抗变态反应方面有协同作用，因甘草酸有糖皮质激素样作用，并可抑制氢化可的松在体内的代谢灭活，使其在血液中浓度升高。丹参注射液、黄芪注射液、川芎嗪注射液等与低分子右旋糖酐、能量合剂等同用，可提高心肌梗死的抢救成功率。丹参注射液与间羟胺（阿拉明）、多巴胺等升压药同用，不但能加强升压作用，还能减少对升压药的依赖性。

（2）降低毒副反应

某些化学药品虽治疗作用明显但毒副反应却较大，若与某些适当的中药配伍，既可以提高疗效，又能减轻毒副反应。肿瘤患者接受化疗后常出现燥热伤津的阴虚内热或气阴两虚，可同时配伍滋阴润燥清热或益气养阴中药而能取得显著疗效。用甘草与呋喃唑酮合用治疗肾盂肾炎，既可防止其胃肠道反应，又可保留呋喃唑酮的杀菌作用。氯氮平治疗精神分裂症有明显疗效，但最常见的不良反应之一是流涎。应用石麦汤（生石膏、炒麦芽）30~60剂为1个疗程治疗，流涎消失率为82.7%，总有效率达93.6%。

（3）减少剂量

珍菊降压片有较好的降压及改善症状的作用。若以常用量每次1片，每日3次计，盐酸可乐定比单用剂量减少60%。地西泮有嗜睡等不良反应，若与苓桂术甘汤合用，地西泮用量只需常规用量的1/3，嗜睡等不良反应也因为并用中药而消除。

（4）减少禁忌，扩大适应范围

碳酸锂治疗白细胞减少症近年被广泛应用，但因其胃肠道反应也限制了其适用范围。如同时用白及、姜半夏、茯苓等复方中药，就可减轻胃肠道反应，使许多有胃肠道疾患的白细胞减少症患者接受治疗。用生脉散、丹参注射液与麓管碱合用，治疗病态窦房结综合征，既可适度提高心率，又能改善血液循环，从而改善缺血缺氧的状况，达到标本兼治的目的。

2.中西药合理联用举例

中西医结合是我们国家一大医疗特色，同时中西药联用也是我国临床用药的特色。只有合理应用，取长补短，才能达到事半功倍的效果，尤其是对一些疑难重症的治疗。

（1）协同增效如下所述

第一，逍遥散或三黄泻心汤等与西药催眠镇静药联用，既可提高对失眠症的疗效，又可逐渐摆脱对西药的依赖性。

第二，石菖蒲、地龙与苯妥英钠等抗癫痫药联用，能提高抗癫痫的效果；大山楂丸、灵芝片、癫痫宁（含马蹄香、石菖蒲、甘松、牵牛子、千金子等）与苯巴比妥联用治疗癫痫有协同增效作用。

第三，芍药甘草汤等与西药解痉药联用，可提高疗效。

第四，补中益气汤、葛根汤等具有免疫调节作用的中药与抗胆碱酯酶药联用，治肌无力疗效较好。

第五，木防己汤、茯苓杏仁甘草汤、四逆汤等与强心药地高辛等联用，可以提高疗效和改善心功能不全患者的自觉症状。

第六，苓桂术甘汤、苓桂甘枣汤等与普萘洛尔类抗心律失常药联用，既可增强治疗作用，又能预防发作性心动过速。

第七，钩藤散、柴胡加龙骨牡蛎汤等与抗高血压药甲基多巴、卡托普利等联用，有利于改善对老年高血压症的治疗作用。

第八，苓桂术甘汤、真武汤等与血管收缩药甲磺酸二氢麦角胺联用，可增强对直立性低血压的治疗作用。

第九，当归四逆加吴茱萸生姜汤等与血管扩张药联用，可增强作用，其中的中药方剂对于微循环系统的血管扩张特别有效。

第十，黄连解毒汤、大柴胡汤等与抗动脉粥样硬化、降血脂剂联用，可增强疗效。

第十一，木防己汤、真武汤、越婢加术汤等与西药利尿药联用，可以增强利尿效果。

第十二，枳实与庆大霉素联用，枳实能松弛胆道括约肌，有利于庆大霉素进入胆道，增强抗感染作用。

第十三，小青龙汤、柴朴汤等与氨茶碱、色甘酸钠等联用，可提高对支气管哮喘的疗效。

第十四，麦门冬汤、滋阴降火汤等对老年咳嗽的镇咳作用，优于磷酸可待因，若酌情选择联用，可提高疗效。

第十五，具有抗应激作用的中药如柴胡桂枝汤、四逆散、半夏泻心汤等与治疗消化性溃疡的西药（H_2 受体拮抗剂，制酸剂）联用，可增强治疗效果。

第十六，具有保护肝脏和利胆作用的茵陈蒿汤、茵陈五苓散、大柴胡汤等与西药利胆药联用，能相互增强作用。

第十七，茵陈蒿及含茵陈蒿的复方与灰黄霉素联用，可增强疗效，这是因为茵陈蒿所含的羟基苯丁酮能促进胆汁的分泌，而胆汁能增加灰黄霉素的溶解度，促进其吸收，从而增强灰黄霉素的抗菌作用。

第十八，甘草与氢化可的松在抗炎抗变态反应时同用，有协同作用。因甘草酸有糖皮质激素样作用，并可抑制氢化可的松在体内的代谢灭活，使其在血液中浓度升高，从而使疗效增强。

第十九，丹参注射液加泼尼松，治结节性多动脉炎，有协同作用。

第二十，炙甘草汤、加味逍遥散等与甲巯咪唑等联用，可使甲状腺功能亢进症的各种自觉症状减轻。四逆汤与左甲状腺素联用，可使甲状腺功能减退症的临床症状迅速减轻。

第二十一，延胡索与阿托品制成注射液，止痛效果明显增加；若再加少量氯丙嗪、异丙嗪，止痛效果更优；洋金花与氯丙嗪、哌替啶等制成麻醉注射液，用于手术麻醉不但安全可靠，而且术后镇痛时间长。

第二十二，十全大补汤、补中益气汤、小柴胡汤等与西药抗肿瘤药联用，可以提高疗效。其中的中药可以提高天然杀伤细胞活性的能力，还可能有造血及护肝作用。

第二十三，清肺汤、竹叶石膏汤、竹茹温胆汤、六味地黄丸等与抗生素类药联用，有增强抗生素治疗呼吸系统反复感染的效果：这些中药方剂具有抗炎、祛痰、激活肌体防御功能的效果，尤其是含人参、柴胡或甘草的方剂效果更佳。有些单味中药如黄连、黄柏、葛根等，具有较强的抗菌作用，如与抗生素类药物联用，可增强抗菌作用。

第二十四，麻黄与青霉素联用，治疗细菌性肺炎，有协同增效作用；黄连、黄柏与四环素、呋喃唑酮、磺胺麟联用，可增强治疗菌痢的效果；香连化滞丸与呋喃唑酮联用，可增强治疗细菌性痢疾的效果；碱性中药与苯唑西林、红霉素同服，可防止后者被胃酸破坏，增强肠道吸收，从而增强抗菌作用。

第二十五，香连丸与甲氧苄啶联用后，其抗菌活性增强 16 倍。

第二十六，黄连、黄柏与呋喃唑酮、磺胺甲基异噁唑、四环素，治疗痢疾、细菌性腹泻有协同作用，常使疗效成倍提高。

第二十七，逍遥丸或三黄泻心汤等与西药镇静催眠药联用，既可提高对失眠症的疗效，又可逐渐摆脱对西药的依赖。

第二十八，补中益气丸、葛根汤等具有免疫调节作用的中药，与抗胆碱酯酶药如新斯的明、毒扁豆碱等联用，治疗肌无力疗效更好。

第二十九，地西泮有嗜睡等不良反应，若与苓桂术甘汤（丸）合用，地西泮用量只需常规用量的 1/3，其不良反应也因为并用中药而消除。

第三十，丙谷胺对消化性溃疡临床症状的改善、溃疡的愈合有一定效果，如与甘草、白芍、冰片等合用，则有协同作用，疗效更好。

第三十一，阿拉明（间羟胺）、多巴胺等升压药与丹参注射液合用，不仅可以增强升压作用，还可以延长升压作用的时间。

第三十二，桂枝茯苓丸与血管扩张药联用，中药对微循环系统的血管扩张有效，可增强西药的血管扩张作用。

第三十三，莨菪碱与生脉散、丹参注射液合用，治疗病窦综合征，既能适度加快心率，又能改善血液循环，达到标本兼治的目的。

第三十四，氯丙嗪与中药珍珠层粉合用治疗精神病，不仅有一定的协同增效作用，而且能减轻氯丙嗪的肝损害不良反应。

第三十五，加味逍遥散、炙甘草汤等与甲巯咪唑等联用，可使甲亢的各种自觉症状减轻。四逆汤与左甲状腺素联用，可使甲状腺低下症的临床症状迅速减轻。

第三十六，碱性中药与红霉素、苯唑西林等同服，可防止后者被胃酸破坏，增强肠道吸收，从而增强抗菌作用。

此外，中西药联用还能促进药物的吸收，如木香、砂仁、黄芩等对肠道有明显抑制作用，可延长维生素 B_{12}、灰黄霉素、地高辛等在小肠上部的停留时间，从而有利于药物吸收。

（2）降低西药的不良反应如下所述

①柴胡桂枝汤等具有抗癫痫作用的中药复方与西药抗癫痫药联用，可减少抗癫痫药的用量及肝损害、嗜睡等不良反应。

②六君子汤等与抗震颤麻痹药联用，可减轻其胃肠道不良反应，但也可能影响其吸收、代谢和排泄。

③抗抑郁药与相应的中药方剂联用，可减少口渴、嗜睡等不良反应的产生。氯氮平治疗精神分裂症有明显疗效，但最常见的不良反应是流涎。应用石麦汤（生石膏、炒麦芽）30~60 剂为一疗程，流涎消失率82.7%，总有效率93.6%。

④芍药甘草汤等与解痉药联用，在提高疗效的同时，还能消除腹胀、便秘等不良反应。

⑤小青龙汤、干姜汤、柴朴汤、柴胡桂枝汤等与抗组胺药联用，可减少西药的用量和嗜睡、口渴等不良反应。

⑥木防己汤、真武汤、越婢加术汤、分消汤等与西药利尿药联用，可减轻因应用西药利尿药而导致的口渴等不良反应。但排钾性利尿药不宜与含甘草类的中药复方联用，以避免乙型醛固酮增多症。

⑦桂枝汤类、人参类方剂与皮质激素类药联用，可减少激素的用量和不良反应。

⑧八味地黄丸、济生肾气丸、人参汤等中药与降血糖药联用，可使糖尿病患者的性神经障碍和肾功能障碍减轻。

⑨黄芪、人参、女贞子、刺五加、当归、山茱萸等，与西药化疗药联用，可降低患者因化疗药而导致的白细胞降低等不良反应。

⑩黄芩、黄连、黄柏、葛根、金银花等具有较强抗菌作用的中药与抗生素类药联用，可减少抗生素的不良反应。

⑪黄精、骨碎补、甘草等与链霉素联用，可消除或减少链霉素引发的耳鸣、耳聋等不良反应。

⑫逍遥散有保肝作用，与西药抗结核药联用，能减轻西药抗结核药对肝脏的损害。

⑬用含麻黄类中药治疗哮喘，常因含麻黄碱而导致中枢神经兴奋，若与巴比妥类西药联用，可减轻此不良反应。

⑭小柴胡汤、人参汤等与丝裂霉素 C 联用，能减轻丝裂霉素对肌体的不良反应。

⑮碳酸锂治疗白细胞减少症时会引起胃肠道反应，若与白及、姜半夏、茯苓等同时服用，可明显减轻其胃肠道的不良反应。

（二）中西药不合理联用出现的问题

不合理联用常见问题主要有导致不良反应增加和导致药效降低，临床应用时应尽量避免配伍联用。

1. 导致不良反应增加

（1）两类药物毒性相类似，合并用药后出现不良反应的同类相加：如地榆、虎杖、五倍子等含鞣质的中药与四环素、利福平等西药，两者均有肝毒性。

（2）产生有毒的化合物：含雄黄、信石等含砷中药及制剂牛黄解毒丸、六神丸等与硝酸盐、硫酸盐同服，在体内砷氧化成有毒的三氧化二砷，可引起砷中毒。

（3）中药能增加西药的不良反应：如杏仁、桃仁、白果等含氰苷的中药可加重麻醉、镇静止咳药如硫喷妥钠、可待因等呼吸中枢抑制作用，使不良反应增加，严重的可使患者死于呼吸衰竭；如麻黄，含钙离子的矿物药如石膏、海螵蛸等能兴奋心肌而加快心率，增强心脏对强心苷类药物的敏感性而增加对心脏的毒性。

（4）加重或诱发并发症，诱发药源性疾病及过敏反应：鹿茸、甘草具有糖皮质激素样成分，与刺激胃黏膜的阿司匹林等水杨酸衍生物合用，可诱发消化道溃疡；板蓝根、穿心莲及鱼腥草注射液、鹿茸精注射液等与青霉素 G 同用会增加过敏的危险。

（5）改变体内某些介质成分含量或环境也能增加不良反应：某些中药能促进单胺类神经介质的释放，与单胺氧化酶抑制剂合用可使不良反应增强，严重时可致高血压危象。如麻黄、中药酒剂与呋喃唑酮、格列本脲、甲硝唑等；含钾离子高的中药如扁蓄、金钱草、丝瓜络等与留钾利尿药螺内酯、氨苯蝶啶等合用可引起高钾血症；含有机酸类中药山楂、乌梅、五味子等能酸化体内环境，与磺胺类药合用降低其溶解度而在尿中析出结晶，引起血尿；与呋喃硫唑、阿司匹林、吲哚美辛等联用可增加后者在肾脏的重吸收而加重对肾脏的毒性。

2. 导致药效降低

（1）中西药联用发生化学反应出现沉淀、形成络合物、螯合物、缔合物等而降低药物的吸收。如含生物碱的中药如黄连、黄柏、麻黄等与金属盐类、酶制剂、碘化物合用会产生沉淀；含糅质的中药与酶制剂的酰胺或肽键形成氢键缔合物。

（2）中西药联用发生中和反应、吸附作用而使药物失效。如含有机酸的中药与碱性西药以及含生物碱的中药与酸性西药合用时会出现中和反应；而燃炭的中药其很强的吸附作用可使酶类制剂和生物碱类西药失效。

（3）中西药合用可因药理作用拮抗、作用受体竞争等因素引起药效降低。如麻黄及其制剂的中枢兴奋作用能拮抗镇静催眠药的中枢抑制作用；麻黄也能竞争性阻碍降压药进入交感神经末梢而使降压效果降低。

（4）中西药合用时因一方能加快另一方的代谢速度，缩短半衰期，降低血药浓度而降低疗效。如中药酒剂就能加快苯妥英钠、甲苯磺丁服、苯巴比妥、华法林等的代谢速度。

四、含西药成分中成药的合理应用

（一）含西药成分的中成药的组方特点

中西药复方制剂是我国独创的一种与疾病斗争的武器，它有机地结合了中西药的精华，重新组成一个更为有效治疗疾病的药品，它比纯中药或纯西药制剂更为有效。

（二）含西药成分的中成药的合理应用

在使用含有西药组分的中成药时，要注意不能再使用同种成分的西药或随意加大该中成药的剂量，以免重复用药或用药过量；同时也要注意和其他西药联用的药物相互作用，以防降低药物疗效和出现药物不良反应。

1. 以含格列本脲成分的消渴丸为例的中成药合理应用

消渴丸是含有格列本脲的中西药复方制剂，用于治疗 2 型糖尿病效果显著，深受众多糖尿病患者的欢迎。但有不少的糖尿病患者并不知道消渴丸里含有西药成分，认为是纯中药制剂，随意加大用量、随意与其他降糖西药合用，更没有关注到与其他西药的配伍禁忌，以致服用消渴丸而出现不良反应。现以消渴丸为例介绍中西药复方制剂的合理应用。

（1）应严格掌握其适应证

众所周知，每个药品都有其严格的适应证，西药如此，中成药如此，含西药成分的中成药也不例外，只有了解每个药品的适应证才能正确使用该药。如消渴丸只适用于确诊为 2 型糖尿病的患者，且对于较轻型患者一般不适合选用该药，尤其是一些仅血糖升高尚不达到糖尿病的诊断标准的病例，更不宜选用。

（2）应严格遵循药品说明书

药品说明书是指导临床合理用药，保障患者用药安全最直接也是相当重要的参考资料，是药品最基本、最重要的信息源，是医师开处方、药师调配、护理给药、患者服药的重要依据，具有医学和法律上的意义。因此，不管是临床医师、药师、护师还是患者本身都必须严格遵循药品说明书使用药品，单纯的中成药、西药制剂如此，含西药成分的中成药更应如此。如消渴丸中的格列本脲本身可促进胰岛 3 细胞分泌胰岛素，抑制肝糖原分解和糖原异生，增加胰外组织对胰岛素的敏感性和糖的利用，可降低空腹血糖与餐后血糖。其常用量一般为每次 2.5mg，3 次 /d。磺胺过敏、白细胞减少患者禁用，孕妇及哺乳期妇女不宜使用，肝肾功能不全、体虚高热、甲状腺功能亢进者慎用。服用过量易致低血糖。按药品说明书的用法：消渴丸中格列本脲每次已达到 1.25 ~ 2.5mg。消渴丸是一种治疗糖尿病比较有效的中成药，应用较广，但不少患者对其含有格列本脲并不太了解，以为是中成药多服无害。因服用消渴丸致低血糖休克甚至死亡的病例已有报道，因此在服用此类药物时必须高度重视格列本脲的作用。

（3）使用方法要得当

药物的治疗（使用）方法是临床医师有效治疗疾病的独特途径，不同治疗方法可产生不同疗效，合理、得当的治疗方法可提高疗效，减少不良反应的发生。以消渴丸为例，由于消渴丸的降糖作用较强，治疗时要从小剂量开始，即根据病情从每次 5 丸起逐渐递增每次服用量不能超过 10 丸，每日不能超过 30 丸；至疗效满意时，可逐渐减少每次服用量或减少服用次数至每日 2 次的维持剂量。每日服用 2 次时，应在早餐及午餐前各服用 1 次，晚餐前尽量不用。或根据患者个人的具体情况由医师指导，进行服用量控制。另外，该药所含格列本脲作用持续时间较长，半衰期为 8 ~ 12 小时，故给药应每天不超过 3 次，且应尽量避免晚间临睡前服药，因睡眠后低血糖反应不易被发现，将影响及时治疗。

（4）注意老年患者及患者的肝肾功能状况

许多西药对成人（特别是老年人）的肝肾功能是有明显影响的，因此，服用中西药复方制剂要特别注意老年患者及患者的肝肾功能状况，消渴丸中的格列本脲代谢产物仍有活性和降糖作用，部分在肝脏代谢，部分经肾脏排出。因此，对肝肾功能不全者原则上禁用含格列本脲成分中成药。老年患者（特别是 65 岁以上患者）肝肾功能一般较年轻者衰退，减慢药物代谢，对成年患者的一般剂量对年老、体弱者即可能过量，故老年糖尿病患者发生低血糖通常较严重，且老年人较少出现肾上腺释放反应，常无先兆而转入嗜睡或昏迷。另外，有些老年患者精神状况较差，记忆力减退，造成重复过量服药，也是一个不可忽视的因素。因此，对老年患者及肝肾功能状况不好的患者应适当减低用量。

（5）注意联合用药

由于含西药成分中成药中某些成分与其他中药或西药联用可产生不良反应增加及疗效

降低等反应，因此，临床上应避免用某些与其有配伍禁忌的中药或西药联用，以避免或减少联用后毒副反应的发生。如消渴丸和下列药物同时应用就可诱发或增加低血糖的发生：①抑制磺脲类药物由尿中排泄：如治疗痛风的丙磺舒；②延迟磺脲类药物的代谢：如乙醇、H_2受体阻滞剂（西咪替丁、雷尼替丁）、氯霉素、抗真菌药咪康唑、抗凝药，磺脲类与乙醇同服可引起腹痛、恶心、呕吐、头痛以及面部潮红（尤以使用氯磺丙服时），与香豆素类抗凝剂合用时，开始两者血浆浓度皆升高，以后两者血浆浓度皆减少，故应按情况调整两药的用量；③促使与血浆白蛋白结合的磺脲类药物分离出来：如水杨酸盐、贝特类降血脂药；④药物本身具有致低血糖作用：乙醇、水杨酸类、胍乙啶、单胺氧化酶抑制剂、奎尼丁；⑤合用其他降血糖药物：胰岛素、二甲双胍、阿卡波糖、胰岛素增敏剂；⑥β肾上腺受体阻滞剂：可干扰低血糖时肌体的升血糖反应，阻碍肝糖酵解，同时又可掩盖低血糖的警觉症状。此外，消渴丸已含有格列本脲，故不宜与其他磺脲类药物合用，否则会增加低血糖的发生，例如，格列本脲、格列吡嗪、格列齐特、瑞易宁、糖适平等。

（6）药品不良反应的防治措施

含西药成分中成药是中西药组合的复方制剂，如用药不慎则易发生不良反应，因此，如何防治该类药物的不良反应也值得引起我们关注。如消渴丸的不良反应主要表现为药物性低血糖，而药物性低血糖反应关键在于预防。在消渴丸治疗过程中，应密切注意监测血糖，尤其是治疗初始的一周，如果血糖下降过低应注意将药物减量。治疗中如果患者出现心慌、出汗、焦虑或昏迷等表现，应立即想到低血糖反应的可能性，应不失时机地给予救治。如果患者尚清醒可给予甜果汁、糖水或进食少量食物，昏迷时应给予50%葡萄糖静脉推注及5%葡萄糖持续滴注。由于其代谢产物有持续性降血糖作用，低血糖清醒后可再度昏迷，因而治疗应持续滴注1～2d，血糖平稳后方可停止。在用葡萄糖治疗中，应注意监测血糖、尿糖、尿酮体及血电解质等指标，以防导致治疗后高血糖和高渗昏迷。

2. 含西药成分治感冒中成药的合理应用

患者在感冒发热时往往急于求愈，常常既服西药又服中药，或几种感冒药、退热药同服。若患者不了解所服每种药物的成分及其作用，加之目前所有解热镇痛的西药品种中，同物异名的情况很多，则易导致重复用药、过量用药，存在严重的用药安全隐患。

（1）含有对乙酰氨基酚成分的中成药合理应用

对乙酰氨基酚也称扑热息痛，是乙酰苯胺类解热镇痛药，可用于感冒或其他原因引起的高热和缓解轻中度疼痛，一般剂量较少引起不良反应。长期大量使用对乙酰氨基酚，尤其是肾功能低下时，可出现肾绞痛或急性肾功能衰竭、少尿、尿毒症。若与肝药酶诱导剂，尤其是巴比妥类并用时，发生肝脏毒性反应的危险增加。肝肾功能不全的患者应慎用，有增加肝脏、肾脏毒性的危险。服用超量可出现恶心、呕吐、胃痛、胃痉挛、腹泻、多汗等症状。有不少治疗感冒的中成药也含有对乙酰氨基酚，若治疗感冒发热使用这类中成药时，再服用西药对乙酰氨基酚制剂，则使对乙酰氨基酚的剂量过大，增加药物的不良反应。因此，临床上应尽量避免同时使用含相同成分对乙酰氨基酚的治疗感冒的中西药。

（2）含有安乃近成分的中成药合理应用

安乃近多用于急性高热时退热，其退热作用强，易致患者大汗淋漓，甚至发生虚脱。长期应用可能引起粒细胞缺乏症、血小板减少性紫癜、再生障碍性贫血。因此，在服用含有安乃近成分的中成药时，切不可随意加大剂量，更不能长期使用，年老体弱者用药尤其应慎重，不能再同时加用解热的西药，尤其是不能与含有安乃近的治疗感冒的西药联合应用。对安乃近、吡唑酮类及阿司匹林类药物过敏者也应禁用。

（3）含有马来酸氯苯那敏成分中成药合理应用

马来酸氯苯那敏也称扑尔敏，用于各种过敏性疾病，并与解热镇痛药配伍用于感冒，同时有嗜睡、疲劳乏力等不良反应，因此在服药期间，不得驾驶车船、登高作业或操作危险的机器。癫痫患者忌用。"三九感冒灵颗粒两包，用白开水溶化，送服白加黑片，若感冒较重则加服维C银翘片，效果很好！"这是一个临床医师常用的治疗感冒的方法，这样治感冒，可能好得快，但对肝肾及消化系统的损害也是加倍的。三九感冒灵颗粒、白加黑片、维C银翘片这三种药物均含有对乙酰氨基酚，如果按此同时服用，则对乙酰氨基酚的摄入量超过常用量四倍，势必会造成服药者的肝肾和消化道的加倍损害。因此，在治疗感冒时切忌同时服用含相同成分的西药和中成药。服药前要仔细阅读药物说明书，严格按说明书用药，避免超剂量、长期用药。

3. 含有盐酸麻黄碱中成药的合理应用

麻黄碱虽然是中药麻黄中的一个主要成分，但是两者之间功效并非等同。盐酸麻黄碱有舒张支气管、加强心肌收缩力、增强心排血量的作用，并有较强的兴奋中枢神经作用，能收缩局部血管。对于前列腺肥大者可引起排尿困难，大剂量或长期应用可引起震颤、焦虑、失眠、头痛、心悸、心动过速等不良反应。故甲状腺功能亢进症、高血压、动脉硬化、心绞痛患者应禁用含盐酸麻黄碱的中成药。

4. 含有吲哚美辛中成药的合理应用

吲哚美辛的不良反应发生率高达35%～50%，其中约20%的患者常因不能耐受而被迫停药。常见的不良反应有：①胃肠道反应，如恶心、呕吐、厌食、消化不良、胃炎、腹泻，偶有胃溃疡、穿孔、出血；②中枢神经系统反应，头痛、眩晕、困倦，偶有惊厥、周围神经痛、晕厥、精神错乱等；③造血系统损害，可有粒细胞、血小板减少，偶有再生障碍性贫血；④过敏反应，常见为皮疹、哮喘、呼吸抑制、血压下降等；⑤可引起肝肾损害，鉴于此，溃疡病、哮喘、帕金森病、精神病患者、孕妇、哺乳期妇女禁用，14岁以下儿童一般不用，老年患者、心功能不全、高血压病、肝肾功能不全、出血性疾病患者慎用，且不宜与阿司匹林、丙磺舒、钾盐、氨苯蝶啶合用。

5. 含有氢氯噻嗪中成药的合理应用

氢氯噻嗪引起的不良反应最常见为低血钾，同时因其可抑制胰岛素释放，可使糖耐量降低、血糖升高，故肝病、肾病、糖尿病患者、孕妇及哺乳期妇女不宜服用。所以，使用含有氢氯噻嗪的中成药时，不仅要注意氢氯噻嗪本身所具有的不良反应，同时也要避免重复用药，以防止药物自身不良反应的发生。

第四章 呼吸系统疾病

第一节 总论

呼吸系统包括鼻、咽、喉、气管、支气管和肺脏等器官，胸膜、胸膜腔、纵隔和呼吸肌等均为保证呼吸运动的必要组成。呼吸系统通常以喉环状软骨划分成为上与下两部分，上呼吸道包括鼻、咽和喉等，下呼吸道从气管起，分为主支气管，叶、段支气管，肺泡等。从气管到终末细支气管是气体的传导部分，从呼吸性细支气管到肺泡为气体的交换部分。肺脏巨大的肺泡表面使血液得以和外环境之间进行气体交换，起到了"呼吸泵"的作用。呼吸系统的主要功能是吸入氧气和呼出二氧化碳。

肺具有广泛的呼吸面积，成人的总呼吸面积约有 $100m^2$（3 亿~ 7.5 亿肺泡），呼吸道与外界相通，成人在静息状态下，每天约有 10 000L 的气体进出呼吸道，在呼吸过程中，外界环境中的有机或无机粉尘，包括各种微生物、蛋白变应原、有害气体等，皆可进入呼吸道及肺引起各种疾病，因而呼吸系统的防御功能至关重要。呼吸系统的防御功能包括鼻部的加温过滤功能，气管 - 支气管黏膜上皮的运输防御机能、咳嗽反射以及各种溶菌酶和细胞的吞噬功能等。当各种原因如微生物感染、物理化学因素刺激等导致防御功能降低时，均可导致呼吸系统的损伤。

肺有两组血管供应，肺循环的动静脉为气体交换的功能血管，体循环的支气管动静脉为气道和脏层胸膜的营养血管。肺与全身的血液及淋巴循环相通，因此皮肤软组织布有的菌栓、深静脉血栓形成的血栓、癌肿的癌栓，都可以通过血液循环到达肺，从而引起继发性肺脓肿、肺栓塞和转移性肺癌。循环系统的疾病如左心功能不全也可引起肺循环张力的增高，从而产生肺水肿。其他如血浆蛋白减少、血浆胶体渗透压降低，可导致肺间质水肿，以及胸膜腔液体漏出而产生胸腔积液。同时，肺部病变也可向全身播散，如肺癌、肺结核可播散至骨、脑、肝等器官。

由于生存环境的恶化、吸烟等不良生活习惯的滋长、社会人群结构的老龄化等因素，近年来呼吸系统疾病的流行病学和临床经历着一个重要的转变时期，非结核性肺病已经居于主导地位。呼吸系统疾病不仅患病率高，而且许多疾病呈慢性病程或易酿成慢性阻塞性肺病、限制性肺病、职业性肺病等，常导致慢性肺功能损害而致残。肺间质性疾病、肺血管性疾病、肺恶性肿瘤等非感染性疾病的发病率近几年亦呈明显的增高趋势。肺结核发病率虽有所控制，但近年又有回升趋势。2003 年在我国及世界范围内暴发的严重急性呼吸综合征（Severe acute respiratory syndrome，SA RS）疫情，其传染性强，病死率高，对公共健康造成很大威胁。

一、呼吸系统疾病的主要致病因素

（一）感染

感染是呼吸系统疾病最常见的病因，其中以细菌感染最为常见，其他有病毒、支原体、衣原体、真菌及原虫等。

（二）变态反应

Ⅰ~Ⅳ型变态反应均可引起肺部疾病。Ⅰ型变态反应即速发性变态反应，常可引起支气管哮喘。Ⅱ型变态反应即细胞毒反应，见于肺出血 - 肾炎综合征。Ⅳ型变态反应即迟发性变态反应，其典型代表是结核菌素试验，也见于其他病原体感染、肿瘤免疫和器官移植的排异反应。

（三）理化因素

呼吸系统疾病的增加，与大气污染、吸烟、粉尘等吸入密切相关。流行病学调查证实，当空气中粉尘或二氧化硫超过 $1000\mu g/m^3$ 时，慢性支气管炎急性发作明显增多。其他粉尘如二氧化硅、煤尘、棉尘等可刺激呼吸系统引起各种肺尘埃沉着症，工业废气中致癌物质污染大气是肺癌发病率增加的重要原因。吸烟是小环境的主要污染源，吸烟者慢性支气管炎的发病率较非吸烟者高 2~4 倍以上，肺癌发病率高 4~10 倍以上。

（四）全身疾病的肺部表现

不少全身性疾病，如系统性红斑狼疮、类风湿关节炎等免疫性疾病可累及肺部。多种疾病，如休克、严重创伤、严重感染等，可导致急性呼吸窘迫综合征。

（五）其他

某些原因和发病机制不明的肺部疾病，如肺部肉芽肿、弥漫性间质性肺纤维化、肺泡蛋白质沉积症、肺泡微石症等。

二、呼吸系统疾病的常见症状

（一）咳嗽

急起的干咳常为上呼吸道炎症，伴有发热、声嘶者，常为急性咽、喉、气管和支气管炎；缓起的刺激性咳嗽可能为支气管阻塞、狭窄；高音调的咳嗽伴呼吸困难，常为肿瘤阻塞气管或主支气管所致；发作性干咳，可能是咳嗽型哮喘；夜间阵发性咳嗽多见于左心衰竭。

（二）咳痰

分析痰的性状、数量、气味、颜色及其伴随症状，对诊断有一定帮助。慢性支气管炎患者，咳白色泡沫痰或黏液痰，急性感染时为脓性痰；肺脓肿和支气管扩张者，常咳大量黄色脓痰；咳嗽，咳铁锈色痰，为肺炎链球菌肺炎的特征；肺水肿时咳粉红色稀薄泡沫痰；肺阿米巴病时痰呈咖啡色；咳棕红色胶冻状痰提示克雷伯杆菌感染；脓痰有恶臭，见于伴大肠杆菌感染者。

（三）咯血

痰中带血是肺结核、肺癌的常见症状。咯鲜血，多见于支气管扩张，也可见于肺结核、急性支气管炎、肺炎和肺血栓栓塞症；二尖瓣狭窄可引起各种不同程度的咯血。

（四）呼吸困难

急起的呼吸困难伴有胸痛，常为气胸、胸腔积液、肺炎或肺栓塞；左心衰竭时常出现夜间阵发性端坐性呼吸困难；慢性进行性呼吸困难常见于慢性阻塞性肺疾病、弥漫性间质，性肺纤维化等疾病；支气管哮喘为反复发作的呼气性呼吸困难，伴哮鸣音；喉头水肿、喉及气管的炎症水肿、肿瘤或异物等引起的上气道狭窄，出现吸气性呼吸困难，严重时伴有三凹征。

（五）胸痛

肺和脏层胸膜对痛觉不敏感，炎症等病变累及壁层胸膜时方引起胸痛。胸痛伴高热和呼吸困难，多为肺炎或胸膜炎；肺癌侵及壁层胸膜或肋骨，出现固定部位的持续性隐痛，进行性加剧，乃至刀割样痛；突发性胸痛伴咯血和（或）呼吸困难，应考虑肺血栓栓塞症；剧咳或屏气后出现突发剧痛，有可能为自发性气胸；胸痛还可由非呼吸系统疾病引起，如心脏、纵隔、食管、膈和腹腔疾病均可引起胸痛。

呼吸系统的实验室检查包括血液检查、抗原皮肤试验、痰培养和药物敏感试验以及痰的脱落细胞检查等。理化检查包括影像学检查、肺功能测定、支气管镜和胸腔镜检查、放射性核素扫描及肺活体组织检查等。

三、中医学认识

中医学认为肺具有主气，司呼吸，主治节，参与血液运行、津液输布，维持喉、鼻等气道通畅等功能，而这些功能主要通过肺的宣发和肃降来实现。所以，无论外邪或内伤伤及于肺，均可导致肺之宣降失常，从而引起气道受阻、呼吸不利、气血和津液运行失常等病理改变，同时也会影响到其他脏腑的功能。

肺系疾病主要有咳嗽、哮病、喘证、肺痿、肺痈和肺胀等。多由外感和内伤所致，病机总为肺失宣发肃降，病理性质不外寒热虚实。其常用治法较多，包括宣肺、肃肺、清肺、通腑、泻肺、润肺、化痰、补肺、温肺、养肺、敛肺、止血。除了辨证立法、选用内服药物的内治法外，还有针灸、推拿、敷贴、埋线等其他治法。肺系疾病的内治法以脏腑辨证为基础，注重辨证论治以调节脏腑功能。肺系疾病临床表现多有咳、痰、喘，故应注重止咳、化痰、平喘等对症治疗。中西医结合方法在肺系疾病治疗上有明显的优势。

第二节　急性上呼吸道感染

一、病因病机

（一）中医

中医认为急性上呼吸道感染是由于人体感受触冒六淫邪毒或时行疫毒而致病。六淫邪气中以风邪为主因，风邪为六淫之首，在不同的季节往往与当令之时气相合而伤人。如冬季多属风寒、春季多属风热、夏季多夹暑湿、秋季多兼燥气、梅雨季节多夹湿邪。一般以风寒、风热两者为多，夏令暑湿之邪亦能杂感为病。若四时六气失常，"春时应暖而反寒，夏时应热而反冷，秋时应凉而反热，冬时应寒而反温"，则感而发病。非时之气夹时行邪毒伤人，则更易引起发病，且不限于季节性，病情多重，往往互为传染流行。《诸病源候论·时气病诸候》曰："因岁时不和，温凉失节，人感乖戾之气而生病者，多相染易。"

外邪侵袭后发病与否，个体差异很大，一般与人体御邪能力的强弱有密切关系。若素体虚弱，正气不足，御邪能力减弱，或将息失宜，过度疲劳之后，腠理疏松，卫气不固，则极易为外邪所客，内外相互影响而发病。

外邪入侵的途径多由肺卫而入，其病变部位也常局限于肺卫。《杂病源流犀烛·六淫门·感冒源流》指出："风邪袭入，不论何处感受，必内归于肺。"肺主呼吸，气道为出入升降的通路，喉为其系，开窍于鼻，外合皮毛，司职卫外，性属娇脏，不耐邪侵。若卫阳被遏，营卫失和，邪正相争，可出现恶寒、发热、头痛、身痛等卫表之证。外邪犯肺，则气道受阻，肺气失于宣肃，则见咳嗽、鼻塞、咽痛等肺系之证。而时行感冒，因感受四时不正之气或疫疠之气，感邪较重，起病急骤，传变迅速，卫表症状短暂，较快出现高热、全身酸痛等全身症状。另外，体质较强者，一般仅侵袭于肺卫，多以表证为主，治疗较易，收效较快；若年老体弱者，抗邪能力较差，外邪易由表入里，使症状加重，甚则变生他病。

（二）西医

西医认为急性上呼吸道感染可由病毒和细菌引起。病毒感染引起者占90%以上。引起急性上呼吸道感染的病毒不同种、型达上百种。最常见的为鼻病毒，其他包括流感病毒（甲、乙、丙型）、副流感病毒、呼吸道合胞病毒、腺病毒、埃可病毒、柯萨奇病毒等。成人感染以鼻病毒为主，小儿则以副流感病毒和呼吸道合胞病毒为多。细菌感染可直接感染或继发于病毒感染之后，以溶血性链球菌为多见，其次为流感嗜血杆菌、肺炎链球菌和葡萄球菌等，偶见革兰阴性杆菌。临床主要表现为鼻炎、咽喉炎或扁桃体炎。

急性上呼吸道感染所致的病理改变首先可见黏膜血管收缩，局部缺血，分泌物减少，使人有鼻咽或喉部不适感，继之可发生血管扩张，分泌物增多，黏膜上皮细胞破坏、脱落，少量单核细胞浸润，有浆液性及黏液性炎性渗出。临床可引起上呼吸道局部症状和发热、肌肉酸痛、乏力等全身中毒症状，病毒性上呼吸道感染患者外周血白细胞多为正常或降低，若并发细菌感染，可有白细胞升高，或见有脓性分泌物。

二、临床表现

（一）症状与体征

1. 普通感冒

俗称"伤风"，又称急性鼻炎或上呼吸道卡他，以鼻咽部卡他症状为主要表现。成人多数为鼻病毒引起，次为副流感病毒、呼吸道合胞病毒、埃可病毒、柯萨奇病毒等。起病较急，初期有咽干、咽痒或烧灼感；发病同时或数小时后，可有喷嚏、鼻塞、流清水样鼻涕，2~3天后变稠。可伴咽痛，有时由于耳咽管炎使听力减退，也可出现流泪、味觉退钝、呼吸不畅、声嘶、时有咳嗽等。一般无发热及全身症状，或仅有低热、不适、轻度畏寒和头痛。体查可见鼻腔黏膜充血、水肿、有分泌物，咽部轻度充血。临床分型有：①顿挫型：有上呼吸道症状，在24h内消失，但鼻分泌物并不增加。②轻型：有明显的上呼吸道症状，鼻分泌物明显增加，全身症状轻或无，自然病程2~4天。③中度型：局部症状较轻型更为严重，有一定的全身症状，自然病程1周左右。④重型：有明显的上呼吸道及全身症状，常须休息。

2.病毒性咽炎、喉炎

急性病毒性咽炎的临床特征为咽部发痒和灼热感，疼痛不持久，也不突出。流感病毒和副流感病毒感染时可伴有发热和乏力。体查见咽部明显充血和水肿，可扪及颌下淋巴结肿大且触痛。

急性病毒性喉炎的临床特征为声嘶、讲话困难、咳嗽时咽痛，常有发热、咽痛或咳嗽。体查可见喉部水肿、充血，局部淋巴结明显肿大和触痛。

3.疱疹性咽峡炎

多发于夏季，常见于儿童，偶见于成人，常由柯萨奇病毒A引起。咽痛程度较重，多伴有发热，病程约一周。体征有咽部充血，软腭、悬雍垂、咽及扁桃体表面有灰白色丘疹及浅表性溃疡，周围有红晕，以后形成疱疹。

4.咽结膜热

多发于夏季，多见于游泳时传播，儿童多见。主要由腺病毒、柯萨奇病毒等引起。临床表现有咽痛、畏光、流泪、咽部发痒、发热等症状，病程约4～6天。有咽腔及咽结合膜明显充血等体征。

5.细菌性咽、扁桃体炎

多由溶血性链球菌引起，其次为流感嗜血杆菌、肺炎球菌、葡萄球菌等引起。起病急，明显咽痛、畏寒、发热，体温可达39℃以上。查体可见咽部明显充血，扁桃体肿大、充血，表面有黄色点状渗出物，颌下淋巴结肿大、压痛。

6.流行性感冒

常发生于流行季节，有流行人群接触史。本病的潜伏期一般为数小时至4日，临床上急性起病，全身症状较重，表现为高热、畏寒、头痛、乏力、全身酸痛等症状。体温可达39～40℃，一般持续2～3天后渐退，全身症状逐渐好转，但鼻塞、流涕、干咳等上呼吸道症状变得明显，少数患者可有鼻出血、食欲不振、恶心、便秘或腹泻等轻度胃肠道症状。查体患者呈急性病容，面颊潮红，眼结膜轻度充血和眼球压痛，咽充血，口腔黏膜可有疱疹，肺部听诊有呼吸音增粗，偶闻及胸膜摩擦音。症状消失后，仍感软弱无力，精神较差，体力恢复缓慢。

（二）常见并发症

急性上呼吸道感染并发急性鼻窦炎（鼻塞、脓涕、头痛、畏寒、发热等症状）、中耳炎（发热、耳痛剧烈，听力减退、耳鸣、耳闷、穿孔后耳聋减轻，偶伴眩晕等症状）、气管-支气管炎（咳嗽为主，初为干咳，后出现黏液性痰，发热38℃左右，多于3～5日后降至正常；查体时可闻及干、湿啰音或哮鸣音）、慢性支气管炎急性发作（在1周内出现脓性或黏液性痰，痰量明显增加，或伴有发热等炎症表现，或1周内"咳""痰""喘"任何一症状显著加剧，或重症患者明显加重者）。部分可并发风湿病（主要包括心肌炎、关节炎、舞蹈病、皮下小结和环形红斑，次要表现包括关节痛、发热等）、肾炎（起病时症状轻重不一，除水肿、血尿之外，常有食欲减退、疲乏无力、恶心呕吐、头痛、精神差、心悸气促，甚至发生抽搐，部分患者先驱感染没有控制，则可发热，体温一般在 38℃左右，部分患者有轻中度高血压）、心肌炎（心脏受累的症状可表现为胸闷、心前区隐痛、心悸、气促等）。

流行性感冒引起的肺部并发症有两种类型：①原发性病毒性肺炎：多见于原有心肺疾病患者或孕妇。临床上有高热持续不退、气急、发绀、阵咳、咯血等症状，胸部 X 线表现为双侧肺部呈散在絮状阴影。痰液中可分离到流感病毒，抗菌药物治疗无效，病死率高。②继发性细菌性肺炎：流感起病后 2~3 天病情加重，体温增高并有寒战，全身中毒症状明显，咳嗽加剧，伴有胸痛。体检可见呼吸困难，紫绀，肺部湿啰音，有实变或局灶性肺炎体征。外周血白细胞及中性粒细胞明显增高，痰液中可找到细菌。③病毒与细菌混合性肺炎：起病急，高热不退，病情较重，可呈支气管肺炎或大叶性肺炎，除流感抗体上升外，也可找到病原菌。流感引起的肺外并发症包括 Reye 综合征（与儿童流感时服用阿司匹林有关）、中毒休克综合征、横纹肌溶解等。

三、实验室和其他辅助检查

（一）血常规检查

病毒性感染见外周血白细胞计数正常或偏低，淋巴细胞比例可升高。细菌感染有外周血白细胞计数与中性粒细胞增多和核左移现象。

（二）病毒和病毒抗体的测定

取鼻咽部分泌物或咽拭子，视需要可用免疫荧光法（IFT）、酶联免疫吸附检测法（ELISA）、血清学诊断等方法作病毒分离与鉴定，以判断病毒的类型，区别病毒和细菌感染。快速血清病毒 PCR 检查有助于其早期诊断。

（三）细菌培养

取痰或咽拭子培养以判断致病细菌类型，并做药物敏感试验以指导临床。

四、诊断要点

1.根据病史、流行情况、鼻咽部炎症的症状和体征，结合周围血象和胸部 X 线检查，可做出临床诊断。

2.细菌培养或病毒分离、病毒血清学检查可确定病因诊断。

五、鉴别诊断

（一）急性病毒性支气管炎、肺炎

多由呼吸道合胞病毒、流感病毒、冠状病毒、副流感病毒、鼻病毒、腺病毒等引起。临床特征为咳嗽、无痰或痰呈黏液性，伴有发热和乏力。其他症状常有声嘶、非胸膜性胸骨下疼痛。查体可闻及干性或湿性啰音。胸片可见有局部炎症表现或肺纹理增强。

（二）过敏性鼻炎

起病急骤，常表现为鼻腔黏膜充血出血与分泌物增多，鼻腔发痒、喷嚏频繁，鼻涕呈清水样，无全身症状。多由过敏因素如螨虫、灰尘、动物皮毛、低温等刺激引起。检查可见鼻黏膜苍白、水肿、鼻分泌物涂片可发现嗜酸性粒细胞增多，皮肤针刺过敏试验可明确过敏原。

（三）急性传染病前驱期

由相应的病原体感染所致，如麻疹、脑炎、流脑、伤寒等在患病初期常有上呼吸道炎症症状，但随即出现原发病特有的症状和体征，可做鉴别。在一定的流行季节或在流行区内，应密切观察及行必要的实验室检查以区别。

（四）严重急性呼吸综合征

严重急性呼吸综合征（SARS），又名传染性非典型性肺炎，病原体为 SARS 冠状病毒（SARS-CoV），主要是通过近距离飞沫传播。早期症状是高热（38℃以上），乏力，全身不适，干咳无痰，个别人偶有少量痰并带血丝；多无普通感冒之鼻塞、流涕、流泪、喷嚏、咽痛等症状。胸部 X 线检查可见不同程度的片状、斑片状浸润阴影或呈网状样改变。部分病变发展迅速，严重病例双肺可呈大片实变阴影。外周血白细胞正常或下降，淋巴细胞绝对数减少，部分病例血小板可减少，抗生素治疗无效，冠状病毒抗体测试阳性等可做鉴别。

六、治疗

急性上呼吸道感染是病毒或细菌感染所致，以病毒感染者多见。中医对急性上呼吸道感染的治疗具有一定的优势，治疗上须分寒热、虚实、表里，以辨证治疗为基本原则，分而治之，单纯的病毒感染可用纯中医治疗。如为细菌感染或病毒合并细菌感染病情严重者，可酌情选用相应的抗生素。

（一）辨证治疗

本病以邪在肺卫多见，辨证多属于表实证，但必须根据病情，求其病邪的性质，区别风寒、风热或暑湿等兼夹之证。治疗遵"其在皮者，汗而发之"之义，采取解表达邪的原则，风寒治以辛温发汗，风热治以辛凉清解，暑湿杂感者又当清暑祛湿解表。体虚感邪则应扶正与解表并施，不可专行发散，重伤肺气。

1.外感风寒

（1）证候特点：恶寒重，发热轻，无汗，头痛，肢节酸痛，鼻塞声重，时流清涕，喉痒，咳嗽，咳痰稀薄色白，口不渴或喜热饮，舌苔薄白而润，脉浮或脉紧。

（2）治法：辛温解表。

（3）推荐方剂：荆防败毒散加味。

基本处方：荆芥12g，防风12g，川芎9g，羌活10g，独活10g，柴胡12g，紫苏6g（后下），前胡12g，枳壳10g，茯苓12g，桔梗12g，甘草6g。每日1剂，水煎服。

加减法：表寒重者，加麻黄6g、桂枝12g以加强辛温散寒之力；风寒夹湿者加苍术10g、白芷10g以祛风散寒、祛湿通络。

2.外感风热

（1）证候特点：身热较著，微恶风，汗泄不畅，头涨痛，咳嗽，痰黏或黄，咽燥或咽喉乳蛾红肿疼痛，鼻塞，流黄浊涕，口渴欲饮，舌苔薄白微黄，舌边尖红，脉浮数。

（2）治法：辛凉解表。

（3）推荐方剂：银翘散加减。

基本处方：金银花15g，芦根20g，连翘15g，牛蒡子10g，荆芥10g，淡竹叶10g，甘草6g，薄荷6g（后下），土牛膝15g，岗梅根15g，苍耳子10g，桔梗12g。每日1剂，水煎服。

加减法：头涨痛较重者加桑叶、菊花以清利头目；咳嗽痰多者加浙贝母12g、前胡12g、杏仁12g化痰止咳；咳痰稠黄，加黄芩15g、鱼腥草20g、栝楼皮12g清化痰热；咽喉红肿疼痛灼热配蒲公英20g、射干12g、玄参12g解毒利咽；如风热化燥伤津，或秋令感受温燥之邪，见痰稠难咯，舌红少津等燥象者，可配沙参12g、天花粉15g以清肺润燥。

3.外感暑湿

（1）证候特点：暑天外感，身热，微恶风，汗少，肢体酸重或疼痛，头昏重涨痛，咳嗽痰黏，鼻流浊涕，心烦，口渴，或口中黏腻，渴不多饮，胸闷，呕恶，小便短赤，舌苔薄黄而腻，脉濡数。

（2）治法：清暑化湿解表。

（3）推荐方剂：加味新加香薷饮。

基本处方：香薷 10g（后下），扁豆花 10g，厚朴 12g，金银花、连翘各 15g，青蒿 9g（后下），藿香 12g（后下），滑石 30g，芦根 15g，甘草 6g。每日 1 剂，水煎服。

加减法：若兼暑湿泄泻，可加黄连 9g、薏苡仁 24g 清暑化湿止泻；若胃纳不佳者加布渣叶 10g、谷麦芽各 20g；若兼肺热咳嗽者加浙贝母 12g、桔梗 12g 清热化痰止咳；若头重身痛较甚者加羌活 10g、秦艽 12g 以疏风祛湿止痛。

4. 表寒里热

（1）证候特点：发热，恶寒，无汗口渴，鼻塞声重，咽痛，咳嗽气急，痰黄黏稠，尿赤便秘，舌苔黄白相间，脉浮数。

（2）治法：解表清里，宣肺疏风。

（3）推荐方剂：双解汤。

基本处方：麻黄 10g，防风 10g，荆芥 6g（后下），薄荷 6g（后下），黄芩 12g，梅子 10g，连翘 15g，生石膏 20g。每日 1 剂，水煎服。

加减法：若咳喘重者，加杏仁、桑白皮、枇杷叶止咳平喘；大便秘结不通者，加大黄、芒硝通腑泄热。

5. 气虚感冒

（1）证候特点：素体虚弱，外感之后，恶寒较甚，发热，汗自出，倦怠，短气乏力，咳嗽，咳痰无力，舌淡，苔白，脉浮无力。

（2）治法：益气解表。

（3）推荐方剂：参苏饮加减。

基本处方：人参 6g（另炖），紫苏 10g，前胡 12g，法半夏 10g，茯苓 12g，桔梗 10g，陈皮 6g，枳壳 12g，葛根 20g，大枣 5 枚，生姜 3 片，炙甘草 3g。每日 1 剂，水煎服。

加减法：方中人参通常可采用东北人参或高丽参，若无人参可改用参须 10g 代替。若表虚自汗，可加用黄芪 20g、防风 10g 益气固表；若风寒头痛较甚，可加用羌活 12g、川芎 9g 疏风散寒止痛。

6. 阴虚感冒

（1）证候特点：素体阴虚，感受外邪后，身热，微恶风寒，汗少，头昏，心烦，口干，干咳少痰，舌红少苔，脉细数。

（2）治法：滋阴解表。

（3）推荐方剂：加减葳蕤汤加味。

基本处方：玉竹 12g，葱白 6g，桔梗 12g，桑叶 12g，沙参 12g，杏仁 10g，白薇 6g，淡豆豉 10g，薄荷 6g（后下），大枣 3 枚，炙甘草 15g。每日 1 剂，水煎服。

加减法：表证较重者，可加银柴胡 10g、葛根 20g 以祛风解表；口渴明显，可加麦门冬 10g，玄参 10g 以养阴生津；咽干较甚，咳痰不利者，可加牛蒡子 12g、射干 10g、栝楼皮 15g；若咳嗽胸痛，痰中带血者，可加鲜茅根 15g、侧柏叶 12g、仙鹤草 20g 清热凉血止血。

7. 阳虚感冒

（1）证候特点：素体阳虚，头痛，恶寒，身热，热轻寒重，无汗肢冷，倦怠嗜卧，面色苍白，语声低微，咳痰稀薄，舌淡胖苔白，脉沉无力。

（2）治法：助阳解表。

（3）推荐方剂：再造散加减。

基本处方：黄芪 10g，人参 6g（另炖），桂枝 9g，甘草 3g，熟附子 3g，细辛 5g，羌活 10g，防风 10g，川芎 10g，生姜 3 片。每日 1 剂，水煎服。

加减法：方中人参通常采用吉林参或高丽参，如无人参可改用党参 20g 代替；若兼咳嗽者加杏仁 12g；如感受风寒湿邪而症见肢体酸重、疼痛，可加苍术、薏苡仁、秦艽、独活，散寒祛湿止痛；若为肢体屈伸不利，喜暖畏寒者，可加当归 12g、防己 12g，补益气血，祛风通络。

8. 血虚感冒

（1）证候特点：平素阴血亏虚，感受外邪，身热头痛，微寒无汗，面色不华，唇甲色淡，心悸头晕，舌淡苔白，脉细或浮而无力。

（2）治法：养血解表。

（3）推荐方剂：葱白七味饮加减。

基本处方：葱白连根 9g，葛根 15g，防风 12g，淡豆豉 9g，生姜 3 片，生地黄 10g，麦门冬 10g，川芎 9g，白芍 12g，甘草 6g。每日 1 剂，水煎服。

加减法：恶寒较重加紫苏 10g，荆芥 10g 散寒解表；身热较甚加金银花 15g、连翘 12g、黄芩 15g 清热解毒；胃纳不佳加陈皮 10g 理气健胃。

（二）其他治疗

1. 中成药

（1）板蓝根冲剂：适用于风热感冒。每次 15g，每日 3 次，温开水冲服。预防时行感冒，每日 15g，连服 5 日。

（2）银黄口服液：适用于风热袭表者。每次 10～20mL，每日 3 次。

（3）银翘解毒片：适用于风热感冒。每次 4～8 片，每日 3 次。

（4）正柴胡饮冲剂：适用于风寒感冒。每次 10g，每日 3 次，开水冲服。

（5）抗病毒口服液：适用于风热感冒。每次 10～20mL，每日 3 次。

（6）小柴胡冲剂：适用于外感邪在少阳。每次 1～2 包，每日 3 次。

（7）新癀片：适用于急性扁桃体炎。每次 4 片，每日 3 次。

（8）十味龙胆花颗粒：适用于急性扁桃体炎属风热者。每次 3g，每日 3 次。

（9）莲花清瘟胶囊：适用于治疗流行性感冒属热毒袭肺。每次 4 粒，每日 3 次。

（10）穿琥宁注射液：适用于风热感冒。每次 40～80mg，肌肉注射，每日 3 次；每次 400mg，加入 5% 葡萄糖注射液 250～500mL 中静脉滴注，每日 1～2 次。

（11）双黄连粉针剂：适用于风热感冒者。按每次每千克体重 60mg 稀释后加入 5% 葡萄糖注射液 500mL，静脉滴注，每日 1 次。

（12）清开灵注射液：适用于上呼吸道感染见有发热者。每日 2～4mL，肌肉注射；重症患者静脉滴注，每日 20～40mL，用 10% 葡萄糖注射液 250mL 或生理盐水注射液 250mL 稀释后使用。

（13）莪术油葡萄糖注射液：适用于小儿急性上呼吸道感染。静脉滴注，6 个月以上患儿每天用量 250mL，6 个月以下婴儿 150mL，疗程 3～5 天。

（14）热毒宁注射液：适用于上呼吸道感染（外感风热证）所致的高热、微恶风寒、头身痛、咳嗽、痰黄等症。每次 20mL，以 5% 葡萄糖注射液或 0.9% 生理盐水注射液 250mL 稀释后静脉滴注，每日 1 次。

（15）喜炎平注射液：适用于急性上呼吸道感染，流感，扁桃体炎等。成人每次 50～100mg，肌肉注射，每日 2～3 次或每日 250～500mg，加入 5% 葡萄糖注射液或氯化钠注射液中静脉滴注。

2. 针灸

（1）辨证治疗

①风寒感冒：取穴：列缺、迎香、支正、风门、风池。

手法：列缺沿皮刺 1 寸，针尖向上，平补平泻；风门斜刺 1 寸，针尖对准对侧眼球，平补平泻，并可加灸；风池直刺 2 寸，针用泻法；迎香斜刺 1 寸，针尖对准鼻尖，平补平泻；支正直刺 1 寸，捻转补法。

加减：风寒夹湿者，加阴陵泉、尺泽；兼气滞者，加肝俞、阳陵泉，均用泻法；气虚兼感风寒者，加膏肓、足三里；背身疼痛者，加肺俞、大杼用平补平泻法。

②风热感冒：取穴：尺泽、鱼际、曲池、内庭、大椎、外关。

手法：尺泽、曲池、外关直刺 2 寸，针用泻法；鱼际、内庭、大椎浅刺 1 寸，针用泻法，或用三棱针点刺放血。

加减：咽喉肿痛者，加少商，用三棱针点刺出血；夹暑热者，加中脘、足三里。

③暑湿感冒：取穴：孔最、合谷、中脘、足三里、支沟。

手法：孔最、支沟直刺 2 寸，合谷直刺 1 寸，均用泻法；中脘、足三里直刺 3 寸，均用补法。

加减：高热者，加曲池、外关、大椎；恶心欲呕者，加内关；痰多者，加丰隆。

④气虚感冒：取穴：大椎、肺俞、足三里、气海。

手法：大椎、肺俞艾灸；足三里、气海直刺 2～3 寸，补法，或用温针灸。

加减：夹痰者，加丰隆；恶寒者，加肾俞、关元。

（2）耳针疗法：取肺、气管、内鼻、耳尖、胃、脾、三焦。每次选 2～3 穴，强刺激，留针 10～20min。

（3）腹针疗法：取穴中脘、下脘、上风湿点（双侧）。诸穴位均为浅刺。加减：咽痛者加下脘下（浅刺）；高热不退加气海、关元。留针 30～60min，留针期间采用轻捻转、徐提插的方法，针毕按进针顺序依次出针，起针过程中不提插不捻转。

（4）平衡针疗法：取咽痛穴（第二掌骨梅侧缘的中点）、感冒穴（半握拳，中指与无名指指掌关节之间凹陷）。针刺方法采用一次性 1 寸无菌毫针，平衡穴位局部常规消毒，快速针刺，不过于强调针刺手法，也不强调补泻，只要求通过提捕或滞针手法获得针感即可。

（三）西医治疗

对于病毒所致的急性上呼吸道感染，除流感病毒和腺病毒疫苗国内已在试用外，对于其他的呼吸道病毒感染目前尚无特效抗病毒药物。临床多予对症治疗以减轻症状，缩短病程，防治继发细菌感染等并发症。如系细菌感染则针对病因，予相应的抗生素治疗。

1. 对症治疗

发热患者、年老体弱或病情较重者应卧床休息，多饮水，室内保持空气流通。如有发热、头痛，可选用解热止痛药物口服。咽痛可用消炎喉片含服。对有急性咳嗽、鼻后滴漏和咽干的患者可给予伪麻黄碱治疗，以减轻鼻部充血，亦可滴鼻治疗。

2. 抗菌药物的使用

如有细菌感染，出现外周血白细胞升高、咽部脓苔、咯黄痰等情况，可根据当地的流行病学史和经验用药，可选用适合的抗生素，如青霉素、红霉素、螺旋霉素、氧氟沙星等。单纯的病毒感染可不用抗生素。

3. 抗病毒药物的使用

目前抗病毒药物的疗效尚不确切，其中吗啉胍（ABOB）对流感病毒和其他某些呼吸道病毒有一定疗效。阿糖腺苷对腺病毒感染有一定效果、利福平能选择性抑制病毒 RNA 聚合酶，对流感病毒和腺病毒感染有一定作用。普通感冒一般无须应用抗病毒药物，流行性感冒则应在发病 48h 内应用神经氨酸酶抑制剂，该类药物能抑制流感病毒的复制，降低致病性，减轻流感症状，缩短病程，减少并发症。目前常用药物为奥司他韦（达菲），成人剂量每次 75 mg，每日 2 次，连服 5 天；或扎那米韦，每次 5mg，每日 2 次，连用 5 天。

另外，离子通道 M_2 阻滞剂金刚烷胺和金刚乙胺具有一定的抗流感病毒作用，金刚烷胺成人剂量每日 $100 \sim 200mg$，分 2 次口服，疗程 5 天，但其不良反应较多，如中枢神经系统和胃肠道不良反应，肾功能受损者酌减剂量，有癫痫病史者忌用，并且长期应用易产生耐药。

4. 免疫制剂

干扰素有一定疗效，具有广谱抗病毒作用，能阻止病毒在感染细胞中的繁殖，并能增强巨噬细胞的吞噬功能和自然杀伤细胞的活性，但价格昂贵，限制了其在上呼吸道感染中的应用。近年发现一种人工合成的强有力的干扰素诱导剂——聚肌胞，可诱使肌体产生干扰素，能抑制病毒的繁殖。

第三节　气管 - 支气管炎

气管 - 支气管炎是指该部位的炎症病变，包括急性气管 - 支气管炎和慢性气管 - 支气管炎两种。急性气管 - 支气管炎是气管 - 支气管黏膜的急性炎症病变。它是由病毒、细菌、真菌、支原体、衣原体等致病微生物感染，物理、化学性刺激或过敏反应等对气管、支气管壁黏膜损害所造成的。急性气管 - 支气管炎任何年龄均可发病，冬春两季多见，是一种常见多发性疾病。主要临床表现是咳嗽和咳痰，部分患者可伴气喘，病愈后支气管黏膜结构可完全恢复正常。

慢性支气管炎是指气管、支气管黏膜及其周围组织的慢性非特异性炎症。临床上以咳嗽、咳痰，或伴有喘息及反复发作的慢性过程为特征。

一、病因病机

（一）中医

中医认为咳嗽的病因不外外感与内伤两端。外感为六淫外邪侵袭肺系，内伤为饮食、情志、劳倦因素所致。其中以外感咳嗽为多见。

1. 病因

（1）外感六淫之邪：《河间六书·咳嗽论》说到："寒、暑、燥、湿、风、火六气，皆令人咳。"肺脏外合皮毛，开窍于鼻，上连咽喉，六淫外邪（风、寒、暑、湿、燥、火）由口鼻或皮毛而入，肺为娇脏，不耐邪侵，一旦卫外功能失调或减弱，易致外邪寻机犯肺，致肺气壅遏不宣，清肃失司，肺气上逆而引发咳嗽、咳痰。因四时六气不同，人体感邪亦有不同，风为六淫之首，邪气多随风邪侵袭人体，故外感咳嗽常以风为先导，夹有寒、热、燥、湿等邪，如春冬多风寒，夏多暑湿、风热，秋多风燥。临床上以风寒多见。正如《医学心悟》指出："肺体属金，譬如钟然，钟非叩不鸣。风寒暑湿燥火，六淫之邪，自外击之则鸣。"可谓咳嗽病因病机之大略。

（2）饮食不节：多由饮食不当，伤及脾胃，水津失常，聚而为痰，"脾为生痰之源，肺为贮痰之器"。痰贮于肺，遇邪引动，随肺气上逆，发为咳嗽，咳痰。

（3）七情内伤：肺志为悲，情志失调，尤为过悲，则耗伤肺气，此乃"悲哀太甚则伤肺"。肺气更伤，易致外邪侵袭而发病。劳则耗气伤阴，肺主气，司呼吸，内朝百脉，外合皮毛，主宣发肃降，通调水道，劳倦过度，宣肃失调，百脉失理，气机不畅，阴精不足，皮毛不固，遇邪外犯，内外合邪，肺气上逆，发为咳嗽，咳痰。

（4）体虚劳倦：素体本虚，或劳作太过，或久咳不愈，以致肺肾两虚。肺气亏虚，气不化津，痰浊内生；阴虚火盛，热蒸液聚为痰；肾虚于下，摄纳无权，肺气上逆，发为咳嗽咳痰。

2. 病机

六淫之邪侵袭，饮食不节、情志失调、劳倦过度等致脏腑功能失调，病及于肺，致肺之宣降失常，肺卫失固，外邪易犯，内外合邪而发病。本病病位首先在肺，继则影响脾肾，后期病及于心。病理性质有虚实两方面，有邪者为实，因邪壅于肺，宣降失司，无邪者属虚，因肺不主气，肾失摄纳。

（二）西医

西医认为气管、支气管能够清除吸入的尘埃及细菌，吸气时混入的杂物，一部分由淋巴细胞带走，一部分被白细胞吞噬，还有一部分被气管、支气管内的纤毛上皮细胞纤毛运动逐渐推送到咽喉而咳出。因此正常状态下，喉以下的气管内无细菌存在，如果清除能力下降，细菌可侵入支气管导致炎症的发生。受凉和过度疲劳可削弱上呼吸道的生理性防御功能，使感染有发展的机会，所以气管-支气管炎发病多见于寒冷季节，其发病病因有如下三方面：

1. 感染

气管-支气管炎最常见的病因是感染，包括病毒感染、细菌感染、支原体、衣原体、真菌。其中病毒感染最常见，如鼻病毒、副流感病毒、呼吸道合胞病毒、腺病毒等，先引起上呼吸道炎症，如感冒、咽炎、流感，向下蔓延引起喉、气管、支气管炎。细菌感染常在病毒感染基础上发生，最常见的有肺炎链球菌、流感嗜血杆菌、金黄色葡萄球菌和卡他莫拉菌等。鼻旁窦炎或扁桃体感染后的分泌物吸入后也可引起本病。支原体、衣原体、真菌亦可入呼吸道而致本病的发生。

2. 理化因素的刺激

如过冷空气、粉尘、二氧化硫、氯等刺激气体都易引起发病。寒冷空气刺激呼吸道，除减弱上呼吸道黏膜现有防御功能外，还能通过反射引起支气管平滑肌收缩，黏膜血液循环障碍和分泌物排出困难等，导致继发感染。现今公认吸烟为慢性支气管炎最主要的发病因素，吸烟能使支气管上皮纤毛变短，不规则，纤毛运动发生障碍，降低局部抵抗力，削弱肺泡吞噬细胞功能，为细菌的入侵提供了有利条件，促使本病的发生。

3.过敏因素

许多抗原性物质，如尘埃、尘螨、细菌、真菌、寄生虫、花粉以及化学气体等，都可成为过敏因素而致病。

呼吸道局部防御及免疫功能减低：应用糖皮质激素，或疾病导致免疫球蛋白下降，可引起气管 - 支气管炎黏膜组织退行性变，呼吸道防御功能退化，单核吞噬细胞系统功能衰退等导致患病率较高。

急性感染所致的气管 - 支气管炎，早期为黏膜充血、肿胀，继而浅层纤毛上皮细胞坏死脱落，黏膜下层有淋巴细胞、中性粒细胞浸润等变化：黏膜开始是干的，其后开始分泌浆液性、黏液性和脓性渗出物。如系病变浅在卡他性支气管炎，则炎症痊愈后，支气管黏膜形态可完全恢复正常。较严重的病例，支气管各层均受损害，发展成支气管周围炎或所谓"全支气管炎"，黏膜病变不能恢复。如长期吸烟损害呼吸道黏膜，加上微生物的反复感染，可发生慢性支气管炎。

二、临床表现

（一）症状

1.上呼吸道症状

部分急性支气管炎患者可先有上感症状，如鼻塞、喷嚏、咽痛、声嘶等。

2.咳嗽

咳嗽是急性支气管炎的主要症状，开始为轻度刺激性干咳，少量黏液状痰，1~2天后痰量增加。早晨或晚间改变体位，体力活动后，或吸入冷空气时可出现阵发性咳嗽，严重者可终日咳嗽。有时可伴发支气管痉挛而有气急。咳嗽常持续数周。慢性支气管炎患者咳嗽严重程度视病情而定，初起日间咳嗽为主，病情进一步加重则日夜均咳，后期则夜间咳嗽为主。

3.咳痰

急性支气管炎或慢性支气管炎急性发作伴有细菌感染时，则为黏液脓性痰，咳嗽和痰量亦随之增加。

4.喘息或气促

部分患者有支气管痉挛而出现喘息，常伴有哮鸣音。慢性支气管炎反复发作数年，并发肺气肿时，可伴有不同程度的气促，并逐渐加重，活动后明显。

在发病过程中，常有反复呼吸道感染史，冬季发病多，随疾病进展，急性加重变得频繁，慢性支气管炎后期导致阻塞性肺气肿时可发生低氧血症和（或）高碳酸血症，并可发生肺源性心脏病。

（二）体征

急性气管 - 支气管炎咳嗽剧烈时，可见呼吸加速或发绀，颈静脉怒张。胸廓两侧一般对称，呼吸运动可稍减弱。触诊时，胸部可扪到震动感（伴随干性啰音），于痰咯出后消失。叩诊无浊音。主要体征在听诊方面：①呼吸音稍减低，性质不变；②啰音，在早期只有大支气管炎症时仅可发现低音调的干性啰音；痰多而较稀时可出现湿性啰音，本病啰音有以下特点：多种多样音调不同的干性、湿性啰音可同时存在；干性啰音分布满肺野；湿性啰音于肺底部较多；啰音出现的部位和时间都不恒定，于咯出痰后可减少或消失，伴有支气管痉挛时，可听到哮鸣音。

早期慢性气管 - 支气管炎体征可不明显，听诊可闻两肺呼吸音变粗，两肺底或肺野可有湿性啰音及（或）干性啰音、痰鸣音。若并发阻塞性肺气肿时胸部听诊可有呼气延长，胸廓过度膨隆，前后径增加。

（三）慢性气管－支气管炎临床分期

1. 急性发作期

在一周内出现脓性或黏液脓性痰，痰量明显增加，或伴有发热等炎症表现，或咳、痰、喘等症状任何一项明显加剧。

2. 慢性迁延期

咳嗽、咳痰、气短呈慢性迁延状态持续一个月以上。

3. 临床缓解期

经治疗或临床缓解，如咳嗽每日少于 30 声，痰量少于 20mL 保持两个月以上者，即转为缓解期。

（四）常见并发症

急性气管 - 支气管炎常见并发症主要有肺炎、支气管扩张。慢性支气管炎常见并发症有慢性阻塞性肺疾病、自发性气胸等。

三、实验室和其他辅助检查

（一）血常规检查

病毒性急性气管 - 支气管炎患者的外周血白细胞总数不增高，淋巴细胞百分比轻度上升。并发细菌感染后可见细胞总数和中性粒细胞轻度升高，血沉稍有增快。慢性支气管炎急性发作期或并发肺部感染时，可见血白细胞计数及中性粒细胞升高，喘息型者嗜酸性粒细胞可增高。

（二）痰涂片或培养

细菌感染时痰涂片检查主要为中性粒细胞，可发现致病微生物。喘息型慢性支气管炎者常见较多的嗜酸性粒细胞；痰培养检查常见病原菌为肺炎链球菌、流感嗜血杆菌、卡他莫拉菌、奈瑟球菌等。

（三）动脉血气分析

慢性支气管炎早期血气分析基本正常。严重病例可有轻至中度低氧血症，喘息型因气道阻塞严重可出现二氧化碳潴留而同时见高碳酸血症。

（四）X 线检查

急慢性气管 - 支气管炎均可显示肺纹理增多。慢性支气管炎若并发肺气肿时 X 线两肺野的透亮度增加，有时可见局限性透亮度增高，表现为局限性肺气肿或肺大泡。

四、诊断要点

急性支气管炎诊断要点：据急性起病的病史，早期有上呼吸道感染的症状和临床表现：咳嗽，咳痰，发热或不发热，可有胸骨后灼痛，或喘息，查体双肺可闻及干性或湿性啰音，可诊断急性支气管炎。

慢性支气管炎诊断要点：

1. 40 岁以上中老年人。有慢性咳嗽史两年以上，每年发作 3 个月以上。

2. 咳嗽，咳痰，或喘息，气短等主症。

3. 除外肺炎、支气管扩张、哮喘、肺癌等导致的咳嗽、气促。

五、鉴别诊断

急性气管 - 支气管炎诊断通常并不困难，但应将气管 - 支气管炎和呼吸道的其他疾病区别开来，以利治疗。

（一）急性上呼吸道感染

以鼻咽部症状为主，见发热、咽痛、鼻塞、流涕、干咳。体征可见咽红充血，或扁桃体肿大，肺部无异常体征。

（二）流行性感冒

发热、全身症状较重。头痛、全身酸痛明显，白细胞总数常减少，还可依据流行情况，病毒分离和补体结合试验等鉴别。

（三）肺炎

主要表现有发热、恶寒或寒战、咳嗽、咯痰、胸痛、气促，以及不同程度毒血症状，查体听诊可闻及支气管性呼吸音和湿啰音或胸膜摩擦音，患侧胸部叩诊呈浊音，语颤增强。肺部 X 线检查可见浸润性片状、斑点状阴影。痰、咽拭子培养有助于获得致病微生物，支原体肺炎时冷凝剂试验阳性等。

（四）支气管肺癌

患者年龄较大，常有吸烟史，中毒症状不明显，有刺激性咳嗽、咯血等症状，明显消瘦，查体可发现颈部淋巴结肿大，因其尚不侵犯管腔以外的肺组织，一时未能被普通 X 线检查所发现，由于气道部分受堵，可诱致轻度炎症和相应的症状，咳嗽或排痰。纤维支气管镜、支气管薄层 CT、脱落细胞检查等可做出诊断。

（五）咳嗽变异性哮喘

无明显喘息，可表现为顽固性咳嗽或阵发性胸闷，常呈季节性。此时支气管痉挛尚不明显，一般临床物理检查尚难听到哮鸣音。这样的病例倘若在一段时间内给予抗变态反应和稳定肥大细胞的治疗或可收效。行支气管激发试验或运动试验，支气管舒张试验可呈阳性，此外试验性治疗也有助于本病的诊断。

（六）支气管扩张症

有咳嗽、咳痰反复发作的特点，常反复咯血，并发感染时有大量脓痰。X 线检查常见下肺野纹理粗乱或呈卷发状。

（七）肺间质纤维化

特发性肺间质纤维化是一种原因不明的、进行性的、以两肺间质纤维化伴蜂窝状改变为特征的疾病。通常隐匿性起病，主要症状是干咳和劳力性气促。常伴食欲减退、消瘦、乏力等。体检可发现呼吸浅快，仔细听诊在胸部下后侧可闻爆裂音。20%～50% 可逐渐发生杵状指。

（八）肺结核

有潮热、盗汗、乏力、咯血及消瘦等症状，痰结核菌及胸部 X 线检查，可明确诊断，儿童应与百日咳、急性扁桃体炎等相鉴别。

六、治疗

咳嗽一证根据肺脏受邪的不同施以不同的治疗法则：如六淫外感者，当祛邪利肺；饮食内伤者多是外感为病的兼夹证候，总以脾胃受损、痰湿内盛为特征，在宣肺止咳的同时要健脾化痰。外邪所致者，大忌敛肺止咳，或病起即予补涩，使邪气留恋；另一方面要注意宣肺不可太过，以免损伤正气。

（一）辨证治疗

咳嗽的辨证，首先，分清外感与内伤，一般来说，外感咳嗽多是新病，每于受凉之后突然发生，伴有鼻塞、流涕、喷嚏、咽痒、全身酸楚、恶寒、发热等症（其他外邪为患，亦当有其相应症状）；内伤咳嗽多是宿疾，起病缓慢，往往有较长的咳嗽病史，有其他脏腑见症。如疲乏无力，胸满胁痛，食少便溏等。但外感日久，渐至内伤。内伤咳嗽，易致外感，一些慢性咳嗽患者常常是内伤、外感并存，临证时应注意辨别。其次，是辨别咳嗽的声音及发作时间，一般咳嗽声高气扬者属实；咳声低弱者属虚咳嗽时作，发于白昼，鼻塞声重者之为外感咳嗽；晨起咳嗽阵发加剧，咳嗽连声重浊，多为痰浊咳嗽；夜卧咳嗽较剧，持续难已，短气乏力者，多为气虚或阳虚咳嗽。最后，须辨别痰的颜色、性质及量，痰少或干咳无痰者多属燥热、阴虚；痰多者，常属痰湿、痰热、虚寒；痰白而稀薄者，属风寒或虚寒，痰白而稠厚者属湿；痰黄而黏者属热；痰中带血多属热伤肺络或阴虚肺热之证。

1. 外感咳嗽

（1）风寒袭肺

①证候特点：咳嗽声重，气急咽痒，咳痰稀白，鼻塞流涕，恶寒发热，无汗、头痛，肢体酸楚，舌苔薄白，脉浮或浮紧。

②治法：疏风散寒，宣肺止咳。

③推荐方剂：三拗汤合止嗽散加减。

基本处方：麻黄10g，杏仁12g，甘草6g，紫菀15g，款冬花12g，荆芥10g，桔梗10g，白前12g，陈皮6g，百部15g。每日1剂，水煎服。

加减法：若咳嗽较甚者加矮地茶10g、金沸草15g祛痰止咳；咽痒甚者，加牛蒡子12g、蝉蜕9g祛风止痒；鼻塞声重加辛夷9g、苍耳子6g宣通鼻窍；若夹痰湿，咳而痰黏，胸闷，苔腻者，加法半夏12g、厚朴12g、茯苓15g燥湿化痰；表寒未解，时有郁热，热为寒遏，咳嗽音哑，气急似喘，痰黏稠，口渴心烦，或有身热者加生石膏30g、桑白皮15g、黄芩15g解表清里。

（2）风热犯肺

①证候特点：咳嗽频剧，气粗或咳声沙哑，喉燥咽痛，咳痰不爽，痰黏稠或稠黄，咳

时汗出，常伴鼻流黄涕，口渴，头痛，肢体酸楚，恶风，身热等表证，舌苔薄黄，脉浮数或浮滑。

②治法：疏风清热，宣肺止咳。

③推荐方剂：桑菊饮加减。

基本处方：桑叶 15g，菊花 15g，薄荷 6g（后下），杏仁 12g，桔梗 10g，甘草 6g，连翘 15g，芦根 20g。每日 1 剂，水煎服。

加减法：咳嗽甚者，加前胡 12g、枇杷叶 15g、浙贝母 15g 清宣肺气，化痰止咳；肺热内盛加黄芩 15g、知母 12g 清肺泄热；咽痛、声哑，加射干 12g、山豆根 9g 清热利咽；若风热伤络，见鼻衄或痰中带血丝者，加白茅根 30g、生地黄 20g 凉血止血；夏令夹暑加六一散 20g、鲜荷叶 15g 清解暑热。

（3）风燥伤肺

①证候特点：喉痒干咳，连声作咳，咽喉干痛，唇鼻干燥，无痰或痰少而黏连成丝，不易咯出，或痰中带有血丝，口干，初起或伴鼻塞、头痛、微寒、身热等表证，舌质红干而少津，苔薄白或薄黄，脉浮数。

②治法：疏风清肺，润燥止咳。

③推荐方剂：润燥清肺汤。

基本处方：桑叶 15g，淡豆豉 12g，桔梗 12g，鱼腥草 30g，杏仁 12g，浙贝母 15g，南沙参 15g，梨皮 15g，栀子 12g。每日 1 剂，水煎服。

加减法：若津伤较甚者加麦门冬 15g、玉竹 15g 滋养肺阴；热重者酌加生石膏 30g、知母 12g 清肺泄热；痰中夹血加生地黄 20g、白茅根 30g 清热凉血止血；咳甚咽痒，加前胡 12g、蝉蜕 9g、桔梗 10g、甘草 5g 以宣肺利咽。若干咳不愈，舌红少津，形体消瘦，可用清燥救肺汤加减。

（4）凉燥伤肺

①证候特点：干咳少痰或无痰，咽痒，咽干鼻燥，兼有恶寒发热，头痛无汗，舌苔薄白而干，脉浮数。

②治法：温润清肺，止咳化痰。

③推荐方剂：杏苏散加减。

基本处方：紫苏 12g，杏仁 12g，前胡 12g，紫菀 15g，款冬花 15g，百部 15g，甘草 6g。每日 1 剂，水煎服。

加减法：若恶寒甚、无汗，可配荆芥 12g、防风 12g 以解表发汗。

2. 内伤咳嗽

（1）痰湿阻肺

①证候特点：咳嗽痰多，痰白质稀或黏稠，胸闷气急，肢体困重，纳呆腹胀，大便常

稀溏。舌质淡，舌苔白腻，脉濡滑。

②治法：健脾燥湿，宣肺化痰。

③推荐方剂：三子养亲汤合二陈汤加减。

基本处方：苏子12g，白芥子12g，莱菔子15g，法半夏12g，茯苓15g，陈皮6g，甘草6g，苍术12g，厚朴12g，栝楼皮12g。每日1～2剂，水煎服。

加减法：寒痰重，痰白如沫，怕冷加干姜10g、细辛6g；久病脾虚，神倦加党参15g、白术15g以益气健脾。若咳而痰多稠厚，胸闷，脘痞，加枳壳12g、藿香12g以加强燥湿化痰作用，病情平稳后可服用六君子汤以兹调理。

（2）痰热郁肺

①证候特点：咳嗽气息粗促，或喉中有痰声，痰多质黏厚或稠黄，咯吐不爽，或有热腥味，或吐血痰，胸胁胀满，咳时引痛，面赤，或有身热，口干而黏，欲饮水，舌质红，舌苔薄黄腻，脉滑数。

②治法：清热肃肺，化痰止咳。

③推荐方剂：清金化痰汤加减。

基本处方：黄芩15g，栀子12g，知母12g，桑白皮15g，茯苓15g，浙贝母15g，栝楼15g，桔梗15g，陈皮3g，甘草6g，麦门冬15g。每日1～2剂，水煎服。

加减法：若痰热郁蒸，痰黄如脓或有热腥味，加鱼腥草30g、金荞麦根15g、浙贝母15g、冬瓜仁30g等清化痰热；胸满咳逆，痰涌，便秘，配葶苈子20g、大黄9g泻肺通腑以逐痰；痰热伤津，口干，舌红少津配沙参15g、天门冬15g、天花粉24g养阴生津。

（3）肝火犯肺

①证候特点：上气咳逆阵作，咳时面赤，咽干口苦，常感痰滞咽喉而咯之难出，量少质黏，或如絮条，胸胁胀痛，咳嗽时引痛。症状可随情绪波动而增减。舌红或舌边红，舌苔薄黄少津，脉弦数。

②治法：清肝泻肺，化痰止咳。

③推荐方剂：黛蛤散合黄芩泻白散加减。

基本处方：青黛6g，海蛤壳15g，黄芩15g，桑白皮15g，地骨皮15g，粳米15g，甘草6g。每日1～2剂，水煎服。

加减法：火旺者加栀子12g，牡丹皮12g清肝泻火；胸闷气逆，加葶苈子20g、栝楼15g利气降逆；胸痛配郁金15g、丝瓜络12g理气和络；痰黏难咯加海浮石15g、浙贝母15g、冬瓜仁30g清热豁痰；火郁伤津，咽燥口干，咳嗽日久不减酌加沙参15g、百合15g、麦门冬15g、诃子10g养阴生津敛肺。

（4）肺阴亏耗

①证候特点：素体阴虚，新感咳嗽，干咳，咳声短促，或痰中带血丝，低热，午后颧

红，盗汗，口干，舌质红，少苔，脉细数。

②治法：滋阴润肺，化痰止咳。

③推荐方剂：沙参麦冬汤加减。

基本处方：沙参 15g，麦门冬 15g，玉竹 15g，天花粉 30g，生扁豆 30g，桑叶 15g，甘草 6g。每日 1～2 剂，水煎服。

加减法：若久热久咳，是肺中燥热较甚，又当加地骨皮 15g 以泻肺清热。咳剧加川贝母 6g、甜杏仁 12g、百部 15g 润肺止咳；若肺气不敛，咳而气促，加五味子 6g、诃子 10g 以敛肺气；低热，酌加功劳叶 15g、银柴胡 15g、青蒿 9g、地骨皮 15g 以清虚热；盗汗，加糯稻根 15g、浮小麦 15g 以敛汗；咯吐黄痰，加海蛤粉 15g、知母 12g、黄芩 15g 清热化痰；痰中带血，加牡丹皮 12g、栀子 12g、藕节 15g 清热凉血止血。

（5）肺气亏虚

①证候特点：平素体虚易感，动则汗出，新近咳嗽，咳嗽声低无力，气短痰多清稀，神疲，舌质淡，苔薄白，脉弱。

②治法：补益肺气，化痰止咳。

③推荐方剂：补肺汤。

基本处方：人参 15g，黄芪 30g，熟地黄 20g，五味子 6g，桑白皮 15g，紫菀 15g。每日 1～2 剂，水煎服。

加减法：若中焦阳虚，气不化水，湿盛成饮而见咳嗽反复发作，痰涎清稀者，治宜温阳化饮，药用苓桂术甘汤加味。若肺阴虚盛，加沙参 15g、玉竹 15g、百合 15g；若寒痰内盛，加款冬花 15g、法半夏 15g、茯苓 15g、橘红 9g 以温肺化痰。

（二）其他治疗

1. 中成药

（1）复方鲜竹沥口服液，功能：清热、化痰、止咳。用于痰热咳嗽。每次 20mL，每日 2～3 次。

（2）化州橘红颗粒，功能：理气祛痰，润肺止咳。适用于痰多咳嗽气喘的患者。每次 10～20g，每日 3 次。

（3）猴枣散，功能：消除呼吸道痰浊壅塞及活血化瘀功效。适用于痰浊壅塞所致痰热蕴肺，喘促昏仆，壮热神昏，喘咳痰盛，四肢抽搐的患者，每次 1 支，每日 3 次。

（4）蛇胆川贝口服液，功能：祛风镇咳、除痰散结。用于风热咳嗽、痰多色黄等症，对于风寒引起的咳嗽、痰白清稀者慎用。每次 1～2 支，每日 2 次。

（5）痰热清注射液，功能：清热、解毒、祛痰抑菌。用于风湿肺热病属痰热阻肺症。静脉注射，每次 20～40mL 加入 5%～10% 葡萄糖注射液，每日 1 次。

2. 针灸

（1）体针

①风寒型：针刺列缺、合谷、肺俞、外关、风池、上星、昆仑、温溜以疏风散寒，宣肺化痰。

操作方法：毫针浅刺，每日 1 次。10 次为 1 疗程。

②风热型：针刺尺泽、肺俞、曲池（双）、大椎、合谷、陷谷、复溜（双），或少商点刺放血以疏风清热，肃肺化痰。

操作方法：毫针疾刺，用泻法，留针时间宜短，并可放血。每日 1 次，10 次为 1 疗程。

③燥热型：针刺风门、肺俞、太渊、复溜、尺泽、曲池以清肺，润燥，止咳。

操作方法：进针得气后，用泻法，留针宜短。复溜用补法。每日 1 次，10 次为 1 疗程。

④慢性支气管炎患者取肺俞、定喘、膻中，中等度刺激，用平补平泻法，留针 30min，每日 1 次。表寒里热者，加尺泽、合谷、大椎；痰热壅肺者，加尺泽、合谷、丰隆；痰湿阻肺者，加中脘、丰隆、脾俞、足三里；虚喘者，加膏肓、足三里、脾俞、肾俞、关元、气海。

（2）耳针：急性支气管炎患者取平喘、肺、气管、肾上腺、神门、皮质下等穴。每次取 2~3 穴，留针 15~20min，每日或隔日 1 次，也可埋针。

慢性支气管炎患者取屏尖、平喘、脑、下脚端、屏间等穴，以毫针直刺，中等度刺激，留针 20min，每日 1 次，适用于本病各辨证分型。

（3）梅花针，部位：后颈、胸背、腰部、气管两侧。

适应证：急性支气管炎或小儿患者。

操作方法：用梅花针中等度刺激，重点刺颈椎 5~7 两侧、气管两侧，每日 1~2 次。

（4）电针：取肺俞、定喘、膻中、天突、足三里、丰隆，选用疏密波，电针 30min，每日或隔日 1 次，10 次为 1 疗程，每个疗程间隔 1 周。

第四节　慢性阻塞性肺疾病

慢性阻塞性肺疾病（COPD）是一种具有气流受限特征的可以预防和治疗的疾病，气流受限不完全可逆、呈进行性发展，与肺部对香烟烟雾等有害气体或有害颗粒的异常炎症反应有关。COPD 主要累及肺脏，但也可引起全身（或称肺外）的不良效应。

根据 COPD 的主要临床表现特点，应当归属于咳嗽、喘证、肺胀范畴。COPD 的形成是一个反复迁延的过程，因此，COPD 的咳嗽当属内伤咳嗽范畴，当疾病急性加重时，应属内伤基础上的外感咳嗽。当病情逐渐发展，肺功能进一步损伤，患者出现气促、喘息时，诊断为喘证。疾病进一步发展，病理表现有肺气肿出现，或临床有肺心病表现时，当属中医肺胀范畴。

一、病因病理

慢性阻塞性肺疾病的形成与吸烟、环境污染、感染及肌体遗传因素等有关。肺主气，司呼吸，又主皮毛，宣行卫阳之气，以清肃下降为顺，壅塞为逆。如各种原因使肺气宣降失常，即可出现咳嗽、咳痰、气急、胸闷、喘息等症。肺朝百脉，气为血帅，气行血行。若久咳肺气虚弱，则无力辅心运血，致心脉瘀阻、呼吸不畅、肺气壅塞，形成痰瘀阻肺、气道壅塞所致的肺气肿。肺气虚是慢性阻塞性肺疾病发生和发展的内在条件，吸烟、六淫外邪是导致慢性阻塞性肺疾病发生和发展的主要外因，痰瘀内阻贯穿慢性阻塞性肺疾病病程始终。痰瘀阻肺、气机不利是慢性阻塞性肺疾病的基本病机。本病虽然表现一派肺系症状，但本质与脾、肾关系颇为密切，尤其以肾阳不足为关键。先天禀赋不足或后天失养，而致脾肾亏虚，肺气根于肾，肾虚失于摄纳，动则气促；脾土为肺金之母，脾土虚弱，不能生肺金，则卫气不足，肺卫不密，易感外邪，脾虚损肺，肺虚失于宣肃，肺气上逆而久咳不愈，甚至咳而兼喘。"久病必瘀"，病久经脉瘀阻，痰浊瘀血互结，导致疾病缠绵难愈，反复发作。综上所述，慢性阻塞性肺疾病的根本在于本虚标实，本虚涉及五脏六腑，而集中体现在肺、脾、肾三脏虚损；标实多为痰瘀、六淫外邪等。

二、诊断

（一）临床表现

1.病史 COPD 患病过程应有以下特征。

（1）吸烟史：多有长期较大量吸烟史。

（2）职业性或环境有害物质接触史：如较长期粉尘、烟雾、有害颗粒或有害气体接触史。

（3）家族史：COPD 有家族聚集倾向。

（4）发病年龄及好发季节：多于中年以后发病，症状好发于秋冬寒冷季节，常有反复呼吸道感染及急性加重史。随病情进展，急性加重愈渐频繁。

（5）慢性肺源性心脏病史：COPD 后期出现低氧血症和（或）高碳酸血症，可并发慢性肺源性心脏病和右心衰竭。

2.症状

（1）慢性咳嗽：通常为首发症状。初起咳嗽呈间歇性，早晨较重，以后早晚或整日均有咳嗽，但夜间咳嗽并不显著。少数病例咳嗽不伴咳痰。也有部分病例虽有明显气流受限但无咳嗽症状。

（2）咳痰：咳嗽后通常咳少量黏液性痰，部分患者在清晨较多；合并感染时痰量增多，常有脓性痰。

（3）气短或呼吸困难：这是 COPD 的标志性症状，是使患者焦虑不安的主要原因，早期仅于劳力时出现，后逐渐加重，以致日常活动甚至休息时也感气短。

（4）喘息和胸闷：不是 COPD 的特异性症状。部分患者特别是重度患者有喘息；胸部紧闷感通常于劳力后发生，与呼吸费力、肋间肌等容性收缩有关。

（5）全身性症状：在疾病的临床过程中，特别在较重患者，可能会发生全身性症状，如体重下降、食欲减退、外周肌肉萎缩和功能障碍、精神抑郁和（或）焦虑等。合并感染时可咳血痰或咯血。

3. 体征

COPD 早期体征可不明显。随疾病进展，常有以下体征。

（1）视诊及触诊：胸廓形态异常，包括胸部过度膨胀、前后径增大、剑突下胸骨下角（腹上角）增宽及腹部膨凸等；常见呼吸变浅，频率增快，辅助呼吸肌如斜角肌及胸锁乳突肌参加呼吸运动，重症可见胸腹矛盾运动；患者不时采用缩唇呼吸以增加呼出气量；呼吸困难加重时常采取前倾坐位；低氧血症者可出现黏膜及皮肤发绀，伴右心衰竭者可见下肢水肿、肝脏增大。

（2）叩诊：由于肺过度充气使心浊音界缩小，肺肝界降低，肺叩诊可呈过度清音。

（3）听诊：两肺呼吸音可减低，呼气相延长，平静呼吸时可闻干性啰音，两肺底或其他肺野可闻湿啰音；心音遥远，剑突部心音较清晰响亮。

（二）实验室检查

低氧血症，即 $PaO_2 < 55mmHg$ 时，血红蛋白及红细胞可增高，血细胞比容 > 55% 可诊断为红细胞增多症。并发感染时痰涂片可见大量中性粒细胞，超敏 C 反应蛋白（CRP）增高，痰培养可检出各种病原菌，常见者为肺炎链球菌、流感嗜血杆菌、卡他摩拉菌、肺炎克雷伯杆菌。

（三）特殊检查

1. 肺功能检查

肺功能检查是判断气流受限的客观指标，其重复性好，对 COPD 的诊断、严重程度评价、疾病进展、预后及治疗反应等均有重要意义。气流受限是以 FEM 和 FEV_1/FVC 降低来确定的。FEV_1/FVC 是 COPD 的一项敏感指标，可检出轻度气流受限。FEV_1 占预计值的百分比是中、重度气流受限的良好指标，它变异性小，易于操作，应作为 COPD 肺功能检查的基本项目。吸入支气管舒张剂后 $FEV_1/FVC\% < 70\%$ 者，可确定为不能完全可逆的气

流受限。呼气峰流速（PEF）及最大呼气流量 - 容积曲线（MEFV）也可作为气流受限的参考指标，但COPD时PEF与FE的相关性不够强，PEF有可能低估气流阻塞的程度。气流受限可导致肺过度充气，使肺总量（TLC）、功能残气量（FRC）和残气容积（RV）增高，肺活量（VC）减低。TLC增加不及RV增加的程度大，故RV/TLC增高。肺泡隔破坏及肺毛细血管床丧失可使弥散功能受损，一氧化碳弥散量（DLCO）降低，DLCO与肺泡通气量（VA）之比（DLCO/VA）比单纯DLCO更敏感。深吸气量（IC）是潮气量与补吸气量之和，IC/TLC是反映肺过度膨胀的指标，它在反映COPD呼吸困难程度甚至反映COPD生存率上具有意义。作为辅助检查，不论是用支气管舒张剂还是口服糖皮质激素进行支气管舒张试验，都不能预测疾病的进展。用药后FEV_1改善较少，也不能可靠预测患者对治疗的反应。患者在不同的时间进行支气管舒张试验，其结果也可能不同。但在某些患者（如儿童时期有不典型哮喘史、夜间咳嗽、喘息表现），则有一定意义。

2. 胸部 X 线检查

X线检查对确定肺部并发症及与其他疾病（如肺间质纤维化、肺结核等）鉴别有重要意义。COPD早期X线胸片可无明显变化，以后出现肺纹理增多、紊乱等非特征性改变；主要X线征为肺过度充气：肺容积增大，胸腔前后径增长，肋骨走向变平，肺野透亮度增高，横膈位置低平，心脏悬垂狭长，肺门血管纹理呈残根状，肺野外周血管纹理纤细稀少等，有时可见肺大泡形成。并发肺动脉高压和肺源性心脏病时，除右心增大的X线征外，还可有肺动脉圆锥膨隆，肺门血管影扩大及右下肺动脉增宽等。

3. 胸部 CT 检查

CT检查一般不作为常规检查。但是，在鉴别诊断时CT检查有益，高分辨率CT（HRCT）对辨别小叶中心型或全小叶型肺气肿及确定肺大泡的大小和数量，有很高的敏感性和特异性，对预计肺大泡切除或外科减容手术等的效果有一定价值。

4. 血气检查

当$FEV_1 < 40\%$预计值时或具有呼吸衰竭或右心衰竭的COPD患者均应做血气检查。血气异常首先表现为轻、中度低氧血症。随疾病进展，低氧血症逐渐加重，并出现高碳酸血症。呼吸衰竭的血气诊断标准为静息状态下海平面吸空气时动脉血氧分压（$PaCO_2$）< 60mmHg伴或不伴动脉血二氧化碳分压（$PaCO_2$）增高> 50mmHg。

三、鉴别诊断

（一）支气管哮喘

早年发病（通常在儿童期），以发作性喘息为特征，发作时两肺可闻及哮鸣音，每日症状变化快，夜间和清晨症状明显，也可有过敏性鼻炎和（或）湿疹史，哮喘家族史，气流受限大多可逆，症状经治疗后可缓解或自行缓解。某些患者可能存在慢性支气管炎合并支气管哮喘，在这种情况下，表现为气流受限不完全可逆，从而使两种疾病难以区分。

（二）充血性心力衰竭

听诊肺基底部可闻细啰音；胸部 X 线片示心脏扩大、肺水肿；肺功能测定示限制性通气障碍（而非气流受限）。

（三）支气管扩张症

大量脓痰，常反复咯血，常伴有细菌感染，粗湿啰音、杵状指；X 线胸片示肺纹理粗乱或呈卷发状，高分辨 CT 可见支气管扩张、管壁增厚。

（四）肺结核

所有年龄均可发病，可有午后低热、乏力、盗汗等结核中毒症状，X 线胸片示肺浸润性病灶或结节状空洞样改变，细菌学检查可确诊。

（五）闭塞性细支气管炎

发病年龄较轻，且不吸烟，可能有类风湿关节炎病史或烟雾接触史、CT 片示在呼气相显示低密度影。

（六）弥漫性泛细支气管炎

大多数为男性非吸烟者，几乎所有患者均有慢性鼻窦炎，X 线胸片和高分辨率 CT 显示弥漫性小叶中央结节影和过度充气征，红霉素治疗有效。

四、并发症

（一）慢性呼吸衰竭

常在 COPD 急性加重时发生，其症状明显加重，发生低氧血症和（或）高碳酸血症，可具有缺氧和二氧化碳潴留的临床表现。

（二）自发性气胸

如有突然加重的呼吸困难，并伴有明显的发绀，患侧肺部叩诊为鼓音，听诊呼吸音减弱或消失，应考虑并发自发性气胸，通过 X 线检查可以确诊。

（三）慢性肺源性心脏病

由于 COPD 肺病变引起肺血管床减少及缺氧致肺动脉痉挛、血管重塑，导致肺动脉高压、右心室肥厚扩大，最终发生右心功能不全。

五、临证要点

慢性阻塞性肺疾病是慢性疾病，不同的阶段往往存在不同的证候类型，随着病情的不断进展，往往可以将其归入"咳嗽""喘证""肺胀"范畴。对于本病的治疗，应在辨证的前提下，抓住慢性阻塞性肺疾病各个不同阶段的主要矛盾。发作时以控制症状为主，根据病邪的性质，分别采取祛邪宣肺（辛温、辛凉），降气化痰（温化、清化），温阳利水（通阳、淡渗），活血祛瘀，甚或开窍、息风、止血等法；缓解时以培元固本为重，根据 COPD 的病理特点以及中医"气血相关"理论，慢性阻塞性肺疾病稳定期核心病机为肺肾两虚，气虚血瘀。故当以益气活血，补肾固本为主，兼顾润肺止咳，化痰平喘。正气欲脱时则应扶正固脱，救阴回阳。虚实夹杂者，应扶正与祛邪共施，根据标本缓急，扶正与祛邪当有所侧重。

六、辨证施治

（一）痰浊壅肺证

主症：咳嗽痰多，色白黏腻或成泡沫，短气喘息，稍劳即著，怕风易汗，脘痞纳少，倦怠乏力，舌质偏淡，苔薄腻或浊腻，脉小滑。

治法：化痰止咳，降气平喘。

处方：二陈汤合三子养亲汤加减。

半夏 9g，陈皮 6g，茯苓 12g，苏子 12g，白芥子 6g，莱菔子 6g，甘草 3g，厚朴 6g，杏仁 9g，白术 9g，桃仁 6g，广地龙 9g，红花 6g。

慢性阻塞性肺疾病患者反复感受外邪，邪犯于肺，肺失肃降，而孳生痰浊。同时由于长期反复发作，脾、肾二脏亦受累，水湿运化失常，致聚湿生痰。慢性阻塞性肺疾病患者多素嗜烟，烟雾熏蒸清道，灼津成痰，痰浊内伏，壅阻肺气，病情迁延不愈，导致肺气胀满，不能敛降。肺气日虚，久病累及脾肾，脾失健运，痰浊内生。痰浊贯穿慢性阻塞性肺疾病的始终，既是病理产物，更是致病因子，若不清除，将造成恶性循环，因此宣肺化痰须贯穿整个治疗过程。二陈汤是历代医家广泛应用于脾虚生痰、肺虚贮痰等证的久用不衰的名方。方中半夏、陈皮燥湿化痰；茯苓、甘草、白术健脾和中；由苏子、白芥子、莱菔子组成的三子养亲汤,是临床常用于化痰降气平喘的著名古方;加上厚朴燥湿行气,化痰降逆;杏仁降气平喘。由于痰浊日久夹瘀,故须酌加地龙、桃仁、红花等以活血祛瘀,宣通气道。

(二)痰热郁肺证

主症:咳逆喘息气粗,烦躁,胸满,痰黄或白,黏稠难咳。或身热微恶寒,有汗不多,溲黄,便干,口渴舌红,舌苔黄或黄腻,边尖红,脉数或滑。

治法:清肺化痰,降逆平喘。

处方:越婢加半夏汤或桑白皮汤加减。

麻黄 5g,石膏 12~30g,半夏 9g,生姜 3g,甘草 3g,大枣 6g,黄芩 12g,草苗子 9g,贝母 9g,桑白皮 15g,野荞麦根 30g,三叶青 20g,鱼腥草 30g。

本型常见于慢性阻塞性肺疾病急性加重期,该期总是热痰多于寒痰,即使外感邪气,无论寒邪抑或热邪均易入里化热,与痰胶着,至咳嗽咳痰加重,故不必过于拘泥分型辨治,尤应加大清肺化痰止咳力度,尽快控制肺部感染,保持呼吸道通畅,以防痰与外邪胶恋不解,而致疾病加重。故治疗以清肺化痰为主,方中麻黄、石膏辛凉配伍,宣肺散邪,清泄肺热;鱼腥草、黄芩、草苗子、贝母、桑白皮、三叶青、野荞麦根等清热解毒类药并用,更好地起到化痰平喘之功;甘草、大枣扶正祛邪。

(三)痰蒙神窍证

主症:神志恍惚,谵妄,烦躁不安,撮空理线,表情淡漠,嗜睡,昏迷,或肢体晃动,抽搐,咳逆喘促,咳痰不爽,苔白腻或淡黄腻,舌质黯红或淡紫,脉细滑数。

治法:涤痰开窍,息风平喘。

处方:涤痰汤、安宫牛黄丸或至宝丹加减。

半夏 9g,茯苓 15g,橘红 6g,胆南星 9g,竹茹 9g,枳实 6g,甘草 3g,石菖蒲 9g,党参 15g,黄芩 12g,桑白皮 15g,葶苈子 9g,天竺黄 6g,浙贝 9g,钩藤 9g,全蝎 3g,红花 6g,桃仁 6g。

本型多见于慢性阻塞性肺疾病发展至呼吸衰竭或肺性脑病时。处方涤痰汤中半夏、茯苓、甘草、竹茹、胆南星清热涤痰;橘红、枳实理气行痰除壅;菖蒲芳香开窍;人参扶正防脱,并能提高血氧水平,兴奋呼吸肌,降低二氧化碳潴留。加安宫牛黄丸或至宝丹清心开窍醒脑,此两者常用于各种昏迷患者,其效甚佳,是传统的经典名方,前人有"糊里糊涂牛黄丸,不声不响至宝丹"之说。若痰热内盛,身热,烦躁,谵语,神昏,舌红苔黄者,加黄芩、桑白皮、草苗子、天竺黄以清热化痰。若痰热引动肝风而有抽搐者,加钩藤、全蝎、羚羊角粉凉肝息风。唇甲发绀,瘀血明显者,加红花、桃仁活血祛瘀。

（四）阳虚水泛证

主症：面浮，下肢肿，甚则一身悉肿，腹部胀满有水，心悸，咳喘，咯痰清稀，脘痞，纳差，尿少，怕冷，面唇青紫，苔白滑，舌胖质黯，脉沉细。

治法：温肾健脾，化饮利水。

处方：五苓散合防己黄芪汤加减，

茯苓 15g，猪苓 15g，泽泻 12g，白术 9g，桂枝 6g，防己 12g，黄芪 20g，车前草 15g，桑白皮 15g，草苔子 9g，炙苏子 12g，当归 12g，川芎 9g，野荞麦根 30g，三叶青 15g，虎杖 20g，杏仁 9g。

慢性阻塞性肺疾病发展至后期，多引起肺动脉高压，以致慢性肺源性心脏病的发生，该阶段的病机与"虚、瘀、水"有关。故治以益气活血和通阳利水并用。多年来于临床中，有些医生常以五苓散合防己黄芪汤加减投治，此方对利水消肿，改善心功能、纠正肺心病、心力衰竭患者颇具效验，且无西药利尿剂的不良反应。处方中茯苓甘淡，利小便以利水气，是制水除湿之要药；猪苓甘淡，功同茯苓，通利水道，其清泄水湿之力，较茯苓更捷，两药配伍，利水之功尤佳；泽泻甘寒，利水渗湿泄热，善泄水道，化决渎之气，透达三焦蓄热，为利尿之第一佳品，猪苓、茯苓、泽泻三药淡渗利水以利小便。佐以白术甘苦而温，健脾燥湿利水，乃培土制水，少量桂枝辛温通阳，既能解太阳之表，又能温化膀胱之气，调和营卫，通阳利水。防己黄芪汤擅益气祛风，健脾利水。防己大苦辛寒，祛风利水，与黄芪相配，利水力强而不伤正，臣以白术甘苦温，健脾燥湿，既助防己以利水，又助黄芪以益气。此外，可选用车前草、桑白皮、葶苈子等配伍黄芪泻肺平喘，利水消肿，能起到"上开下达"、通调水道的作用，炙苏子降气化痰，止咳平喘，当归、川芎一动一静，补血调血，以增加利尿效果，野荞麦根、三叶青、虎杖合杏仁共奏苦降泄热、化痰止咳之功。肢肿唇叩消退后，则重用益气、健脾、补肾之药以扶正固本，巩固疗效。

（五）肺肾气虚证

主症：呼吸浅短难续，声低怯，活动后喘息，甚则张口抬肩，倚息不能平卧，神疲乏力；咳嗽，痰白如沫，咯吐不利，胸闷，心慌，形寒汗出，腰腿疲软，头晕耳鸣，舌淡或黯紫，脉沉细无力，或有结代。

治法：补肺纳肾，降气平喘。

处方：补虚汤合参蛤汤加减。

人参 20g，黄芪 20g，茯苓 15g，甘草 6g，蛤蚧 3g，五味子 6g，干姜 3g，半夏 9g，厚朴 9g，陈皮 6g，当归 12g，川芎 9g，桃仁 6g，麦冬 12g。

本型多见于慢性阻塞性肺疾病晚期甚至并发呼吸衰竭时，年老体虚，肺肾俱不足，体虚不能卫外是六淫反复乘袭的基础，感邪后正不胜邪而病益重，反复罹病而正更虚，如是循环不已，促使肺胀形成。方中用人参、黄芪、茯苓、甘草补益肺脾之气；蛤蚧、五味子补肺纳肾；干姜、半夏温肺化饮；厚朴、陈皮行气消痰，降逆平喘。还可加桃仁、川芎、水蛭活血化瘀。若肺虚有寒，怕冷，舌质淡，加桂枝、细辛温阳散寒。兼阴伤，低热，舌红苔少，加麦冬、玉竹、知母养阴清热，如见面色苍白，冷汗淋漓，四肢厥冷，血压下降，脉微欲绝等喘脱危象者，急加参附汤送服蛤蚧粉或黑锡丹补气纳肾，回阳固脱。

（六）肺络瘀阻证

主症：咳嗽，咳痰，气急，或气促，张口抬肩，胸部膨满，憋闷如塞，面色晦暗，唇甲发绀，舌质黯或紫或有瘀斑、瘀点，舌下瘀筋，脉涩或结代。

治法：益气活血，润肺止咳。

处方：保肺定喘汤。

党参 15g，生黄芪 15g，丹参 10g，当归 10g，麦冬 10g，熟地 10g，仙灵脾 10g，地龙 15g，桔梗 6g，生甘草 6g。

慢性阻塞性肺疾病迁延不愈，久则肺气不足，无力推动心之血脉，心血运行不畅而瘀阻，即由肺病累及于心，而致肺心同病，导致慢性肺源性心脏病，后者的形成的关键在于气虚血瘀，因此疾病发展和预后均与气血相关。根据"气血相关"学说，在慢性阻塞性肺疾病稳定阶段，应于清热化痰、宣肺止咳的同时，予以酌加活血化瘀药物，可选用保肺定喘汤（王会仍经验方）。以党参、生黄民补益肺气、健脾助运，当归、丹参活血化瘀，四者益气活血，共为君药；熟地、麦冬滋阴养肺为臣药，君臣相伍，共奏益气活血养阴之效，气足则血行，阴滋则血运，瘀化则脉道通畅，从而使慢性阻塞性肺疾病气虚血瘀这一关键的病理环节得到改善；地龙性寒、味咸，能清热化痰，舒肺止咳平喘，仙灵脾性温、味辛，温肾纳气，两者一阴一阳以燮理阴阳；桔梗开宣肺气、宣通气血、利咽喉、祛痰排脓，甘草润肺止咳，补益肺脾，而为佐使。诸药相伍，既能益气活血养阴，又能化痰利咽平喘，宣通气血，且能兼顾脾肾，清肺化痰止咳，综合起到调补肺肾，益气活血化痰作用，切中慢性阻塞性肺疾病的病理环节，具有良好的扶正固本以祛邪疗效。本验方经临床与实验研究已证明对慢性阻塞性肺疾病具有令人鼓舞的良好作用。

七、西医治疗

（一）稳定期治疗

1.禁烟

教育和劝导患者戒烟；避免或防止粉尘、烟雾及有害气体吸入。

2. 支气管舒张药

包括短期按需应用以暂时缓解症状，及长期规则应用以减轻症状。

（1）β_2 受体激动剂：主要有沙丁胺醇、特布他林等，为短效定量雾化吸入剂，持续疗效 4～5h，每次剂量 100～200μg，24h 内不超过 8～12 喷。主要用于缓解症状，按需使用。福莫特罗为长效定量吸入剂，作用持续 12h 以上。福莫特罗吸入后 1～3min 起效，常用剂量为 4.5～9μg，每日 2 次。本类药应用可能出现头痛、心悸，偶见急躁、不安、失眠、肌肉痉挛。甲状腺功能异常，或严重心血管疾病及肝、肾功能不全、糖尿病者应慎用。目前认为治疗 COPD，不推荐单用，宜与吸入性激素联合使用。

（2）抗胆碱药：主要短效制剂有异丙托溴铵气雾剂，定量吸入时开始作用时间比沙丁胺醇等短效 β_2 受体激动剂慢，但持续时间长，维持 6～8h，剂量为 40～80μg，每天 3～4次。长效制剂噻托溴铵，其作用长达 24h 以上，吸入剂量为 18μg，每天 1 次。运用抗胆碱药可能出现口干、便秘或尿潴留，对有前列腺增生、膀胱颈梗阻和易发闭角型青光眼的患者，宜慎用或禁用。

（3）茶碱类药物：缓释型或控释型茶碱每天 1 次或 2 次口服可达稳定的血浆浓度，对 COPD 有一定效果。

3. 糖皮质激素

长期规律的吸入糖皮质激素较适用于 FEV_1 ＜50% 预计值（Ⅲ级和Ⅳ级）并且有临床症状以及反复加重的 COPD 患者。这一治疗可减少急性加重频率，改善生活质量。联合吸入糖皮质激素和庄受体激动剂，比各自单用效果好，目前已有布地奈德 / 福莫特罗、氟地卡松 / 沙美特罗两种联合制剂可供选择，可与噻托溴铵联合使用，效果更好。

4. 祛痰药

常用药物有盐酸氨溴索（ambroxol）、乙酰半胱氨酸等。

5. 长期家庭氧疗（LTOT）

COPD 稳定期进行长期家庭氧疗对具有慢性呼吸衰竭的患者可提高生存率。对血流动力学、血液学特征、运动能力、肺生理和精神状态都会产生有益的影响。长期家庭氧疗应在Ⅳ级即极重度 COPD 患者应用，具体指征是：① PaO_2 ≤ 55mmHg 或动脉血氧饱和度（SaO_2）≤ 88%，有或没有高碳酸血症。② PaO_2 55～60mmHg，或 SaO_2 ＜89%，并有肺动脉高压、心力衰竭水肿或红细胞增多症（血细胞比容＞55%）。长期家庭氧疗一般是经鼻导管吸入氧气，流量 1.0～2.0L/min，吸氧持续时间＞15h/d。长期氧疗的目的是使患者在海平面水平，静息状态下，达到 $PaO2$ ≥ 60mmHg 和（或）使 SaO_2 升至 90%。

6. 康复治疗

包括呼吸生理治疗，肌肉训练，营养支持、精神治疗与教育等多方面措施。

7. 手术治疗

包括肺大泡切除术、肺减容术、肺移植术等。

（二）急性加重期治疗

急性加重是指咳嗽、咳痰、呼吸困难比平时加重或痰量增多或成黄痰，或者是需要改变用药方案。

1. 确定 COPD 急性加重的原因及病情严重程度，最多见的急性加重原因是细菌或病毒感染。

2. 根据症状、血气、胸部 X 线片等评估病情的严重程度，并根据病情严重程度决定门诊或住院治疗。

3. 支气管舒张药药物同稳定期：短效 β_2 受体激动剂较适用于 COPD 急性加重期的治疗，若效果不显著，建议加用抗胆碱能药物（为异丙托溴铵，噻托溴铵等）。对于较为严重的 COPD 加重者，可考虑静脉滴注茶碱类药物。β_2 受体激动剂、抗胆碱能药物及茶碱类药物联合应用可获得更大的支气管舒张作用。

4. 控制性氧疗：氧疗是 COPD 加重期住院患者的基础治疗。无严重并发症的 COPD 加重期患者氧疗后易达到满意的氧合水平（$PaO_2 > 60mmHg$ 或 $SaO_2 > 90\%$）。但吸入氧浓度不宜过高，须注意可能发生潜在的 CO_2 潴留及呼吸性酸中毒，给氧途径包括鼻导管或 Venturi 面罩。

5. 抗生素：当患者呼吸困难加重，咳嗽伴有痰量增多及脓性痰时，应根据 COPD 严重程度及相应的细菌分层情况，结合当地区常见致病菌类型及耐药流行趋势和药物敏感情况尽早选择敏感抗生素。如对初始治疗方案反应欠佳，应及时根据细菌培养及药敏试验结果调整抗生素。如给予 β 内酰胺类 /β 内酰胺酶抑制剂；第二代头孢菌素、大环内酯类或喹诺酮类。如门诊可用头孢唑肟 0.25g 每日 3 次、头孢呋辛 0.5g 每日 2 次、左氧氟沙星 0.4g 每日 1 次、莫西沙星或加替沙星 0.4g 每日 1 次；较重者可应用第三代头孢菌素如头孢曲松钠 2.0g 加于生理盐水中静脉滴注，每天 1 次。住院患者应根据疾病严重程度和预计的病原菌更积极地给予抗生素，一般多静脉滴注给药。如找到确切的病原菌，根据药敏结果选用抗生素。抗菌治疗应尽可能将细菌负荷降低到最低水平，以延长 COPD 急性加重的间隔时间。长期应用广谱抗生素和糖皮质激素易继发深部真菌感染，应密切观察真菌感染的临床征象并采用防治真菌感染措施。

6. 糖皮质激素：COPD 加重期住院患者宜在应用支气管舒张剂基础上，口服或静脉滴注糖皮质激素，推荐口服泼尼松 30 ~ 40mg/d，连续 7 ~ 10 天后逐渐减量停药。也可以静脉给予甲泼尼龙 40mg，每天 1 次，3 ~ 5 天后改为口服。

7. 机械通气：机械通气，无论是无创或有创方式都只是一种生命支持方式，在此条件下，通过药物治疗消除 COPD 加重的原因使急性呼吸衰竭得到逆转。

①无创性机械通气：COPD 急性加重期患者应用 NIPPV 可降低 $PaCO_2$，减轻呼吸困难，从而降低气管插管和有创呼吸机的使用，缩短住院天数，降低患者病死率。

②有创性机械通气：在积极应用药物和 NIPPV 治疗后，患者呼吸衰竭仍进行性恶化，出现危及生命的酸碱失衡和（或）神志改变时宜用有创性机械通气治疗。病情好转后，根据情况可采用无创机械通气进行序贯治疗。

8.其他治疗措施：注意维持液体和电解质平衡，补充营养；对卧床、红细胞增多症或脱水的患者，须考虑使用肝素或低分子肝素；注意痰液引流，积极排痰治疗（如刺激咳嗽，叩击胸部，体位引流等方法）；识别并治疗伴随疾病（冠心病、糖尿病、高血压等）及并发症（休克、弥漫性血管内凝血、上消化道出血、肾功能不全等）。

第五节　慢性肺源性心脏病

一、病因病理

（一）西医病因病理

1.病因及发病机制

根据基础病变发生部位，一般分为以下五类。

（1）支气管、肺部疾病：是慢性肺心病病因中最常见的一种，占所有病因的 80%～90%。病变原发于支气管，引起气道阻塞，肺泡过度膨胀或破裂形成肺大泡者，称为慢性阻塞性肺疾病（COPD），如慢性支气管炎、阻塞性肺气肿、晚期支气管哮喘等。病变发生于肺实质或肺间质引起的肺泡弹性减退或肺泡扩张受限者，称为限制性肺病，如重症肺结核、弥漫性肺间质纤维化、矽肺、结核病和结缔组织病。以上疾病均可使肺血管阻力增高，形成肺动脉高压，导致肺心病。

（2）严重的胸廓畸形：如脊柱结核、先天性脊柱侧弯和后凸、类风湿性脊柱炎、强直性脊柱炎、广泛胸膜肥厚粘连、胸廓成形术后、过度肥胖等，使胸廓活动受限，肺脏受压，支气管扭曲变形，或发生肺纤维化、肺不张、代偿性肺气肿等，引起肺泡通气不足，动脉血氧分压下降，肺血管功能性收缩，从而发生肺循环高压和慢性肺心病。

（3）神经 - 肌肉病变：较罕见，如脑炎、颅脑外伤、脊髓炎、脊髓灰质炎、吉兰 - 巴雷综合征、重症肌无力、肌营养不良等，由于呼吸中枢兴奋性降低或神经肌肉的传递功能障碍，或呼吸肌麻痹，呼吸活动减弱，导致肺泡通气不足，动脉血氧分压下降，肺血管功能性收缩，从而发生肺动脉高压和慢性肺心病。

（4）肺血管疾患：如肺动脉反复小栓塞，肺血管因内皮细胞增生、收缩导致肺动脉阻力增高、血容量增加、血黏度增高等，均可使肺血管阻力增高，产生肺心病。其他如原发性肺动脉高压、结节性多动脉炎也可引起肺循环阻力的增高，引起肺心病。

（5）其他：有些患者呼吸中枢、胸廓和肺脏均正常，但基于某种原因使空气中氧含量降低，肺泡氧分压（PAO_2）及动脉血氧分压（PaO_2）降低，如高原性低氧血症引起的肺心病等。此外，原发性或继发性肺泡通气不足、中枢性睡眠呼吸暂停综合征及先天性口咽畸形等亦可导致慢性肺心病。

2.病理

肺心病的病理形态学改变应包括：①有原发于肺、支气管、胸廓和肺血管的基础病变；②肺动脉及右心室结构的改变。

由于肺心病的病因不同，其肺部的原发性病变亦异，我国肺心病的肺部基础疾病绝大多数为慢性支气管炎和慢性阻塞性肺疾病。其主要病理为支气管上皮出现杯状细胞化生与增生，分泌亢进；管壁全层有急慢性炎症细胞浸润，黏膜下层及外膜处小血管充血、水肿；管壁平滑肌束肥大，弹力纤维少；黏膜因结缔组织增生、炎症细胞浸润或平滑肌肥厚而形成皱褶向管腔内突出，使管腔狭窄、形状不规则；管腔内有炎性渗出物或黏液形成的炎栓或黏液栓阻塞，或管壁增生的炎性肉芽组织使管腔完全闭锁，部分肺泡间隔断裂，肺泡腔融合，形成肺气肿。

慢性阻塞性肺疾病常反复发作气管周围炎及肺炎，炎症可累及邻近肺小动脉，使腔壁增厚、狭窄或纤维化，肺细动脉Ⅰ及Ⅲ型胶原增生。此外可有非特异性肺血管炎，肺血管内血栓形成。最后导致右心室肥大，室壁增厚，心腔扩大，肺动脉圆锥膨隆，心肌纤维肥大，间质水肿，灶性坏死，坏死灶为纤维组织所替代。部分患者可并发冠状动脉粥样硬化性心脏病。

（二）中医病因病机

本病多因慢性咳喘反复发作，迁延不愈逐渐发展而成。发病缓慢，病程长，其病因有脏腑虚损和外感时邪两种。病因病机可概括为如下三个方面：

1.肺脾肾虚

多是由于肺系疾患反复发作，日久不愈，损伤肺气而致。肺气虚衰，子盗母气，病久由肺及脾，累及于肾，致使肺、脾、肾三脏俱虚，是本病发生的主要原因。

2.外邪侵袭

肺主气，外合皮毛，肺气既伤，表虚卫阳不固，外邪更易乘虚入侵，以致反复发作，迁延不愈，是本病发生、发展的重要因素。

3.痰瘀互结

肺系疾患日久不愈，正气虚衰，气虚则血运无力而瘀滞，气化无权而津液停滞，成痰成饮。痰瘀互结，阻滞肺络，累及于心，是贯穿本病的基本病理因素。

总之，本病病位在肺、脾、肾、心，属本虚标实之证。早期表现为肺、脾、肾三脏气虚，后期则心肾阳虚；外邪侵袭、热毒、痰浊、瘀血、水停为标。急性发作期以邪实为主，虚实错杂；缓解期以脏腑虚损为主。

二、临床表现

本病病程进展缓慢，临床上除原有肺胸疾病的各种症状和体征外，主要是逐步出现的肺、心功能不全以及其他器官受累的征象，往往表现为急性发作期与缓解期的交替出现。可分为代偿与失代偿两个阶段。

（一）主要症状及体征

1.肺心功能代偿期

此期心功能代偿一般良好，肺功能处于部分代偿阶段，患者常有慢性咳嗽、咳痰和喘息，稍动即感心悸、气短、乏力和劳动耐力下降，并有不同程度发绀等缺氧症状。

体格检查可见明显肺气肿征，如桶状胸、肺部叩诊过清音、肝上界及肺下界下移、肺底活动度缩小、听诊普遍性呼吸音降低，偶可听到干、湿啰音。右心室虽扩大，但常因肺气肿存在使心浊音界不易叩出。心音遥远，肺动脉瓣区第二心音亢进，$P_2 > A_2$，提示有肺动脉高压存在。三尖瓣区可能听到收缩期杂音，剑突下可见心脏收缩期搏动，提示有右心室肥厚和扩大。因肺气肿胸腔内压升高，阻碍了腔静脉的回流，可出现颈静脉充盈，又因膈肌下降，肝下缘可在肋缘下触及，酷似右心功能不全的体征。但此时静脉压多无明显升高，肝脏并非淤血，前后径并不增大，且无压痛，可予鉴别。

2.肺心功能失代偿期

急性呼吸道感染为最常见的诱因。由于通气和换气功能进一步减退，故此期的主要表现为缺氧和二氧化碳潴留所引起的一系列症状。患者表现为呼吸衰竭，发绀明显，呼吸困难加重、球结膜充血、水肿，严重时可有视网膜血管扩张、视盘水肿等颅压升高表现，腱反射减弱或消失，出现病理反射。也可因高碳酸血症出现皮肤潮红、多汗等周围血管扩张表现，严重者导致肺性脑病。或以右心衰竭为主，患者心悸、气短明显，发绀更甚，颈静脉怒张，肝大且有压痛，肝颈静脉回流征阳性，并出现腹腔积液及下肢浮肿。心率增快，或出现心律失常，以期前收缩为常见。因右心扩大，三尖瓣相对性关闭不全，剑突下常可闻及收缩期反流性杂音，常占据整个收缩期，其特点是吸气时增强，轻者仅于吸气初闻及。随着右心室扩大，心脏呈顺钟向转位，三尖瓣区左移，杂音也逐渐向左移位，范围扩大，甚至出现由三尖瓣相对性狭窄引起的舒张期杂音。严重者在胸骨左缘三尖瓣区可出现舒张期奔马律。肺动脉瓣相对性关闭不全的舒张期反流性杂音较少闻及，少数患者可出现急性肺水肿或全心衰竭。当心衰控制后，心界可回缩，杂音可减弱或消失。

（二）主要并发症

1. 肺性脑病

主要由于高碳酸血症和低氧血症引起的脑水肿所致。早期表现为头痛，头晕，白天嗜睡，夜间失眠，严重者出现表情淡漠，神志恍惚，谵妄，抽搐，甚至昏迷。

2. 上消化道出血

是肺心病心肺功能衰竭晚期并发症之一，死亡率较高。其主要表现是无溃疡病症状，常有厌食、恶心、上腹闷胀疼痛，甚至在出血前无任何症状。出血时呕吐物多为咖啡色，且有柏油样便，大量出血可诱发贫血及休克。

3. 酸碱平衡失调及电解质紊乱

肺心病患者呼吸衰竭时由于缺氧和二氧化碳潴留，常并发酸碱平衡失调及电解质紊乱。呼吸性酸中毒一般是普遍存在，还可出现不同类型的酸碱失衡。如肺心病急性加重期，常因严重缺氧、肝肾功能衰竭和摄入不足等而出现呼吸性酸中毒合并代谢性酸中毒；或因利尿剂、皮质激素等药物的应用和严重呕吐或补碱过量等可发生呼吸性酸中毒合并代谢性碱中毒；或因机械通气不当，二氧化碳排出过快，亦可引起呼吸性碱中毒。此外，晚期肺心病患者由于多脏器损害或多器官功能衰竭可并发三重性酸碱失衡。

4. 休克

发病率一般在 4.5% 左右。常有感染中毒性、失血性和心源性休克，主要表现为血压降低、脉压差减少、脉搏细数、烦躁不安、面色苍白、肢体湿冷、末梢发绀等综合体征。

5. 弥漫性血管内凝血

（DIC）是多种因素引起的综合征，是在某种致病因子作用下激活了血液的凝固因子，进入高凝状态，使毛细血管内的微小静脉内发生广泛的微血栓，产生一系列病理变化。主要表现为发病缓慢，出血倾向多见于注射部位的针孔、躯干、四肢、黏膜，亦可见上消化道出血，便血和尿血。

三、实验室及其他检查

（一）血液检查

红细胞计数和血红蛋白常增高，红细胞比容正常或偏高，全血黏度和血浆黏度常增高，红细胞电泳时间延长，血沉偏慢。可有肝肾功能异常。电解质可有改变。细胞免疫功能如玫瑰花环试验、外周血淋巴母细胞转化试验、植物血凝素皮肤试验阳性率一般低于正常。血清中 IgA、IgG 常增高，血清总补体、C3、C4 含量低于正常。

（二）X 线检查

除肺、胸基础疾病的特征外，尚可有肺动脉高压症，如肺动脉段突出或其高度 ≥ 3mm；右下肺动脉增宽，其横径 ≥ 15mm，其横径与气管横径比值 > 1.07；右心室增大，心脏呈垂直位。心力衰竭时可见全心扩大，但在心力衰竭控制后，可见心影有所缩小。

（三）心电图检查

慢性肺心病的心电图阳性率为 30% 左右，在联心电图 I、II 导联上可呈现右房右室增大的变化。右房增大表现为 P 波高尖。右室增大表现为电轴右偏，极度顺钟向转位时，$RV_1+SV_5 \geq 1.05mV$。有时在 V_1、V_2 甚至延至 V_3，可出现酷似陈旧性心肌梗死图形的 QS 波，应注意鉴别。

（四）血气分析

代偿期可有低氧血症，$PaO_2 < 60mmHg$，或伴有 $PaCO_2 > 50mmHg$，提示呼吸衰竭。

（五）超声心动图检查

可显示右肺动脉内径增大，右心室流出道内径增宽（230mm），右心室内径增大（220mm），右心室前壁及室间隔厚度增加，搏动幅度增强，左右心室内径比缩小（< 2）。二维扇形超声心动图示肺总动脉舒张期内径明显增大。多普勒超声心动图中时出现三尖瓣反流及右室收缩压增高。

（六）右心导管检查

经静脉送入漂浮导管至肺动脉，直接测定肺动脉和右心室压力，可做肺心病的早期诊断。

四、诊断与鉴别诊断

（一）诊断

肺心病患者一旦出现心肺功能衰竭，诊断一般不难。对早期患者的诊断有时尚难肯定，须结合病史、症状、体征和各项实验室检查进行全面分析后做出综合判断。下列各项可作为诊断参考：

1.有慢性胸肺疾病史，或具有明显的肺气肿、肺纤维化体征。

2.出现肺动脉高压和右室增厚的客观征象：如剑突下明显的收缩期搏动，或三尖瓣区收缩期杂音，肺动脉瓣第二心音亢进，胸骨左缘第2~3肋间收缩期抬举性的搏动。

3.右心功能失代偿的表现，如肝大压痛，肝颈静脉回流征阳性，踝以上水肿伴颈静脉怒张。

4.辅助检查参见实验室及其他检查。

（二）鉴别诊断

1.冠心病

肺心病和冠心病都见于老年患者，均可发生心脏扩大、心律失常和心力衰竭，少数患者心电图Ⅰ、aVL或胸导联出现Q波，类似陈旧性心肌梗死。但肺心病无典型心绞痛或心肌梗死的临床表现，多有慢性支气管炎、哮喘、肺气肿等胸肺疾病史，心电图中ST-T改变多不明显，且类似陈旧性心肌梗死的图形多发生于肺心病的急性加重期和明显右心衰竭时，随着病情的好转，这些图形可很快消失。

2.风湿性心脏病

肺心病患者在三尖瓣区可闻及Ⅰ~Ⅱ级的吹风样收缩期杂音，有时可传到心尖部，有时出现肺动脉瓣关闭不全的吹风样舒张期杂音，加上右心室肥大、肺动脉高压等表现，易与风湿性心脏瓣膜病相混淆。一般通过详细询问有关慢性肺、胸疾病史，有肺气肿和右心室肥大的体征，结合X线片、心电图、心电向量图、超声心动图等表现以及动脉血氧饱和度显著降低、二氧化碳分压高于正常等，可资鉴别。

3.原发性扩张型心肌病、缩窄性心包炎

前者心脏增大常呈球形，常伴心力衰竭、房室瓣膜相对关闭不全所致杂音。后者有心悸、气促、发绀、颈静脉怒张、肝大、腹腔积液、浮肿及心电图低电压等，均须与肺心病相鉴别。一般通过病史、X线片、心电图等不难鉴别。

4.其他昏迷状态

肺心病肺性脑病昏迷须与肝性昏迷、尿毒症昏迷和少数脑部占位性病变和脑血管意外的昏迷相鉴别。这类昏迷一般都有其原发疾病的临床特点，不难鉴别。

五、治疗

（一）治疗思路

本病急性加重期以西医治疗为主，结合中医辨证施治，如清热化痰、活血化瘀、利水消肿等。缓解期以中医治疗为主，补益肺脾肾，防止病邪入侵，以减少急性加重。

（二）西医治疗

1. 急性加重期

（1）控制呼吸道感染：及早进行抗感染治疗，有效控制呼吸道感染，是提高疗效和降低病死率的重要措施。

目前主张联合用药，根据痰培养和致病菌药敏试验结果选用。不能明确何种致病菌感染时可根据感染的环境及痰涂片革兰染色选用抗菌药物，应提倡对致病菌的覆盖。院外感染一般以革兰阳性菌为主，可首选大环内酯类、二代以上头孢菌素类和三代以上喹诺酮类，可口服或静脉滴注。院内感染一般为革兰阴性杆菌为主，首选三代头孢菌素类。可参照社区获得性肺炎和医院获得性肺炎相关治疗原则进行。如合并真菌感染，则给予抗真菌药。

（2）改善呼吸功能，抢救呼吸衰竭：采取综合措施，包括缓解支气管痉挛、清除痰液、畅通呼吸道、持续低浓度（24%～35%）给氧、应用呼吸兴奋剂等。必要时施行气管切开、气管插管和机械呼吸器治疗等。

（3）控制心力衰竭：轻度心力衰竭给予吸氧、改善呼吸功能、控制感染后症状即可减轻或消失。较重者加用利尿剂能更快地控制心衰。如果心衰控制不满意再考虑使用强心药物。此外，应采取卧床休息、控制钠盐摄入、控制补液等针对性措施。

①利尿剂：肺心病心衰时应用利尿剂，一般以小量、联合、交替为使用原则。常用：氢氯噻嗪 25mg，口服，每日 1～3 次；氨苯喋啶 50mg，口服，每日 1～3 次；螺内酯片 20mg，口服，每日 1～3 次。水肿严重须快速消肿者，可用呋塞米 20mg 肌肉注射或口服。

②正性肌力药：在呼吸道感染基本控制、呼吸功能改善后，心力衰竭症状仍较明显者，可用小量洋地黄药物。最好选用作用快、排泄快的制剂，如西地兰或毒毛花苷 K。因为肺心病由于缺氧和感染对洋地黄药物的耐受性降低，有效量与中毒量很接近，容易出现各种心律失常等毒性反应，应引起注意。亦可选用地高辛 0.125～0.25mg，口服，每日 1 次。

③血管扩张剂：酚妥拉明可扩张肺小动脉，降低肺嵌楔压和右心室舒张末期压，使肺血流阻力降低，周围静脉容量增高，减轻心脏前、后负荷，降低耗氧量，增加心肌收缩力。可用 10～20mg 加入 5% 葡萄糖注射液 250～500mL 中静脉缓慢滴注，每日 1 次。此外，硝普钠、消心痛等均有一定疗效。另外，血管紧张素转换酶抑制剂（ACEI）卡托普利，12.5～25mg，每日 2 次，口服，可改善心衰症状。因血管扩张剂非选择性扩张肺动脉，可使血压下降，反射性引起心率加快、血氧分压下降、二氧化碳分压升高等不良反应，限制了它的应用。

（4）控制心律失常：肺心病患者常出现心律失常，尤以在急性呼吸道感染或急性呼吸衰竭时，因缺氧、电解质紊乱而出现各种心律失常，以房性异位心律为常见。治疗上以积极控制呼吸道感染，改善呼吸功能，纠正缺氧和酸中毒为主，如有必要则根据心律失常类型选用抗心律失常药物。

（5）抗凝治疗：应用普通肝素或低分子肝素防止肺微小动脉血栓形成。

（6）应用肾上腺皮质激素：在有效控制感染的情况下，短期大剂量应用肾上腺皮质激素，对抢救早期呼吸衰竭和心力衰竭有一定作用。通常用氢化可的松 100～300mg 或甲泼尼龙 20～40mg 加于 5% 葡萄糖注射液 250mL 中静脉滴注，每日 1 次。如有胃肠道出血，肾上腺皮质激素的使用应十分慎重。

（7）营养支持疗法：肺心病患者因右心衰竭和高碳酸血症常导致胃肠道淤血、低氧血症，抗生素、茶碱对胃黏膜的刺激，又可导致胃肠功能紊乱和损伤，因此，肺心病患者多有营养不良和呼吸肌疲劳，为了使呼吸衰竭能得到满意控制，营养支持疗法十分重要。一般可给予要素饮食，如各种维生素，静脉输注葡萄糖、复方氨基酸和白蛋白等。为避免过多摄入葡萄糖引起大量二氧化碳的产生，可静脉滴注乳化脂肪注射液，以补充足够的能量，促进患者迅速康复。

（8）并发症的处理：应积极救治并发症，如酸碱平衡失调、电解质紊乱、消化道出血、休克、弥散性血管内凝血等。

2. 缓解期

积极治疗肺部原发病，防治引起急性发作的诱因，如呼吸道感染等。提高肌体免疫力，如核酪注射液皮下或肌肉注射，每次 2～4mL，每周 2 次，3～6 个月为一疗程。另外还有免疫核糖核酸、胎盘脂多糖肌肉注射等。口服左旋咪唑亦可提高和调节免疫功能。

（三）中医治疗

1. 辨证论治

（1）急性加重期

①痰浊壅肺证

症状：咳嗽痰多，色白黏腻或呈泡沫样，短气喘息，稍劳即著，脘痞纳少，倦怠乏力，舌质偏淡，苔薄腻或浊腻，脉滑。

治法：健脾益肺，化痰降气。

方药：苏子降气汤加减。胸满喘促不能平卧，加草苈子、茯苓以泻肺利水；兼气虚而见气短乏力、自汗，加白术、党参以健脾益气；血瘀明显者，加赤芍、桃仁以活血化瘀。

②痰热郁肺证

症状：喘息气粗，烦躁，胸满，咳嗽，痰黄或白，黏稠难咯，或身热微恶寒，有汗不多，尿黄便干，口渴，舌红，舌苔黄或黄腻，脉数或滑数。

治法：清肺化痰，降逆平喘。

方药：越婢加半夏汤加减。痰热内盛，不易咯吐者，加鱼腥草、栝楼皮、浙贝母以清化痰结；痰热伤津，口干舌燥，加天花粉、知母、芦根以清热生津；痰鸣喘息，不得平卧，加射干、草苗子泻肺平喘；血瘀明显者，加赤芍、桃仁以活血化瘀。

③痰蒙神窍证

症状：神志恍惚，谵妄，烦躁不安，撮空理线，表情淡漠，嗜睡，昏迷，或肢体晃动，抽搐，咳逆，喘促，咳痰不爽，苔白腻或淡黄腻，舌质暗红或淡紫，脉细滑数。

治法：涤痰开窍，息风止痉。

方药：涤痰汤加减，另服安宫牛黄丸或至宝丹。肝风内动抽搐者，加钩藤、全蝎、羚羊角以平肝息风。

④阳虚水泛证

症状：面浮，下肢肿，甚则一身悉肿，腹部胀满，心悸，咳喘，咳痰清稀，脘痞，纳差，尿少，怕冷，面唇青紫，舌胖质黯，苔白滑，脉沉细。

治法：温肾健脾，化饮利水。

方药：真武汤合五苓散加减。血瘀甚，发绀明显者，加泽兰、红花、北五加皮以活血利水；水肿较剧，上凌心肺者，加汉防己、川椒目、葶苈子以泻肺逐水。

（2）缓解期

①肺肾气虚证

症状：呼吸浅短难续，声低气怯，甚则张口抬肩，倚息不能平卧，咳嗽，痰白清稀如沫，胸闷，心慌，汗出，形寒，舌淡或黯紫，脉沉细微无力，或有结代。

治法：补肺纳肾，降气平喘。

方药：补肺汤加减。肾不纳气者，加胡桃肉、沉香以纳气定喘；肺虚有寒，怕冷，舌质淡者，加肉桂、干姜、细辛以温肺散寒；如见喘脱危象者，急用参附汤送服黑锡丹以补气纳肾，回阳固脱。

②气虚血瘀证

症状：喘咳无力，气短难续，痰吐不爽，心悸，胸闷，口干，面色晦暗，唇甲发绀，神疲乏力，舌淡黯，脉细涩无力。

治法：益气活血，止咳化痰。

方药：生脉散合血府逐瘀汤加减。若痰多咯吐不利者，加紫菀、款冬花、贝母以润肺化痰；若阴虚肺热，面红者，加沙参、百合、玉竹以滋阴清热。

2. 常用中药制剂

（1）济生肾气丸，功效：温肾化气，利水消肿。适用于肺肾气虚证。用法：每次 1 丸，每日 3 次。

（2）固肾定喘丸，功效：温肾纳气，健脾利水。适用于阳虚水停，凌心射肺证。用法：

每次 1.5~2g，每日 2~3 次。

第六节　气胸

气胸（Pneumothorax）是指胸膜病变或外伤破裂，气体进入胸膜腔，胸膜腔内压力增高，肺被压缩而萎陷的一类疾病。气胸是临床常见的呼吸系统急症。

气胸可分为创伤性气胸及自发性气胸二种。创伤性气胸是由于胸部穿透性外伤所致，多因骨折或针刺治疗、外科手术等引起；自发性气胸包括继发性气胸和原发性气胸二种，继发性气胸多由于慢性肺部疾病引起，原发性气胸原因不甚明确，发生在无基础肺疾病的健康人，近年来，越来越多的证据表明胸膜下微小泡或肺大泡的破裂是导致原发性气胸的原因。

一、病因病理

继发性气胸常并发于肺或胸膜疾病的基础上，形成肺大泡或直接损伤胸膜所致。常见疾病包括慢性阻塞性肺疾病、矽肺、慢性肺结核、弥漫性肺间质纤维化等，当并发代偿性肺大泡时，又因引流的小气道狭窄、扭曲，肺泡内压力突然增高，导致大泡破裂，引起气胸。原发性气胸多见于瘦长体形的 20~40 岁男性，常无呼吸道疾病史，X 线片多无阳性发现。近年来，由于胸腔镜技术的发展，发现原发性气胸的患者胸膜下存在微小泡或肺大泡，多位于肺尖部，这些病变往往是支气管或肺部炎症愈合后的纤维组织牵拉或通气不畅引起，或是肺组织先天性发育不全所致，其破裂后引发气胸。

二、临床表现

（一）症状

症状的轻重与胸腔内的气量及压力、发生的快慢和肺内病变的程度有关。患者常有咳嗽、持重、剧烈运动及近期呼吸道感染等诱因，但也有不少在正常活动或安静休息时发病。最早出现的症状是胸痛，多为锐痛，常位于气胸同侧，继之出现呼吸困难。少量气胸无明显症状或先有气急后逐渐平稳，大量气胸时，患者感胸闷，气短，不能平卧。继发性气胸往往气急显著，伴发绀。

（二）体征

少量气胸时体征不明显。气胸在 30% 以上时，患侧胸廓膨隆，呼吸运动减弱，叩诊呈鼓音，心、肝浊音界消失，语音震颤及呼吸音均减弱或消失。大量气胸可使心脏、气管向对侧移位。

（三）主要并发症

气胸的主要并发症有以下两种：

1. 血气胸

由自发性气胸引起胸膜粘连带内的血管断裂所致。发病急骤，除胸闷、气促外，胸痛呈持续加重，同时伴头昏，面色苍白，脉细数，低血压等。短时间内出现大量胸腔积液体征，X线显示液气平面。胸腔穿刺为全血。

2. 慢性气胸

指气胸延续三个月以上不吸收者。慢性气胸肺不完全扩张的因素为：胸膜粘连带牵引，使胸膜裂孔持续开放；裂孔穿过囊肿或肺组织，形成支气管胸膜瘘；脏层胸膜表面纤维素沉着、机化，限制肺脏扩张，支气管管腔内病变引起完全阻塞，使萎陷的肺脏不能重新充气。

气胸常见的并发症有胸腔积液、脓气胸、纵隔气肿、皮下气肿、呼吸衰竭等。

三、实验室及其他检查

X线检查是最可靠的方法之一。气胸部分肺野透明度增加，无肺纹理，肺组织向肺门部收缩，其边缘可见脏层胸膜的线状胸膜界阴影。如果胸膜有粘连，肺部不能均匀地向肺门部收缩，往往可见部分萎陷的肺受胸膜粘连处牵拉，大量气胸或张力性气胸常显示纵隔及心脏移向健侧。并发纵隔气肿在纵隔旁和心缘旁可见透光带。X线检查不仅能发现气胸，而且能判断肺萎缩的程度，发现肺原发病变，以及有无胸腔积液等。

四、诊断与鉴别诊断

（一）诊断

根据典型症状、体征及X线检查，诊断一般并不困难。按其脏层胸膜破裂及发生后对胸腔内压力的影响，气胸可分三种临床类型。

1. 闭合性气胸（单纯性气胸）

胸膜裂口小，空气经裂孔进入胸腔后，胸腔压力升高，肺脏萎陷，其裂口随肺萎陷而关闭，于是空气停止进入胸膜腔。残存在胸腔的气体随着时间的推移被胸膜下淋巴管及血管所吸收，胸膜腔恢复负压，肺脏复张。

2. 开放性气胸（交通性气胸）

裂口较前者为大，裂口可因纤维硬化组织而固定；或因胸膜粘连牵引而裂口不能关闭，吸气时空气进入胸膜，呼气时多余的超过大气压的，空气随之排出，因此胸膜腔内压力大致与大气压相同，并不能形成高压；此类型多见创伤性气胸或支气管胸膜瘘。

3. 张力性气胸（高压性气胸）

其脏层胸膜与肺泡中的裂孔因组织结构的原因呈单向活瓣作用，吸气时空气进入胸腔，而呼气时裂口关闭，大量气体积聚在胸腔内，而且随着呼吸可在短期内（几分钟内）胸腔压力迅速升高，严重地压迫肺和胸内大静脉，纵隔向健侧移动，引起呼吸循环障碍，威胁生命。此种气胸属内科急症，须立即救治，若因医生不加警惕而误诊会引起死亡。

（二）鉴别诊断

要注意与心肌梗死、肺栓塞、巨型肺大泡的鉴别。

五、治疗

（一）治疗思路

肺压缩小于 25% 的少量气胸及大量气胸的恢复期，中药对减轻咳嗽、咳痰、胸闷、胸痛等症状有较好的疗效，并促进痊愈。对于大量气胸，必须立即采取排气手段。

（二）西医治疗

1. 卧床、吸氧

肺萎缩在 25% 以下，症状轻微者，无须抽气。应卧床休息，吸氧，2～4 周内气体可以自行吸收。

2. 人工抽气

对闭合性气胸患者可用人工抽气或气胸器抽气，以加速气胸吸收。气胸器抽气既可观察胸膜腔压力变化，又可记录抽气量。

3. 胸腔闭式引流术

适用于张力性气胸患者。方法：患者取坐位或仰卧位，于第 2 肋间锁骨中线处或第 4 肋间腋前线处，局部麻醉，用手术刀切开皮肤 2～3mm，插入带针芯的套管针达胸膜腔，退出针芯，沿套管内壁插入塑料小导管，再退出导管针，塑料导管外端接水封瓶，以胶布固定于胸壁。当水封瓶液面波动消失，肺呼吸音恢复正常，胸透肺已完全复张，可夹闭胸腔导管，观察 24 小时，X 线片证实气胸完全吸收时，可拔管。若水封瓶液面波动突然消失，患者气促加重，呼吸音减低，提示导管阻塞或扭曲，须变动位置或更换。经上述处理仍不复张时，可加负压吸引排气，但早期一般不加用负压吸引，以免关闭的气胸破口重开。

4.手术治疗

气胸经以上处理仍不吸收，可能存在支气管胸膜瘘或胸膜明显增厚，限制肺脏扩张。须开胸做裂口缝合，或肺大泡切除，或壁层胸膜切除修补术，或胸膜纤维包膜剥离术。血气胸伴活动性出血，经输血等保守治疗无效，应紧急剖胸结扎断裂的血管。

5.胸膜粘连术

经胸腔插管或在胸腔镜直视下，注入化学粘连剂（如滑石粉、50% 的葡萄糖、四环素等），使胸膜产生无菌性炎症，促使壁、脏层胸膜黏合，闭锁胸膜腔，可以有效防止气胸复发。

六、预后

预后取决于原发病、肺功能情况、气胸类型和有无并发症。早期及时处理预后良好。

第七节　肺炎

肺炎是指各种致病因素引起肺实质炎症的一种呼吸系统疾病。病因以感染最常见，故本文主要讨论感染性肺炎。其临床主要症状为寒战、高热、咳嗽、咳痰、胸痛等。

一、病因病机

（一）中医

肺炎的中医病因主要是正虚抗邪能力下降和感受风热病邪。多因素禀正气不足，肺气失于固密，或寒温失调，起居不慎而致肺卫卫外功能减弱时，均可导致外邪乘虚侵入而发病。肺炎属于中医"风温""肺热病"范畴。《温热经纬·陈平伯外感温病篇》说，"风温为病，春月与冬季居多，或恶风，或不恶风，必身热，咳嗽，烦渴"。《素问·刺热篇》说，"肺热病者，先淅然，厥起毫毛，恶风寒，舌上黄，身热。热争则喘咳，痛走胸膺背，不得太息，头痛不堪，汗出而寒"。肺热病与风温病症状相似，因此常合称风温肺热病。

1.病因

（1）寒温失调、劳倦或醉后当风，或素体虚弱，或病后体虚，正气不足，肺卫不固者，最易感受风热病邪。

（2）风热病邪从口鼻而入，乘虚侵犯肺经。

2.病机按其病变过程，有以下几种病机变化。

（1）邪犯肺卫，卫气被遏，肺失宣降。可见畏寒、寒战、高热、头痛、身痛、咳嗽、咯黏液性痰等。

（2）痰热壅肺，肺气不利：见身热不恶寒，咳嗽，气促，鼻煽，痰黄，或痰中带血或铁锈痰、胸痛等。

（3）邪气过盛，正不胜邪，邪气入里，内传营血：则面唇青紫或衄血发斑；甚至邪热内陷、逆传心包、蒙闭心窍，出现神昏谵语或昏迷不语。

（4）邪热郁闭不宣，热深厥深，四肢厥冷：邪热太盛，正气不支，或汗出太过，阴液骤耗，正不胜邪则汗出肢冷，脉微欲绝。

（5）气虚阴伤，余邪未清：可见低热，手足心热或口舌干燥，神疲体倦，气短懒言之证候。

本病病位主要在肺，病因为风热病邪，病机以痰热交阻、肺失宣肃为主要变化。在一般情况下，经过卫、气分阶段，病邪即可逐渐解除。若邪气过盛，则内传营血，或正不胜邪，出现阴竭阳脱。若治疗得当，邪退正复，可见热病恢复期气虚阴伤之象。

（二）西医

肺炎的病因繁多，如前所述有细菌、病毒、支原体、真菌、衣原体、立克次体、寄生虫等引起。在各种病因中细菌为最常见。在院内感染的肺炎中，肺炎球菌约占30%，葡萄球菌占10%，而革兰染色阴性杆菌约50%，且病死率高。余为金黄色葡萄球菌、真菌和病毒。

免疫功能低下、抗癌治疗、免疫抑制剂和抗生素应用不恰当等常导致机会感染。而院外感染仍以肺炎球菌为主（约40%），金黄色葡萄球菌、嗜肺军团菌、流感嗜血杆菌、肺炎克雷伯杆菌，病毒性肺炎和支原体肺炎亦常见。肌体免疫力低下者容易伴发卡氏肺孢子虫、军团菌、鸟型结核分枝杆菌、结核菌、弓形虫、巨细胞病毒等感染。

肺炎发病机制：①病原体空气吸入进入下呼吸道；②致病菌血流播散抵达肺部；③邻近部位炎症蔓延至肺组织；④上呼吸道如口腔定植菌误吸进入下呼吸道。

肺炎的病理：正常的呼吸道防御机制使隆突以下呼吸道无菌，当人体防御功能低下时，病原体到达下呼吸道滋生繁殖，引起肺泡毛细血管充血、水肿，肺泡内有纤维蛋白渗出和细胞浸润，气体交换出现不同程度的障碍。以下根据解剖分类详述肺炎的病理。

大叶性肺炎：病原菌先在肺泡引起炎症，以后蔓延至其他肺泡以至部分肺段或整个肺段、肺叶发生炎性改变。典型表现为肺实变，病理改变有充血期、红色肝变期、灰色肝变期和消散期。肺组织充血水肿，肺泡内浆液渗出和红、白细胞浸润吞噬细菌，继而纤维蛋白渗出物溶解、吸收，肺泡重新充气。但实际上四个病理阶段并无绝对分界，在使用抗生素情况下，这种典型的病理分期已不多见。致病菌多为肺炎球菌、葡萄球菌及一些革兰染色阴性杆菌。金黄色葡萄球菌和克雷伯杆菌所致肺炎常呈坏死改变，且容易引起空洞。

小叶性（支气管性）肺炎：病原体经支气管侵入，引起细支气管、终末细支气管和肺泡的炎症，常继发于支气管炎、支气管扩张、上呼吸道病毒感染及长期卧床的危重患者可由肺炎球菌、葡萄球菌、腺病毒、流感病毒以及肺炎支原体引起。支气管管腔内有分泌物，病变常累及下叶。

间质性肺炎：以肺间质炎症为主。多并发于小儿麻疹和成人慢性支气管炎，致病微生物以支原体、衣原体、卡氏肺囊虫、病毒为主。可由细菌或病毒引起。支气管壁和支气管周围组织受累，有肺泡壁增生和间质水肿。

二、临床表现

（一）症状

1. 病史

肺炎球菌性肺炎常有受寒、劳累、雨淋等诱因或伴慢性阻塞性肺疾病、心力衰竭等基础疾病。金黄色葡萄球菌性肺炎多见于老人和小儿，常继发于流感、麻疹等呼吸道病毒感染或继发于皮肤疮痈等感染。革兰阴性杆菌性肺炎常见于年老、嗜酒、久病体弱、慢性肺部疾病、长期使用抗生素或免疫抑制剂者。支原体性肺炎好发于儿童及青少年，常有家庭、学校或兵营的小流行。病毒性肺炎多发于婴幼儿，也可见于老年体弱者，常有病毒感染病史。军团菌肺炎一般为流行性，也可散发，易发生于中老年，尤其是激素治疗的患者。

2. 典型症状

主要表现为高热，寒战，体温可达 39～40℃，胸痛，咳嗽，气急，咳痰。肺炎球菌性肺炎痰呈铁锈色；金黄色葡萄球菌性肺炎痰呈脓性或脓血性；肺炎杆菌性肺炎痰呈脓性或棕红胶冻状；绿脓杆菌性肺炎痰呈绿色脓痰；厌氧菌性肺炎痰常伴臭味；支原体肺炎可有少量黏液或血痰；病毒性肺炎咯少量黏痰；军团菌肺炎则咯少量黏液痰或血丝痰。重症肺炎可有神经系统症状如神志模糊、烦躁不安、嗜睡、谵妄、昏迷等。

（二）体征

肺炎球菌性肺炎、金黄色葡萄球菌性肺炎、肺炎杆菌性肺炎等细菌性肺炎典型者，其患侧胸部叩诊呈浊音，语颤及语音增强，听诊可闻及管状呼吸音和湿啰音或胸膜摩擦音。支原体肺炎和病毒性肺炎的肺部体征多不明显，少数患者偶有干湿啰音。危重患者有不同程度的意识障碍、面色苍白、发绀、伴有休克者可见血压下降及四肢湿冷、少尿或无尿、脉速而细弱等表现。

（三）常见并发症

肺炎常见并发症主要有肺水肿、肺脓肿、脓胸、脓气胸、呼吸衰竭、中毒性心肌炎、脑膜炎。

三、实验室和其他辅助检查

（一）血常规检查

肺炎球菌性肺炎、金黄色葡萄球菌性肺炎、肺炎杆菌性肺炎等细菌性肺炎白细胞总数增加，中性粒细胞比例显著增高，伴核左移或有中毒颗粒。支原体肺炎和病毒性肺炎白细胞数多正常或略增多。

（二）痰检查

肺炎球菌革兰染色为阳性双球菌，金黄色葡萄球菌亦为革兰染色阳性球菌，肺炎杆菌及绿脓杆菌为革兰染色阴性杆菌。痰培养可确定致病菌，支原体肺炎痰培养分离出肺炎支原体则可确诊，病毒性肺炎痰细胞检查胞质内可出现包涵体，病毒分离有助于明确诊断。

（三）血清学检查

血清肺炎支原体、肺炎衣原体、嗜肺军团菌抗体滴度呈 4 倍或 4 倍以上变化（增高或降低），同时肺炎支原体抗体滴度（补体结合试验）≥ 1 : 64，肺炎衣原体抗体滴度（微量免疫荧光试验）≥ 1 : 32，嗜肺军团菌抗体滴度（间接荧光抗体法）≥ 1 : 128；嗜肺军团菌 I 型尿抗原检测（酶联免疫测定法）阳性；血清流感病毒、呼吸道合胞病毒等抗体滴度呈 4 倍或 4 倍以上变化（增高或降低）。符合以上情况时均可确诊。

（四）X 线检查

肺炎球菌性肺炎早期 X 线胸片可见均匀的淡影，大叶实变为片状均匀致密阴影，多呈叶、段分布。金黄色葡萄球菌性肺炎早期可呈大片絮状、密度不均的阴影，呈支气管播散，在短期内病灶迅速扩大，呈蜂窝状改变伴空洞，常伴脓胸或气胸。肺炎杆菌性肺炎呈大叶性肺炎样实变，以上叶多见，水平叶间隙下坠，有不规则透亮坏死区。绿脓杆菌性肺炎病变多呈两侧中、下肺野散在性结节状阴影。流感嗜血杆菌性肺炎表现为支气管肺炎，也可呈大叶性分布。军团菌性肺炎早期病变为单侧小片状边缘模糊的浸润性病变，随病情发展而扩大呈一叶或多叶实变，可有少量胸腔积液，少数有空洞形成。厌氧菌性肺炎多见两下肺底纹理增多粗乱，夹杂有边缘模糊的斑片状阴影，脓肿形成时可见有液平面。支原体肺炎多数呈片絮状肺段性浸润，密度淡而均匀、边缘模糊的阴影，往往由肺门向外延伸，以肺下野为多见。病毒性肺炎 X 线胸片呈斑点状、片状或密度均匀的阴影，也可见有弥漫性结节性浸润，多位于两下 2/3 肺野。立克次体肺炎可见两下肺出现片絮状边缘模糊阴影，也可呈节段性或大叶性实变。

四、诊断要点

（一）肺炎的诊断依据

1. 新近出现的咳嗽、咳痰或原有呼吸道疾病症状加重，并出现脓性痰，伴或不伴胸痛。

2. 发热。

3. 肺实变体征和（或）闻及湿性啰音。

4. WBC $> 10 \times 10^9/L < 4 \times 10^9/L$，伴或不伴细胞核左移。

5. 胸部 X 线检查显示片状、斑片状浸润性阴影或间质性改变，伴或不伴胸腔积液。

以上 1~4 项中任何 1 项加第 5 项，并除外肺结核、肺部肿瘤、非感染性肺间质性疾病、肺水肿、肺不张、肺栓塞、肺嗜酸性粒细胞浸润症及肺血管炎等后，可建立临床诊断。

6. 痰培养及免疫血清试验等检查可明确病原体。

（二）重症肺炎诊断标准

出现下列征象中 1 项或以上者可诊断为重症肺炎，需密切观察，积极救治，有条件时，建议收住 ICU 治疗。

1. 意识障碍。

2. 呼吸频率 $\geqslant$ 30 次 /min。

3. $PaO_2 < 60mmHg$，$PaO_2/FiO_2 < 300$，需行机械通气治疗。

4. 动脉收缩压 $<$ 90mmHg。

5. 并发脓毒性休克。

6. X 线胸片显示双侧或多肺叶受累，或入院 48h 内病变扩大 $\geqslant$ 50%。

7. 少尿：尿量 $<$ 20mL/h，或 $<$ 80mL/4h，或肾衰竭需要透析治疗。

五、鉴别诊断

（一）肺结核

浸润性肺结核与肺段性肺炎容易混淆，尤其是病原菌尚不清楚时诊断较为困难，但肺结核多发病缓慢，一般有轻度毒血症状：午后潮热、盗汗、消瘦，咳嗽较轻，痰呈白色黏液或带少量脓性，可有血痰或咯血，X 线表现病灶新旧不一，好发在肺的上叶后段及下叶背段。干酪性肺炎多先有长期发热、乏力、消瘦等症状，一般情况差，X 线呈大片密度增高阴影，其中有多个不规则的无壁空洞，并可见支气管扩张灶。结核菌素试验为强阳性，痰内找结核菌可明确诊断，抗结核治疗有效。

（二）支气管肺癌

常以阻塞性肺炎的形式出现，其早期 X 线征象类似于灶性肺炎，但患者年龄较大，常有吸烟史，中毒症状不明显，有刺激性咳嗽、咯血等症状，明显消瘦。其引起的阻塞性肺炎常呈叶、段分布，往往伴有肺门淋巴结肿大或肺不张，痰脱落细胞、X 线体层、CT、支气管纤维镜检查有助于诊断。

（三）渗出性胸膜炎

本病发热症状不如肺炎明显，无血痰，血常规检查白细胞多正常或稍增加，大量胸腔积液时可发生纵隔移位，叩诊浊音，听诊呼吸音减弱或消失，胸部 X 线检查可见外高内低弧形积液阴影，胸腔穿刺可抽出积液。

（四）肺栓塞

临床症状与肺炎颇类似，表现为突然发病，剧烈胸痛，与肺部体征不相称的呼吸困难、咯血、干咳及胸痛，可有休克、昏厥、发作性或进行性充血性心力衰竭等症状，常发生于外科手术、外伤、分娩、心脏病（心房纤颤者）及动、静脉炎者，无寒战、高热，咯血常为整口鲜血。血常规检查白细胞数呈中度增加，经胸片、心电图、血气分析、血液生化不能确诊，则须肺灌注和通气核素显像、肺动脉造影。

（五）传染性非典型肺炎

在流行病学方面：与发病者有密切接触史，或属受传染的群体发病者之一，或有明确传染他人的证据，或发病前两周内曾到过或居住于报告有传染性非典型肺炎疫情的地区。临床表现起病急，以发热为首发症状，体温一般 > 38℃，偶有畏寒；可伴有头痛、关节酸痛、肌肉酸痛、乏力、腹泻；常无上呼吸道卡他症状；可有咳嗽，多为干咳、少痰，偶有血丝痰；可有胸闷，严重者出现呼吸加速、气促，或明显呼吸窘迫。肺部体征不明显，部分患者可闻及少许湿啰音，或有肺实变体征。外周血白细胞计数一般不升高，或降低；常有淋巴细胞计数减少。胸部 X 线检查可见肺部有不同程度的片状、斑片状浸润性阴影或呈网状改变，部分患者进展迅速，呈大片状阴影；常为多叶或双侧改变，阴影吸收消散较慢；肺部阴影与症状、体征可不一致。使用抗生素无明显疗效。

（六）肺脓肿

急性起病，发热、咳嗽、胸痛，有大量脓臭痰，X 线影像学显示脓腔和液平。

（七）非感染性肺部浸润

须排除肺纤维化、肺水肿、肺不张、肺血管炎等非感染性肺部浸润。

六、治疗

肺炎由于病原菌不同，临床症状轻重不一，治疗有所选择。对体质较好、病情较轻者，特别是病毒性肺炎，一般可单纯用中医药进行治疗，但对年老体弱、免疫力较低、感染较重和重症肺炎者，除密切注意病情变化外，由于病情较危重，应积极予以中西医结合治疗，肺炎后期可使用中医药调理，促进病灶吸收，防止机化，增强肌体免疫力，使患者早日康复。

（一）辨证治疗

肺炎多系风热之邪袭肺所致，病变部位在肺，传变规律及辨证治疗大多遵循温病的卫气营血。卫气营血辨证是本病提高治愈率，防止变证的关键。风热与痰热是本病中心环节，故疏风清热化痰是基本治疗大法。若见阳明腑实证，当肺胃同治；若逆传心包，当凉营清心，豁痰开窍；若正不胜邪，热毒内陷，阴竭阳脱，亟当回阳救阴，益气固脱；后期阶段，邪热已退而肺胃津伤未复的，则宜甘寒清养肺胃之阴。

1. 邪袭肺卫

（1）证候特点：发病急骤，发热，恶寒，无汗或少汗，咳嗽，痰白或黄，口渴，舌边尖红，苔薄白或微黄，脉浮数。

（2）治法：辛凉解表，宣肺化痰。

（3）推荐方剂：桑菊饮合银翘散加减。

基本处方：金银花 15g，连翘 15g，桑叶 10g，菊花 10g，薄荷 6g（后下），桔梗 10g，牛蒡子 10g，芦根 15g，杏仁 12g，生甘草 6g。每日 1 剂，水煎 2 次，分 2 次服；病重者每日 2 剂，每隔 6h 服 1 次。煎药时间不宜过长，以汤药"香气"大出为度。

加减法：肺热内盛加鱼腥草、大青叶、黄芩以清泄肺热；口渴明显加天花粉、南沙参以清热生津；痰黄黏稠加浙贝母、天竺黄以清热化痰；咽痛明显加板蓝根、山豆根以清热利咽。

2. 痰热壅肺

（1）证候特点：发热，咳嗽，痰多痰鸣，痰黏或黄或带血，胸痛，气粗而喘，口渴烦躁，小便黄赤，大便干燥，舌红苔黄腻，脉弦滑数。

（2）治法：清热化痰，宣肺平喘。

（3）推荐方剂：麻杏石甘汤合苇茎汤加减。

基本处方：麻黄 9g，生石膏 30g，苇茎 18g，杏仁 12g，桃仁 12g，薏苡仁 20g，冬瓜仁 15g，甘草 6g，虎杖 20g，全栝楼 15g，黄芩 15g。水煎服，每日 2 剂，每隔 6h 服 1 次。

加减法：痰热壅盛加鱼腥草、桑白皮、金银花、浙贝母以加强清热化痰解毒之力；咯血加侧柏叶、白茅根以凉血止血；胸痛加郁金、丝瓜络以活络止痛；腑实便秘加生大黄（后下）、玄明粉冲服以通腑泄热；表证未解，仍有恶寒、发热则用生麻黄，若表证已解，可用炙麻黄。

3. 热入心包

（1）证候特点：灼热夜甚，烦躁，神昏谵语，气促，痰鸣肢厥，舌红绛，脉弦滑数。

（2）治法：清心泄热，豁痰开窍。

（3）推荐方剂：清营汤合菖蒲郁金汤加减。

基本处方：水牛角 30g（先煎），生地黄 30g，牡丹皮 12g，玄参 20g，黄连 10g，金银花 30g，连翘 20g，浙贝母 12g，石菖蒲 10g，郁金 15g，鲜竹沥 50mL（冲服），人工牛黄粉 1g（冲服）。水煎服，每日 2 剂，分 4 次服。

加减法：高热烦躁为主可加安宫牛黄丸 1 丸化开冲服以清心解毒开窍安神；神昏谵语为主可服至宝丹 1 丸以化痰开窍；高热痉厥为主可加服紫雪丹 1 丸以镇痉开窍，清热解毒；兼腑实便秘加大黄（后下）、玄明粉冲服以通腑泄热醒神。

4. 正虚欲脱

（1）证候特点：体温骤降，额出冷汗，面色苍白，口唇青紫，呼吸短促，脉微细。

（2）治法：回阳救逆，益气养阴。

（3）推荐方剂：参附汤合生脉散。

基本处方：高丽参 9g（另炖），熟附子 15g，麦门冬 12g，五味子 9g，山茱萸 15g。水煎服，日 2 剂，分 4 次服。

加减法：大汗淋漓者加煅龙骨、煅牡蛎以敛汗固脱。临床上即可用参附注射液 20mL 加入 5% 葡萄糖注射液 20mL 或 0.9% 生理盐水 20mL，静脉推注。

5. 正虚邪恋

（1）证候特点：低热不退，咳嗽减而未止，痰少黏稠不爽，神疲乏力，气短懒言，或口渴烦躁，舌红而裂，少苔，或舌淡而少津，脉细数或无力。

（2）治法：益气养阴，润肺化痰。

（3）推荐方剂：麦门冬汤合泻白散加减。

基本处方：太子参 30g，沙参 15g，麦门冬 15g，生地黄 20g，石斛 15g，杏仁 12g，川贝母 10g，桑白皮 15g，地骨皮 15g。每日 1 剂，水煎服。

加减法：低热不退加白薇、银柴胡以清虚热；纳呆加生谷芽、生麦芽、炙鸡内金以消导开胃；痰黏难咯加栝楼皮以清化痰热；腹胀加佛手、香橼皮以行气消胀。

（二）其他治疗

临床上治疗肺炎除按辨证论治口服汤药外，视具体情况可同时配合其他治疗，如口服中成药，或联用静脉滴注等，多种剂型或多种治疗方法同时使用。

1. 中成药

（1）银翘解毒片，功能：疏风解表，清热解毒。适用于肺炎初期，邪在肺卫者每次4片，每日2~3次，使用3~5天。

（2）羚羊清肺丸，功能：清肺利咽，清瘟止嗽。适用于痰热郁肺之肺炎者。每次1丸，每日3次，使用5~7天。

（3）金荞麦片，功能：清热解毒，排脓祛瘀，祛痰止咳平喘。适用于痰热壅肺之肺炎者。每次5片，每日3次，使用7天。

（4）蛇胆川贝液，功能：祛风止咳，除痰散结。适用于风热咳嗽痰多之肺炎者。每次10mL，每日2次，7天为一疗程。

（5）蛇胆陈皮液，功能：顺气，止咳，化痰。适用于痰浊阻肺咳喘、痰多之肺炎。每次10mL，每日3次，7天为一疗程。

（6）清开灵注射液，功能：清热解毒，化痰通络，醒神开窍。适用于肺炎之痰热盛或热入心包者，症见：发热、咳嗽、咯痰不爽、口渴、舌红、苔黄等。可予清开灵注射液，一日20~40mL，以5%葡萄糖注射液250mL或氯化钠注射液250mL稀释后静脉滴注，1日1次。5~7天为一疗程。

（7）痰热清注射液，功能：清热，解毒，化痰。适用于急性肺炎痰热阻肺证。每次20~30mL加入5%葡萄糖注射液250mL或0.9%氯化钠注射液250mL静脉滴注，1日1次。5~7天为一疗程。

（8）热毒宁注射液，功能：清热、疏风、解毒的功效。用于肺炎属于风热者。一次20mL，以5%葡萄糖注射液或0.9%氯化钠注射液250mL稀释后使用，滴速为每分钟30~60滴，1日1次。

（9）醒脑静注射液，功能：清热泻火，凉血解毒，开窍醒脑。适用于肺炎热盛或热入营血神昏者。可予醒脑静注射液20mL加入5%葡萄糖注射液250mL中静脉滴注，1日1次。7天为一疗程。

（10）血必净注射液，功能：化瘀解毒。用于温热类疾病，症见：发热、喘促、心悸、烦躁等瘀毒互结证；适用于因感染诱发的全身炎症反应综合征；也可配合治疗多器官功能失常综合征的脏器功能受损期。全身炎症反应综合征：50mL加0.9%氯化钠注射液100mL静脉滴注，在30~40min内滴毕，一天2次。病情重者，一天3次。多器官功能失常综合征：100mL加0.9%氯化钠注射液100mL静脉滴注，在30~40min内滴毕，一天 2 次。病情重者，一天 3 ~ 4 次。

（11）丹参注射液，功能：活血化瘀，适用肺炎见有瘀血者，特别肺炎后期，炎症吸收不良者。10 ~ 20mL 加入 5% 葡萄糖注射液 250mL 中静滴，1 日 1 次，7 天为一疗程。

（12）参麦注射液，功能：益气固脱，养阴生津生脉。适用于肺炎气阴欲脱者或后期气阴两虚者。以 50mL 加入 5% 葡萄糖注射液 250mL 静滴，1 日 1 次，7 ~ 10 天为一疗程。

（13）黄苗注射液，功能：益气养元，扶正祛邪，养心通脉，健脾利湿。适用于肺炎后期以气虚为主者。以 10 ~ 20mL 加入 5% 葡萄糖注射液 250mL 中静滴，1 日 1 次，7 ~ 10 天为一疗程。

（14）参附注射液，功能：回阳救逆，益气固脱。适用于肺炎出现阳气暴脱的厥脱证和气阳虚者。一次 20 ~ 100mL，用 5% ~ 10% 葡萄糖注射液 250 ~ 500mL 稀释后使用，或静脉推注：一次 10 ~ 20mL（用 5% ~ 10% 葡萄糖注射液 20mL 稀释后使用）。

2. 针灸

（1）风温犯肺

①取穴：合谷、曲池、外关、大椎。热甚加外关、合谷；咽痛加少商。

②操作：用泻法。留针 20min，5 次为一疗程。

（2）痰热壅肺

①取穴：合谷、曲池、尺泽、少商、肺俞。若热郁胸膈而烦躁者，加膈俞；痰热结胸者，加丰隆；大便不通者，加天枢、上巨虚。

②操作：用泻法。留针 20min，5 次为一疗程。

（3）热毒内陷

①取穴：郑门、神门、曲泽、膈俞、血海，若邪甚蒙闭心包，神昏者加水沟，也可刺水沟、十宣、曲池、委中放血。

②操作：用泻法。留针 20min，5 次为一疗程。

（4）正气暴脱

①取穴：水沟、内关，用补法，百会、气海、关元用大艾炷灸。

②操作：水沟、内关，用补法，百会、气海、关元用大艾炷灸。留针 30min，5 次为一疗程。

（5）正虚邪恋

①取穴：肺俞、膏肓俞、太渊、太溪、三阴交。低热不退加内关；痰多纳呆加足三里、中腕。

②操作：用平补平泻法。留针 20min，5 次为一疗程。

（三）西医治疗

对于感染引起的肺炎，可针对病原菌选择相应的抗生素治疗。临床上对年老、婴幼儿、体质虚弱及感染较重者，须配合西医治疗，除积极抗感染外，同时注意对症处理和支持疗法。对出现休克、呼吸衰竭和心衰者，应及时抢救。

1. 抗生素治疗

经验性治疗：首先根据地区病原体流行病学、年龄、基础疾病、有无误吸、社区或医院获得、严重程度、以前抗生素疗效，选择覆盖可能病原体的抗生素。

病原体治疗：3～5天后根据呼吸道标本培养报告和药敏试验结果调整选择经验治疗方案。

根据抗生素药代动力学和药效动力学（PK/PD）特点进行临床应用。

社区获得性肺炎：多选择大环内酯类＋第二代头孢菌素或β内酰胺类/β内酰胺酶抑制剂；呼吸喹诺酮类。

医院获得性肺炎：多选择氟喹诺酮类或氨基糖苷类＋抗绿脓杆菌β内酰胺类或β内酰胺类/β内酰胺酶抑制剂、碳青霉烯类＋万古霉素。

抗生素治疗72h后评估疗效，如无效则考虑以下可能：①抗生素未覆盖致病菌或致病菌对所用抗生素耐药；②病变系由特殊病原体如结核杆菌、真菌、病毒引起；③患者出现并发症如免疫抑制、营养不良，痰栓堵塞支气管，炎症引流不畅；④肺部浸润系非感染因素导致。

肺炎抗生素治疗，具体运用如下：

（1）肺炎球菌肺炎治疗：青霉素G静滴，热退3天可改口服，疗程7～10天左右。如患者对青霉素耐药，则选用氟喹诺酮类、头孢曲松或万古霉素。对青霉素过敏者，可选用红霉素每日1.2g；阿奇霉素每日0.5g；克林霉素每日1.2～2.4g；左氧氟沙星每日0.3～0.5g，静脉滴注。

（2）金黄色葡萄球菌性肺炎治疗：目前葡萄球菌对青霉素G耐药率达95%，故一般首选新青霉素Ⅱ每日4～6g，分次静脉滴注；或用头孢噻吩每日2～4g，头孢呋辛每日3g，分次静注或静滴；对青霉素及头孢类过敏者可选用克林霉素每日1.2～2.4g，分次静滴，或氟喹诺酮类。对甲氧西林耐药的金黄色葡萄球菌（MRSA）则应选用万古霉素每日1～2g，分次静滴，或替考拉宁或利奈唑胺等。

（3）革兰阴性杆菌肺炎治疗

①对于肠杆菌科细菌（大肠杆菌、肺炎克雷伯杆菌、阴沟杆菌、产气杆菌）可选用第三、四代头孢菌素、氟喹诺酮类联合氨基糖苷类抗生素。

②对于产生超广谱β内酰胺酶的菌株（大肠杆菌、肺炎克雷伯杆菌）选用碳青霉烯类抗生素。

③不动杆菌属感染选用β内酰胺类抗生素联合β内酰胺酶抑制剂（头孢哌酮-舒巴坦、哌拉西林-他唑巴坦）。

④假单胞菌属感染选用头孢他啶、头孢哌酮或环丙沙星联合氨基糖苷类抗生素。

⑤产头孢菌素酶 AmpC 革兰阴性杆菌选用头孢吡肟治疗。

⑥嗜麦芽窄食单胞菌感染选用日内酰胺类抗生素 β 内酰胺酶抑制剂联合制剂（头孢哌酮 - 舒巴坦）＋米诺环素。

（4）流感嗜血杆菌性肺炎治疗：可用氨苄西林 1 日 6～8g，分次静滴。目前由于对氨苄西林耐药日趋普遍，已不主张作为第一线用药，主张用二代或三代头孢菌素治疗较为适当。

（5）军团菌肺炎治疗：首选红霉素 1 日 1～2g，口服，重症患者可静脉滴注加用利福平 0.45g 口服，也可选用阿奇霉素、四环素、多西环素、环丙沙星、左旋氧氟沙星。

（6）厌氧杆菌性肺炎治疗：首选青霉素 G，一般剂量每日 480 万 U～640 万 U，重症者可加大至 1000 万 U，静脉滴注；也可选用克林霉素 1 日 1.2～1.8g，分次静滴，或与甲硝唑、替硝唑联用。

（7）支原体肺炎治疗：可选用阿奇霉素、红霉素或喹诺酮类（如莫西沙星）。红霉素 1 日 1～1.5g，或四环素 1 日 1.0～2.0g，分次口服，也可静滴。

（8）立克次体肺炎治疗：可选用四环素、多西环素、红霉素。首选四环素，每日 4 次，每次 0.5g。

（9）病毒性肺炎治疗

①利巴韦林（病毒唑）有广谱抗病毒作用。

②阿昔洛韦抗疱疹病毒。

③更昔洛韦治疗巨细胞病毒感染。

④奥司他韦为神经氨酸酶抑制剂，治疗流感病毒感染。

⑤金刚烷胺用于流感病毒感染治疗。

（10）肺念珠菌病：选择氟康唑、两性霉素 B 抗念珠菌治疗。

（11）肺曲菌病治疗：选用伏立康唑和两性霉素 B、卡泊芬净，变态反应型加用糖皮质激素。

（12）卡氏肺囊虫肺炎：治疗选用复方磺胺甲基异噁唑等。

2. 对症治疗

高热者可用冰袋敷前额，酒精拭浴，慎用解热镇痛药。有气急发垢等缺氧症状者，以鼻导管吸氧。干咳剧烈者，可用喷托维林（咳必清）25mg，每日 3 次，或可待因 15～30mg，每日 2～3 次。咳嗽痰多，则不宜用镇咳剂而要用祛痰剂，可选用氯化铵、安普素、强力稀化黏素、梭甲司坦片等口服。

3. 休克型肺炎的治疗

肺炎并发休克时，必须紧急处理，尽快进行抗休克治疗，使之恢复正常。

（1）抗感染：抗生素的应用应遵循早期、足量、广谱和有效的原则，选用的抗生素抗菌谱应足以覆盖常见致病菌，应选用强效广谱的抗菌药物或联合用药，包括对革兰阳性和阴性菌、厌氧菌有效的药物。获得细菌学证据后可根据细菌药敏试验结果和初始治疗的反应再调整抗菌药物。抗菌药物治疗的同时，应用祛痰剂等，使排痰顺畅。

（2）补液扩容：补充有效血容量是抗休克的重要抢救措施，可选用葡萄糖生理盐水、低分子葡聚糖、平衡盐液及血胶体物质。一般先给予低分子葡聚糖（或平衡盐液）500～1000mL，以迅速恢复组织灌流，在特殊情况下可输给血浆或白蛋白。输液速度宜先快后慢，用量宜先多后少，补液量视病情和心、肾功能状况而定，最好做中心静脉压测定以指导输液。

（3）纠正酸中毒：休克型肺炎患者常伴代谢性酸中毒，须及时纠正。

（4）肾上腺皮质激素：肾上腺皮质激素可稳定肌体受累部分的细胞膜，保护细胞内的线粒体和溶酶体，防止溶酶体破裂。可用氢化可的松 1 日 200～300mg，静滴；或地塞米松 1 日 20～40mg，分次静注或静滴。使用大剂量肾上腺皮质激素，常能引起体内感染的扩散以及电解质的紊乱，故休克一经改善，则应尽快撤除。

（5）应用血管活性药物：在积极补充血容量、纠正酸中毒的基础上，血压仍不回升，休克症状未改善者宜用血管活性药物。对表现为皮肤潮红、四肢温暖、冷汗少、尿量略减等，以舒血管反射占优势的高排低阻型休克，则应适当选用收缩血管药物，如间羟胺20～100mg 加入 5% 葡萄糖注射液 250mL 静脉滴注，酌情调整滴速。但因其有较明显的 α 受体兴奋作用，使内脏血管收缩而不利于休克的纠正，故最好与多巴胺联用，因后者能使肾、冠状动脉和脑血管扩张，有利于上述脏器的灌注，两者比例可为 1∶1～2∶1。此外，多巴胺尚能增加心肌收缩力及心排血量，改善心功能状态。但大剂量多巴胺兴奋 α 受体，故剂量不宜过大。也可用去甲肾上腺素，初始注射速度 0.05～0.1μg/（kg·min），然后逐渐增加剂量直至血压回升，通常最大剂量是 1μg（kg·min）。若患者表现为皮肤湿冷、心率过速、面色苍白、眼底小动脉痉挛、少尿或无尿，呈血管收缩、痉挛占优势的低排高阻型休克，多提示 α 受体过度兴奋，应使用扩张血管药物为主，可首选 α 受体阻滞剂酚妥拉明 5～10mg 加入 5% 葡萄糖注射液 250mL 中以每分钟 0.2～0.3mg 静滴。也可使用良菪碱类药物，如 654-2 每次 10～20mg，对伴有呼吸衰竭者疗效更好。但要注意，血管活性药物用药时间一般不宜超过 10h，休克控制后，应逐渐减缓滴速，乃至撤除。同时，补液应控制速度，不宜过速，以免引起肺水肿。

（6）防止心肺功能不全：发现早期心衰或急性肺水肿征象时，可用毒毛旋花子苷 0.125～0.25mg 或毛花苷 C0.2～0.4mg 加入 5% 葡萄糖注射液 20～40mL，缓慢静注，同时给予呋塞米 20～40mg 静注。呼吸困难、发绀者应予以吸氧，必要时给予呼吸机通气治疗。

（7）防止并发症：休克型肺炎易发生的并发症有急性肾衰竭、急性呼吸窘迫综合征、弥散性血管内凝血、急性左心衰、心律失常、电解质紊乱等，应积极予以处理。

第八节　肺脓肿

肺脓肿是多种病因所引起的肺化脓性感染，伴有肺组织炎性坏死、脓腔形成。临床表现为高热、咳嗽和咳大量脓臭痰。其致病菌多为金黄色葡萄球菌、化脓性链球菌、革兰阴性杆菌和厌氧菌等。因感染途径不同，可分为吸入型、血源性和继发性三种。病程在3个月以内者为急性肺脓肿；若病情未能控制，病程迁延至3个月以上者则为慢性肺脓肿。

本病多发生于青壮年，男多于女。临床主要表现为高热、咳嗽、胸痛及咯大量脓臭痰。根据其证候特征，系属于中医"肺痈"范畴。

一、病因病理

外邪犯肺是肺脓肿形成的主要原因；而正气虚弱，或痰热素盛、嗜酒不节、恣食辛热厚味等，致使湿热内蕴，则是易使肌体感邪发病的内在因素。

由于风热之邪袭肺，或风寒郁而化热，蕴结于肺，肺受邪热熏灼，清肃失司，气机壅滞，阻滞肺络，致使热结血瘀不化而成痈；继而热毒亢盛，血败肉腐而成脓；脓溃之后，则咳吐大量脓臭痰。若热毒之邪逐渐消退，则病情渐趋改善而愈；但若误治或治疗措施不力，迁延日久，热毒留恋不去，则必伤及气阴，形成正虚邪实的病理状态。

二、诊断

（一）临床表现

1. 病史

往往有肺部感染或异物吸入病史。

2. 症状

常骤起畏寒、发热等急性感染症状。初多于咳或有少量黏液痰，约一周后出现大量脓性痰，留置后可分为三层，下层为脓块，中层为黏液，上层为泡沫，多有腥臭味；炎症累及壁层胸膜可引起胸痛，且与呼吸有关。病变范围大时可出现气促。有时还可见有不同程度的咯血。

3. 体征

肺部体征与肺脓肿的大小和部位有关。初起时肺部可无阳性体征，或患侧可闻及湿啰音；病变继续发展，可出现肺实变体征，可闻及支气管呼吸音；肺脓腔增大时，可出现空瓮音；病变累及胸膜可闻及胸膜摩擦音或呈现胸腔积液体征。血源性肺脓肿大多无阳性体征，慢性肺脓肿常有杵状指（趾）。

（二）实验室检查

急性肺脓肿血白细胞总数达（20～30）×10^9/L，中性粒细胞百分率在90%以上，核明显左移，常有中毒颗粒。慢性患者的血白细胞可稍升高或正常，红细胞和血红蛋白减少。血源性肺脓肿时，血培养可检出致病菌。

（三）特殊检查

1.X线检查

早期多呈大片浓密模糊浸润阴影，边缘不清，或为团片状浓密阴影，分布在一个或数个肺段。当肺组织坏死、肺脓肿形成后，脓液经支气管排出后，则脓腔病灶内可出现空洞及液平，脓腔内壁光整或略有不规则。恢复期脓腔逐渐缩小、消失，最后仅残留纤维条索阴影。慢性肺脓肿脓腔壁增厚，内壁不规则，有时呈多发性，周围有纤维组织增生及邻近胸膜增厚，肺叶收缩，纵隔可向患侧移位。血源性肺脓肿，病灶分布在一侧或两侧，呈散在局限炎症，或边缘整齐的球形病灶，中央有小脓腔和气液平。炎症吸收后，亦可能有局灶性纤维化或小气囊后遗阴影。肺部CT则能更准确定位及区别肺脓肿和有气液平的局限性脓胸，发现体积较小的脓肿和葡萄球菌肺炎引起的肺气囊，并有助于做体位引流和外科手术治疗。

2. 细菌学检查

痰涂片革兰染色，痰、胸腔积液和血培养，以及抗菌药物的药敏试验，有助于确定病原体和指导选择抗菌药物。

3. 气管镜检查

有助于明确病因和病原学诊断，并可用于治疗。如有气道内异物，可取出异物使气道引流通畅。还可取痰液标本进行需氧和厌氧菌培养。经支气管镜对脓腔进行冲洗、吸引脓液、注入抗菌药物等，可以提高疗效与缩短病程。

三、鉴别诊断

（一）细菌性肺炎

早期肺脓肿与细菌性肺炎在症状和X线改变很相似，有时甚难鉴别。一般而言，细菌性肺炎高热持续时间短，起病后2～3天，多数患者咯铁锈色痰，痰量不多，且无臭味，经充分和有效的治疗后体温可于5～7天内下降，病灶吸收也较迅速。

（二）空洞性肺结核

本病常有肺结核史，全身中毒症状不如肺脓肿严重，痰量也不如肺脓肿多，一般无臭味，且不分层。X 线显示空洞周围炎症反应不明显，常有新旧病灶并存，同侧或对侧可有播散性病灶，痰检查可找到结核菌，抗结核药物治疗有效。

（三）支气管肺癌

本病多见于 40 岁以上，可出现刺激性咳嗽及痰血、多无高热，痰量较少，无臭味，病情经过缓慢；X 线表现为空洞周围极少炎症，可呈分叶状，有细毛刺，洞壁厚薄不均，凹凸不平，少见液平，肺门淋巴结可肿大；血检白细胞总数正常，痰中可找到癌细胞。

四、并发症

本病的并发症有支气管扩张、支气管胸膜瘘、脓气胸、大咯血及脑脓肿等。

五、临证要点

肺脓肿系邪热郁肺，肺气壅滞，痰热瘀阻所致。初期为表邪不解，热毒渐盛，治疗宜在辛凉解表的基础上，酌情配合清热解毒类药以截断邪热传里。若热毒炽盛，痰瘀互结不化，酿成脓肿，甚而脓肿溃破，咳吐大量脓臭痰时，则须采用苦寒清解之品，佐以化痰祛瘀利络，以直折壅结肺经热瘀之邪；如肺移热于大肠，出现腑气不通，大便秘结，但正气未虚者，可予通腑泄热治之。至于肺脓肿后期或转变为慢性者，往往存在正气虚弱而余热未清的病理状况，此时应注意扶正，宜益气养阴以复其元，清热化痰以清余邪，切不可纯用补剂，以免助邪资寇，使之死灰复燃。

六、辨证施治

（一）邪热郁肺

主症：畏寒发热，咳嗽胸痛，咳而痛甚，咳痰黏稠，由少渐多，呼吸不利，口鼻干燥；舌苔薄黄，脉浮滑而数。

治法：疏风散热，清肺化痰。

处方：银翘散加减。

银花 30g，连翘 30g，淡豆豉 9g，薄荷 6g（后下），甘草 6g，桔梗 12g，牛蒡子 9g，芦根 30g，荆芥穗 6g，竹叶 9g，败酱草 30g，鱼腥草 30g，黄芩 12g。

肺脓肿病初多表现为表热实证，与上呼吸道感染以及肺炎早期的症状颇相类似，往往甚难鉴别。在临床上，此时采用银翘散或桑菊饮以清热散邪至为合拍。但要注意，本病乃属大热大毒之证，不能按一般常法治疗。因此，在应用银翘散时，宜适当加入败酱草、鱼腥草、黄芩等清热解毒药物以增强消炎防痈的作用。邪热亢盛，极易伤阴耗液，方中芦根具有清热生津之功，用量宜重，以新鲜多汁者为佳，干者则少效；淡竹叶能清心除烦，也属必不可少之品。此外，如咳嗽较剧者，可加桑白皮、杏仁、枇杷叶、浙贝；胸痛明显者酌加广郁金、栝楼皮、丝瓜络；食欲较差者，加鸡内金、谷麦芽、神曲等以醒脾开胃。根据一些医生的经验，若痰量由少而转多，发热持续不退者，有形成脓肿之可能，应重用鱼腥草，以鲜者为佳，剂量可加至 45～60g；也可酌加丹皮、红藤，此乃治疗肠痈之要药，移用于治疗肺脓肿，颇有异曲同工之妙。

（二）热毒血瘀

主症：壮热不退，汗出烦躁，时有寒战，咳嗽气急，咳吐脓痰，气味腥臭，甚则吐大量脓痰如沫粥，或痰血相杂，胸胁作痛，转侧不利，口干舌燥 - 舌质红绛，舌苔黄腻，脉滑数。

治法：清热解毒，豁痰散结，化瘀排脓。

处方：千金苇茎汤合桔梗汤加减。

鲜芦根 30～45g，冬瓜仁 15～30g，鱼腥草 30g，桔梗 15g，甘草 5g，薏苡仁 30g，桃仁 10g，黄芩 15g，黄连 5g，银花 30g，金荞麦 30g，败酱草 30g，桑白皮 12g。

肺脓肿发展至成脓破溃阶段，其实质乃为邪热、血败瘀阻所致。因而必须重用清热解毒药物，若热势燎原，病情重笃者，可每日用 2 剂，日服 6 次，待病情基本控制，肺部炎性病变明显消散，空洞内液平消失，才可减轻药量，否则病情易于反复。同时，为促使脓痰能尽快排出，桔梗一药非但必不可少，而且剂量宜大，可用至 15～30g，即使药后略有恶心等不良反应也无妨。此药开肺排脓化痰之力较强，为历代医家屡用屡验的治疗肺痈要药。但用时要注意的是，对于脓血相兼者，其用量以 9～12g 为宜；脓少血多者，6g 已足矣；纯血无脓者则慎用或禁用，以免徒伤血络。此外，对因热结腑实，大便秘结者，可加大黄、枳实以通里泄热；咳剧及胸痛难忍者，酌加杏仁、浙贝、前胡、广郁金、延胡索、川楝子以理气镇痛、化痰止咳；呼吸急促、喘不得卧者则加甜葶苈、红枣以泻肺平喘；高热神昏谵语者加服安宫牛黄丸以开窍醒神；血量较多时常加三七及白及研末冲服。

值得一提的是，本方中所用的金荞麦一药，即蓼科植物之野荞麦，具有清热解毒、润肺补肾、活血化瘀、软坚散结、健脾止泻、收敛消食、祛风化湿等多种功效。据中国医科院药物研究所等单位的研究结果，认为本品系一种新抗感染药，有抗炎解热、抑制血小板聚集以及增强巨噬细胞吞噬功能等作用。它虽然不能直接杀菌，但可通过调节肌体功能，提高免疫力，降低毛细血管通透性，减少炎性渗出，改善局部血液循环，加速组织再生和修复过程，从而达到良好的治疗效果。南通市中医院以该药制成液体剂型，先后经临床验证达千余例，疗效满意；近年并提取出其有效成分——黄烷醇，制成片剂应用于临床，也同样有效。有学者的实践结果表明，以本药配合败酱草、鱼腥草、黄芩、黄连等药组方，对增强解毒排脓及促进炎性病灶的吸收，比单用金荞麦则更胜一筹。

（三）正虚邪恋

主症：身热渐退，咳嗽减轻，脓痰日少，神疲乏力，声怯气短，自汗盗汗，口渴咽干，胸闷心烦。舌质红，苔薄黄；脉细数无力。

治法：益气养阴，扶正祛邪。

处方：养阴清肺汤合黄芪生脉饮、桔梗杏仁煎加减。

黄芪 15～30g，麦冬 12g，太子参 15～30g，大生地 15～30g，玄参 12g，甘草 6g，浙贝 9g，丹皮 12g，杏仁 9g，桔梗 9g，百合 12g，银花 30g，金荞麦 30g，薏仁 30g。

肺脓肿在发展过程中最易耗气伤阴，尤其在大量脓痰排出之后，此时邪势虽衰，但正虚渐明，亟须采用益气养阴之剂，临床常常选用养阴清肺汤合黄芪生脉饮等。以扶其正气，清其余热。用药时宜注意的是：补肺气不可过用甘温，以防助热伤阴；养肺阴则不可过用滋腻，以防碍胃困脾。益气生津选用太子参或绞股蓝为宜，养阴则以玉竹、麦冬、百合、沙参为妥。但须指出，本病不宜补之过早，只有在热退、咳轻、痰少，且有明显虚象时，方可适当进补。同时，在扶正之时，不可忘却酌用祛邪药物，故方中合用桔梗杏仁煎以及适当选用金荞麦、银花等清热解毒、宣肺化痰、利气止咳之品。只有这样，才能达到既防余热留恋，又可振奋正气的作用。另外，对于病后自汗、盗汗过多者，可加用炒白术、防风、浮小麦、稽豆衣以固表敛汗；如低热不退者，可加青蒿、地骨皮、炙鳖甲、银柴胡等以清虚热；脾虚纳呆、便溏、腹胀者，酌加炒白术、茯苓、扁豆、鸡内金、神曲、谷麦芽等开胃运脾类药，以生金保肺。

七、西医治疗

（一）控制感染

急性肺脓肿大多数为厌氧菌感染，因此，早期的一线治疗首选青霉素 G，一般可用 240 万～1000 万 U/d，对于轻症患者，静脉青霉素，甚至口服青霉素或头孢菌素常可获痊愈，但随着细菌耐药的出现，尤其是产生 β-内酰胺酶的革兰阴性厌氧杆菌的增多，青霉素 G 的治疗效果欠佳，甚至治疗失败。而用甲硝唑 0.4g，每日 3 次口服或静脉滴注，辅以青霉素 G，对严重厌氧菌肺炎是一种有效选择；甲硝唑对所有革兰阴性厌氧菌有很好的抗菌效果，包括脆弱杆菌和一些产 β-内酰胺酶的细菌。甲硝唑治疗厌氧性肺脓肿或坏死性肺炎时，则常须与青霉素 G（或红霉素）连用。青霉素 G 对某些厌氧性球菌的抑菌浓度须达 8μg/mL，故所需治疗量非常大（成人需 1000 万～2000 万 U/d），因此目前青霉素 G、氨苄西林、阿莫西林不再推荐单独用于中重度厌氧性肺脓肿或坏死性肺炎的治疗。同时即做痰菌培养以及药物敏感试验，然后根据细菌对药物的敏感情况应用相应的抗生素。头孢西丁、苄基青霉素和哌拉西林对脆弱菌属、一些产内酰胺酶的拟杆菌、大多数厌氧菌及肠杆菌科细菌有效。头孢西丁对金黄色葡萄球菌有效，而哌拉西林对铜绿假单胞菌有很好抗菌活性，亚胺培南、美洛培南对所有厌氧菌都有较好抗菌活性，内酰胺/β-内酰胺酶抑制剂，如替卡西林/克拉维酸、氨苄西林/舒巴坦对厌氧菌、金黄色葡萄球菌和很多革兰阴性杆菌有效，氯霉素对大多数厌氧菌包括产β-内酰胺酶的厌氧菌有效，新一代喹诺酮类药物对厌氧菌具有较好抗菌活性。治疗疗程基本为2~4个月，须待临床症状及X线胸片检查炎症病变完全消失后才能停药。

血源性肺脓肿多为葡萄球菌和链球菌感染，可选用耐β-内酰胺酶的青霉素或头孢菌素，如氨苄西林/舒巴坦、哌拉西林/舒巴坦、头孢哌酮/舒巴坦钠等。若为耐甲氧西林的葡萄球菌，应选用万古霉素1~2g/d分次静滴，或替考拉宁首日0.4g静滴，以后0.2g/d，或利奈唑胺0.6g每12小时1次静滴或口服。对于肺炎克雷伯杆菌或其他一些兼性或需氧革兰阴性杆菌，氨基糖苷类抗生素治疗效果肯定。因庆大霉素耐药率的升高，目前较推荐使用阿米卡星，半合成青霉素、氨曲南、β-内酰胺/β-内酰胺酶抑制剂亦有较好抗菌疗效。复方磺胺甲噁唑和新一代喹诺酮对很多非厌氧革兰阴性杆菌有效，常用于联合治疗。在重症患者，特别是免疫抑制患者，内酰胺类抗生素和氨基糖苷类抗生素组合，也是一种不错的选择，亚胺培南、美洛培南基本能覆盖除耐甲氧西林金黄色葡萄球菌以外的大部分细菌，故亦可选择。

（二）痰液引流

1. 祛痰剂

化痰片500mg，每日3次口服；或氨溴索片30mg，每日3次口服；或吉诺通胶囊300mg，每日3次餐前口服；必要时应用氨溴索注射液静脉注射。

2. 支气管扩张剂

对于痰液较浓稠者，可用雾化吸入生理盐水以湿化气道帮助排痰，也可以采用雾化吸入氨溴索、异丙托溴铵、特布他林等化痰及支气管舒张剂，以达到抗炎化痰的目的，每日2~3次。

3. 体位引流

按脓肿在肺内的不同部位以及与此相关的支气管开口的方向，采用相应的体位引流。每日2~3次，每次10~15分钟。同时，可嘱患者做深呼吸及咳嗽，并帮助拍背，以促使痰液之流出。但对于体质十分虚弱及伴有严重心肺功能不全或大咯血的患者则应慎用。

4. 支气管镜

经支气管镜冲洗及吸引也是引流的有效方法。

5. 经皮肺穿刺引流

主要适用于肺脓肿药物治疗失败，患者本身条件不能耐受外科手术、肺脓肿直径>4cm，患者不能咳嗽或咳痰障碍不能充分地自我引流，均质的没有痰气平面的肺脓肿，CT引导下行经皮肺穿刺引流可增加成功率，减少其不良反应。

（三）其他

1. 增强肌体抗病能力

加强营养，如果长期咯血，出现严重贫血时可少量间断输注同型红细胞。

2. 手术治疗

肺脓肿病程在三个月以上，经内科治疗病变无明显好转或反复发作者；合并大咯血有危及生命之可能者；伴有支气管胸膜瘘或脓胸经抽吸、引流和冲洗疗效不佳者；支气管高度阻塞使感染难以控制或不能与肺癌、肺结核相鉴别者，均须外科手术治疗。对病情重不能耐受手术者，可经胸壁插入导管到脓腔进行引流术前应评价患者一般情况和肺功能。

第九节 支气管哮喘

支气管哮喘(Bronchial Asthma)简称哮喘，是由多种细胞（如嗜酸性粒细胞、肥大细胞、中性粒细胞、T淋巴细胞、气道上皮细胞等）和细胞组分参与的气道慢性炎症性疾病。这种慢性炎症使易感者对各种激发因子具有气道高反应性，并可引起气道缩窄。常常出现广泛多变的可逆性气流受限，表现为反复发作性的喘息、呼吸困难、胸闷或咳嗽等症状，常在夜间和（或）清晨发作、加剧，多数患者可自行缓解或经治疗后缓解。但治疗不当，病久可产生气道不可逆性缩窄和气道重构，因此，合理的防治至关重要。

本病与中医学中的"哮病"相似。

一、病因病理

（一）西医病因病理

1. 病因及发病机制

（1）病因：目前认为哮喘多数是在遗传的基础上受到体内、外某些因素激发而产生。

第一，遗传因素：哮喘的发病因素较复杂，现在还不十分清楚，大多认为与多基因(IgE

调节基因和特异性反应相关的基因）遗传有关，其中以患者对环境中某些激发因素具有高反应性为重要特征。

第二，激发因素：①吸入物：吸入物包括特异性和非特异性两类。前者如花粉、尘螨、动物毛屑、真菌等；后者包括硫酸、氨气、氯气、工业粉尘、油烟、甲醛、甲酸、煤气、二氧化硫等。②感染：细菌、病毒、支原体、寄生虫、原虫等感染。③食物：鱼、虾、蟹、牛奶、蛋类等。④药物：阿司匹林（阿司匹林诱发哮喘，如患者有鼻息肉或慢性鼻窦炎，又对阿司匹林耐受低下，称为阿司匹林三联征）、普萘洛尔（心得安，可阻断β受体而引起哮喘）等。⑤其他：剧烈运动、气候骤然变化、妊娠、月经、精神因素、接触工业染料、农药等也可诱发哮喘。

（2）发病机制：哮喘的发病机制与变态反应、气道炎症、气道高反应性及神经等因素相互作用有关。

①变态反应：当激发因素刺激具有特异性体质的须体后，可导致Ⅰ型变态反应，使细胞合成并释放多种炎性介质（如组胺、5-羟色胺、慢反应物质、缓激肽等），导致支气管平滑肌收缩、黏液分泌增加、血管通透性增高和炎症细胞浸润。炎症细胞在介质的作用下又可分泌多种炎性介质，使气道炎症加重，导致哮喘发作。

②气道炎症：气道炎症说是近年来哮喘发病机制研究的重大进展，气道慢性炎症被认为是哮喘的本质。气道炎症是由多种细胞，特别是肥大细胞、嗜酸性粒细胞和T淋巴细胞参与，并有50多种炎症介质和25种以上的细胞因子互相作用的一种慢性非特异性炎症，它们相互作用构成交叉的网络，使气道反应性增高，黏液分泌物及血管渗出增多，气道收缩。

此外，各种细胞因子及环境刺激因素作用于气道上皮细胞及血管内皮细胞产生的内皮素，是引起气道收缩和重构的重要介质，是迄今所知最强的支气管平滑肌收缩剂。总之，哮喘的炎症反应是由多种炎症细胞、炎症介质和细胞因子参与的相互作用的结果，关系极为复杂，有待深入研究。

③气道高反应性（Airway Hyper Responsiveness，AHR）：哮喘发生发展的另一个重要因素是哮喘患者具有气道高反应性。气道高反应性是指气道对正常不引起或仅引起轻度应答反应的刺激物出现过度的气道收缩反应。气道炎症是导致气道高反应性的重要机制之一。

④神经机制：哮喘发病的另一个重要原因是神经因素，主要表现在胆碱能神经功能亢进。支气管受胆碱能神经、肾上腺素能神经、非肾上腺素能非胆碱能神经（NANC）等复杂的自主神经支配。NANC能释放舒张支气管平滑肌的神经介质如血管活性：肠肽（VIP）、一氧化氮（NO）及收缩支气管平滑肌的介质如P物质、神经激肽，两者平衡失调，则可引起支气管平滑肌收缩。

2. 病理

哮喘疾病早期，很少有器质性改变。随着疾病的发展肉眼可见肺膨胀及肺气肿，肺柔软疏松有弹性，支气管和细支气管内有黏稠痰液及黏液栓。支气管壁增厚（各种细胞外基质成分在气道壁沉积增多是慢性哮喘气道壁增厚的原因之一），黏膜充血肿胀形成皱襞，黏液栓塞，致局部肺不张。显微镜下见气道上皮下有嗜酸性粒细胞、中性粒细胞、淋巴细胞、肥大细胞、肺泡巨噬细胞浸润。支气管内分泌物潴留，气道黏膜下组织水肿，微血管扩张，通透性增加，纤毛上皮剥离，基底膜露出，杯状细胞增生等。支气管哮喘长期反复发作，致支气管平滑肌细胞增生肥厚，气道上皮细胞下纤维化，基底膜增厚，导致气道重构和周围肺组织对气道的支持作用消失。

（二）中医病因病机

哮病由于外邪、饮食、情志、劳倦等诱因，引动内伏之宿痰，致痰阻气道，肺气上逆，气道挛急而发病。伏痰的产生，主要由于肺不能布散津液，脾不能运化精微，肾不能蒸化水液，以致津液凝聚成痰，伏藏于肺，成为发病的"夙根"。

1. 发作期

哮病发作的基本病理变化为"诱因"引动"内伏之痰"，痰随气升，气因痰阻，相互搏结，壅塞气道，肺气宣降失常，气道挛急狭窄，通畅不利，而致痰鸣如吼，咳痰喘促。

哮病的病位主要在肺系，发作时的病理关键为痰阻气闭，以邪实为主。由于诱因不同，体质差异，故有冷哮、热哮之分。

（1）冷哮：寒痰伏肺，或素体阳虚，痰从寒化，遇风寒外感，或吸入烟尘、花粉、动物毛屑、异味等，或贪食生冷，寒饮内停，或进食海膻发物，致痰升气阻，肺失宣降，肺管狭窄。

（2）热哮：素体热盛，痰从热化，或伏痰遇风热外感，或嗜食酸咸甘肥，积痰蒸热，热痰蕴肺，壅阻气道，肺失宣降，肺管狭窄，发为哮喘。

（3）喘脱：严重者发作持续不解，致肺气欲绝，心肾阳衰，可发生喘脱危候。

2. 缓解期

若长期反复发作，寒痰伤及脾肾之阳，痰热耗灼肺肾之阴，则可由实转虚，平时表现肺、脾、肾等脏气虚弱之候。在平时自觉短气，疲乏，并有轻度喘哮，难以全部消失。

（1）肺虚：哮喘日久，肺虚不能主气，气不化津，则痰浊内蕴，肃降无权，并因卫外不固，而更易受外邪的侵袭。

（2）脾虚：哮喘日久，脾失健运，不能化水谷为精微，上输养肺，反而聚湿生痰，上贮于肺。

（3）肾虚：哮喘日久，肾虚气损，不能摄纳肺气，气浮于上，动则气急。肾精亏虚，摄纳无权，则阳虚水泛为痰，或阴虚虚火灼津成痰，上干于肺，加重肺气之宣降失常。

由于肺、脾、肾三脏之间的相互影响，临证表现为肺脾气虚或肺肾两虚之象。

二、临床表现

（一）主要症状

本病呈发作性。典型的支气管哮喘，发作前有先兆症状（打喷嚏、流涕、鼻痒、咳嗽、胸闷等），发作时患者突感胸闷窒息，咳嗽，迅即出现伴有哮鸣音的呼气性呼吸困难，严重者被迫采取坐位或呈端坐呼吸，甚则出现发绀，烦躁汗出临床症状可持续数分钟或数小时自行或用支气管扩张药治疗后缓解，具有在夜间及凌晨发作或加重的特点。哮喘严重发作，持续24小时以上，经治疗不缓解者，称为"哮喘持续状态"，患者呼吸困难加重，发绀，大汗淋漓，面色苍白，四肢厥冷，因严重缺氧、二氧化碳潴留而致呼吸衰竭。缓解期无任何症状或异常体征。某些患者在缓解数小时后可再次发作。

（二）体征

哮喘发作时胸部呈过度充气状态，双肺广泛哮鸣音，呼气音延长。轻度哮喘或哮喘发作严重时，肺部可无哮鸣音。哮喘发作严重时出现心率增快、奇脉、胸腹部反常运动和发绀。并发呼吸道感染时，肺部可听到湿啰音。非发作期体检可无阳性体征。

（三）并发症

发作时可并发气胸、纵隔气肿、肺不张；长期反复发作和感染可并发慢性支气管炎、肺气肿、支气管扩张、间质性肺炎、肺纤维化和肺源性心脏病。

三、实验室及其他检查

（一）血液检查

发作时可有嗜酸性粒细胞增高。如并发呼吸道感染时，可有白细胞总数及中性粒细胞增高。

（二）呼吸功能检查

1.通气功能检测：哮喘发作时呼气流速的全部指标均明显下降，用力肺活量减少，残气量、功能残气量和肺总量增加，残气量与肺总量比值增大。

2.支气管激发试验（Bronchial Provocation Test，BPT）：吸入激发剂后其通气功能下降，气道阻力增加。激发试验只用于1秒钟用力呼气量（FEVQ占预计值的70%以上的患者），

如 FEV_1 下降 ≥ 20%（指在设定的激发剂量范围内），可诊断为激发试验阳性。

3.支气管舒张试验（Bronchial Dilation Test，BDT）：FEV_1 比用药前增加 12%，且绝对值 200mL，呼气峰流速（PEF）较治疗前增加 60L/min 或增加 > 20%，可诊断为支气管舒张试验阳性。

4.PEF 及其变异率的测定：PEF 可反映气道功能的变化。哮喘发作时 PEF 下降，因哮喘常于夜间或凌晨发作或加重，使通气功能下降，故其通气功能具有时间节律变化的特点。若 24 小时内 PEF 或昼夜 PEF 变异率 320%，符合气道气流受限可逆性改变的特点。

（三）痰液检查

可见较多嗜酸性粒细胞。

（四）动脉血气分析

哮喘发作严重时可有不同程度的动脉血氧分压（PaO_2）降低，气道严重阻塞，还可伴二氧化碳潴留，出现呼吸性酸中毒。如缺氧明显，可合并代谢性酸中毒。

（五）胸部 X 线检查

早期发作时可见两肺透亮度增加，缓解期多无明显异常。

（六）特异性变应原的检测

1.特异性 IgE 的测定：变应性哮喘患者血清特异性 IgE 明显增高。

2.皮肤过敏原测试：根据病史和生活环境选择可疑的过敏原进行测试，可通过皮肤点刺的方法进行。皮试阳性患者对该过敏原过敏。吸入过敏原测试因具有一定的危险性，已较少应用。

四、诊断与鉴别诊断

（一）诊断

1.诊断要点。典型发作者诊断不困难，根据病史及以下临床症状、体征和肺功能检测可诊断。

（1）反复发作喘息、呼吸困难、胸闷或咳嗽，多与接触变应原、冷空气、物理性或化学性刺激、病毒性上呼吸道感染、运动等有关。

（2）发作时在双肺可闻及散在或弥漫性以呼气相为主的哮鸣音，呼气相延长。

（3）上述症状可经治疗缓解或自行缓解。

（4）症状不典型者（如无明显喘息或体征）应至少具备以下一项试验阳性：①支气

管激发试验或运动试验阳性。②支气管舒张试验阳性。③昼夜 PEF 变异率 220%。

（5）除外其他疾病所引起的喘息、胸闷和咳嗽。

2.分期及病情严重程度分级。可将支气管哮喘分为急性发作期、慢性持续期和缓解期。

（1）急性发作期：指气促、胸闷、咳嗽等症状突然发生或加重，患者常有呼吸困难，以呼气流量降低为特征，常是接触变应原等刺激物或治疗不当所致。哮喘急性发作时病情轻重不一，病情加重可在数小时或数天内出现，偶尔可在数分钟内危及生命，故应对病情做出正确的评估，有利于及时有效的紧急治疗。

（2）非急性发作期病情的总评价：许多哮喘患者即使没有急性发作，但在相当长的时间内总是不同频度和（或）不同程度地出现症状（喘息、咳嗽、胸闷等），因此需要依据就诊前临床表现、肺功能以及为控制其症状所需用药对其病情进行总的估价。

（3）缓解期：指经过治疗或未经过治疗症状、体征消失，肺功能恢复到急性发作前水平，并维持 3 个月以上。

（二）鉴别诊断

1.左心衰竭引起的喘息样呼吸困难

过去称为心源性哮喘，发作时症状与哮喘相似，但患者多有高血压、冠状动脉粥样硬化性心脏病、风湿性心脏病和二尖瓣狭窄等病史和体征。常咳粉红色泡沫痰，左心扩大，心率增快，心尖部可闻及奔马律，双肺可闻及广泛哮鸣音及湿啰音。

2.慢性阻塞性肺疾病（COPD）

患者有慢性咳嗽、喘息史，有加重期。有肺气肿体征，两肺可闻及湿啰音。

3.变态反应性肺浸润

见于肺嗜酸性粒细胞增多性浸润、热带嗜酸性细胞增多症、多源性变态反应性肺泡炎等疾病。患者可出现哮喘症状，但症状较轻，常有发热，且多有寄生虫、原虫、花粉、化学药品、职业粉尘等接触史。

4.支气管肺癌

肺癌压迫或伴发感染导致支气管阻塞时，可出现类似哮喘样发作，出现呼吸困难，肺部可闻及哮鸣音，但患者发病常无诱因，咳嗽可伴有血痰。胸部 X 线、胸部 CT、痰查脱落细胞、纤维支气管镜或核磁共振等检查，有助于鉴别诊断。

五、治疗

（一）治疗思路

目前哮喘尚无特效治疗，但长期规范化治疗可使哮喘症状得到控制，减少复发甚至不发作。治疗原则：脱离变应原，舒张支气管，治疗气道炎症，以缓解哮喘发作及控制或预防哮喘发作，部分中药可减少炎性介质对气道的浸润，拮抗炎性细胞释放炎性介质。缓解期中医治疗具有优势，通过补益肺脾肾，可提高肌体免疫力，预防和减少复发。

（二）西医治疗

1. 脱离变应原

立即脱离变应原是防治哮喘最有效的方法。

2. 药物治疗

（1）支气管舒张剂

① β_2 受体激动剂：作为激素的补充治疗，是缓解轻中度急性哮喘症状的首选药物，也可用于运动性哮喘的预防。

沙丁胺醇（Salbutamol）、特布他林（Terbutaline），非诺特罗（Fenoterol）等，属短效应受体激动剂，作用时间为 4～6 小时。丙卡特罗（Procaterol）、沙美特罗（Sakneterol）和福莫特罗（Formoterol）等属长效 β_2 受体激动剂，作用时间为 10～12 小时。长效 β_2 受体激动剂尚具有一定的抗气道炎症、增强黏液 - 纤毛运输功能的作用，适用于夜间哮喘。长期应用 β_2 受体激动剂可导致患者 β_2 受体功能下调，气道反应性增高，会增加哮喘发作次数，因此不应长期应用。

② 茶碱类：是我国第一线夜间发作首选药。本品与 β_2 受体激动剂联合应用时易诱发心律失常，应慎用，并适当减少剂量。与糖皮质激素合用具有协同作用。

③ 抗胆碱药物：异丙托溴铵可阻断气道平滑肌上 M 胆碱受体，抑制胆碱能神经对气道平滑肌的控制，使气道平滑肌松弛，气道扩张。与 β2 受体激动剂联合吸入具有协同作用，尤其适用于夜间哮喘。选择性 M_1、M_3 受体拮抗剂如泰乌托品（噻托溴铵，Tiotropium Bromide）作用更强，持续时间更长，不良反应更少。

（2）抗炎药：此类药物主要治疗哮喘的气道炎症，故称为抗炎药。

① 糖皮质激素：是最有效的抗变态反应炎症的药物。给药途径包括吸入、口服和静脉应用等。

吸入剂：吸入治疗是目前推荐长期抗炎治疗哮喘的最常用方法，包括倍氯米松（Beclomethasone，BDP）、氟替卡松（Fluticasone）和布地奈德（Budesonide）等，轻症哮喘吸入量为 200～500μg/d，中度持续者 500～1 000μg/d，重度持续者一般每日超过 1000μg（不宜超过每日 2 000μg，氟替卡松剂量宜减半）。吸入药物全身不良反应少，少数可引起口腔念珠菌感染、呼吸道不适和声音嘶哑，吸药后应用清水漱口。长期使用较大剂量（每日超过 1 00μg）者，应注意预防全身不良反应，如骨质疏松、肾上腺皮质功能抑制等，为减少吸入大剂量糖皮质激素的不良反应，可与长效 β_2 受体激动剂、控释茶碱或白三烯受体拮抗剂等联合用药。

口服剂：泼尼松、泼尼松龙。用于吸入糖皮质激素无效或需要短期加强的患者，可大剂量短疗程（每日 30～60mg）。

静脉用药：重度至严重哮喘发作时应及早应用琥珀酸氢化可的松（每日 100～400mg），注射后 4～6 小时起作用，亦可用地塞米松（每日 10～30mg）。甲泼尼龙（每日 80～160mg）起效时间更短（2～4 小时）。症状缓解后逐渐减量，然后改口服和吸入雾化剂维持。

②色甘酸钠：为非激素类吸入性抗炎药，作用机制还不完全了解，已知的作用是以剂量依赖形式抑制人类部分 IgE 介导的肥大细胞释放介质，对肺泡巨噬细胞、嗜酸性粒细胞、中性粒细胞和单核细胞等炎症细胞具有细胞选择性和介质选择性抑制作用，色甘酸钠雾化吸入 3.5～7mg 或干粉吸入 20mg，每日 3～4 次，经 4～6 周治疗后无效者可停用。

③其他药物：白三烯拮抗剂扎鲁司特（Zafirlukast）20mg，每日 2 次，或孟鲁司特（Montelukast）10mg，每日 1 次。白三烯抑制剂是目前治疗哮喘应用较为广泛的药物。酮替酚（Ketotifen）和新一代组胺 β$_2$ 受体拮抗体阿司咪唑、曲尼司特、氯雷他定对轻症哮喘和季节性哮喘有一定的效果，也可以与 β$_2$ 受体激动剂联合用药。

3. 急性发作期的治疗

（1）轻度哮喘：吸入短效 β$_2$ 受体激动剂，如特布他林、沙丁胺醇。可选用手控定量雾化（MDI）或干粉剂吸入（每日 200～500μg），显效快（5～10 分钟），因维持时间不长（4～6 小时），可间断吸入。效果不佳时，可选用 β$_2$ 受体激动剂控释片（每日 10mg）或茶碱控释片（每日 200mg），或雾化吸入异丙托溴铵。

（2）中度哮喘：吸入 BDP 每日 500～1000 规则吸入伍受体激动剂（沙丁胺醇或特布他林）或口服长效 β$_2$ 受体激动剂。氨茶碱是目前治疗哮喘的有效药物，可用氨茶碱 0.25g 加入 10% 葡萄糖注射液中缓慢静脉滴注，也可用氨茶碱 0.5g 加入葡萄糖注射液 500mL 中静脉滴注；若仍不能缓解，可加用异丙托溴铵雾化吸入，加服白三烯拮抗剂，或口服糖皮质激素（泼尼松，每日 < 60mg）。

（3）重度至危重度哮喘

①氧疗：一般吸入氧浓度为 25%～40%，并应注意湿化，可用鼻导管或面罩吸氧，使其保持 PaO$_2$ > 60mmHg，SaO$_2$ ≥ 90%，监测血氧，注意预防氧中毒。

②糖皮质激素：常用琥珀酸氢化可的松（每日 100～400mg 静脉滴注）、地塞米松（每日 10～30mg）或甲泼尼龙（每日 80～160mg，静脉注射）。病情好转（3～5 日）后可改为口服泼尼松（每日 30～40mg），吸入糖皮质激素二丙酸倍氯米松（BPP，每日 300mg），也可用超声雾化吸入布地奈得。

③支气管扩张剂的应用：雾化吸入沙丁胺醇（0.5% 沙丁胺醇 1mL 用适量的生理盐水稀释）；皮下或肌肉注射沙丁胺醇每次 500μg（每次 8μg/kg 体重），可重复注射；静脉

注射沙丁胺醇每次 250μg（每次 4μg/kg 体重）；氨茶碱静脉推注或静脉滴注（5mg/kg 体重）；250～500μg 溴化异丙托品加入 2mL 生理盐水雾化吸入，每日 4～6 次。

④维持水电解质平衡：纠正酸碱失衡，纠正呼吸衰竭。

⑤抗生素的应用：并发感染者，选择有效抗生素，积极控制感染是治疗危重症哮喘的有效措施。

⑥其他：及时处理严重气胸。并发气胸时，机械通气应在胸腔引流气体条件下进行。

⑦机械通气：如病情恶化缺氧不能纠正时，应进行无创或有创机械通气。

4. 哮喘非急性发作期的治疗

制订哮喘的长期治疗方案，其目的是防止哮喘再次急性发作。根据哮喘非急性发作期的病情评价，并按病情不同程度选择适当的治疗方案。

（1）间歇至轻度：按个体差异吸入 β_2 受体激动剂或口服 β_2 受体激动剂以控制症状。口服小剂量茶碱，也可定量吸入小剂量糖皮质激素（每日 ≤ 500μg）。

（2）中度：按患者情况吸入 β_2 受体激动剂，疗效不佳时改用口服 β_2 受体激动剂控释片，口服小剂量控释茶碱，口服白三烯拮抗剂，如孟鲁司特、扎鲁司特和 5- 脂氧酶抑制剂（zileuton）等。亦可加用抗胆碱药，定量吸入糖皮质激素（每日 500～1000μg）。

（3）重度：应规律吸入 β_2 受体激动剂或口服 β_2 受体激动剂及茶碱控释片，或 β_2 受体激动剂联用抗胆碱药或加用白三烯拮抗剂口服，吸入糖皮质激素量每日超过 1000μg。若仍有症状，须规律口服泼尼松或甲泼尼龙，长期服用者，尽可能将剂量维持于每日不超过 10mg。

以上方案为基本原则，但必须个体化，联合运用，以最小量、最简单的联合，不良反应最少，达到最佳控制症状为原则。

5. 免疫疗法

包括特异性和非特异性两种，前者又称脱敏疗法。脱敏疗法即采用特异性变应原（如花粉、螨、猫毛等）做定期反复皮下注射，剂量由低至高，以产生免疫耐受性，使患者脱敏。脱敏治疗可产生局部反应（皮肤红肿、瘙痒、皮疹等）、全身反应（包括荨麻疹、喉头水肿、支气管痉挛以至过敏性休克），因此，脱敏疗法应在具有抢救措施的医院进行。非特异性免疫疗法，如注射转移因子、卡介苗、疫苗等生物制品，以抑制变应原反应的过程，有一定的疗效。

（三）中医治疗

1. 辨证论治

（1）发作期

①寒哮证

症状：呼吸急促，喉中哮鸣有声，胸膈满闷如塞，咳不甚，咯吐不爽，痰稀薄色白，面色晦滞带青，口不渴或渴喜热饮，天冷或受寒易发，形寒畏冷，初起多兼恶寒、发热、头痛等表证，舌苔白滑，脉弦紧或浮紧。

治法：温肺散寒，化痰平喘。

方药：射干麻黄汤加减。痰涌喘逆不得卧，加葶苈子泻肺涤痰。表寒内饮，可用小青龙汤，加苏子、白前、杏仁、橘皮等化痰利气。哮久阳虚，发作频繁，发时喉中痰鸣如鼾，气短不足以息，咳痰清稀，面色苍白，汗出肢冷，舌淡苔白，脉沉细者，当温阳补虚，降气化痰，用苏子降气汤，加黄芪、山茱萸、紫石英、诃子、沉香之类；阳虚甚者，加用附子、补骨脂等温补肾阳。

②热哮证

症状：气粗息涌，咳呛阵作，喉中哮鸣，胸高胁胀，烦闷不安，汗出口渴喜饮，面赤口苦，咳痰色黄或色白，黏浊稠厚，咯吐不利，不恶寒，舌质红，苔黄腻，脉滑数或弦滑。

治法：清热宣肺，化痰定喘。

方药：定喘汤加减。肺热内盛，寒邪外束，加石膏配麻黄清热解肌；表寒重，加桂枝、生姜解表；若痰鸣息涌，加葶苈子、广地龙泻肺平喘；舌苔黄燥，加大黄、芒硝通腑以利肺；痰黄稠而黏伤津者，酌配海蛤粉、射干、知母、鱼腥草等加强清热化痰之力。

（2）缓解期

①肺虚证

症状：喘促气短，语声低微，面色㿠白，自汗畏风，咳痰清稀色白，多因气候变化而诱发，发前喷嚏频作，鼻塞流清涕，舌淡苔白，脉细弱或虚大。

治法：补肺固卫。

方药：玉屏风散加味。明显恶风畏冷者，加白芍、桂枝、生姜、红枣调和营卫；若气阴两虚，咳呛，痰少黏稠，口咽干，舌质红者，可用生脉散加北沙参、玉竹、川贝母、石斛以滋阴清热化痰；阳虚甚者，加附子以助黄芪温阳益气；若肺脾同病，食少便溏，可用补中益气汤补益肺脾，升提中气。

②脾虚证

症状：倦怠无力，食少便溏，面色萎黄无华，痰多而黏，咯吐不爽，胸脘满闷，恶心纳呆，或食油腻易腹泻，每因饮食不当而诱发，舌质淡，苔白滑或腻，脉细弱。

治法：健脾化痰。

方药：六君子汤加味。如脾阳不振，形寒肢冷者，可加附子、干姜以振奋脾阳；若痰多气促者，合三子养亲汤化痰降气定喘。

③肾虚证

症状：平素息促气短，呼多吸少，动则为甚，形瘦神疲心悸，腰酸腿软，脑转耳鸣，劳累后哮喘易发，或面色苍白，畏寒肢冷，自汗，舌淡，质胖嫩，苔白，脉沉细，或颧红，烦热，汗出黏手，舌红少苔，脉细数。

治法：补肾纳气。

方药：金匮肾气丸或七味都气丸加减。阳虚甚者，加补骨脂、仙灵脾、鹿角片以温肾阳；若肾虚不纳气者，可用蛤蚧散、胡桃肉、五味子以补肾纳气，并可常服紫河车以补肾元，养精血。若久病正虚，发病时邪少虚多，肺肾两亏，痰浊壅盛，出现张口抬肩、鼻扇气促、面青汗出、肢冷、脉浮大无根等喘脱危候者，治疗当体现"急"字为先，可参照喘证辨证论治。

2. 常用中药制剂

（1）补肾防喘片，功效：温阳补肾，补肺益气。适用于预防和治疗支气管哮喘的季节性发作。用法：每年自哮喘习惯性发作前 1～3 个月开始口服，每次 4～6 片，每日 3 次，3 个月为一疗程。

（2）百合固金丸，功效：养阴润肺，化痰止咳。适用于肺肾阴虚喘咳者。用法：口服，每次 1 丸，每日 2 次。

（3）河车大造丸，功效：滋阴清热，补肾益肺。适用于哮喘肾阴阳两虚者。用法：口服，每次 9g，每日 2 次。

第十节　支气管扩张

支气管扩张（Bronchiectasis）是指继发于急慢性呼吸道感染和支气管阻塞后，反复发生支气管炎症，导致支气管壁破坏，引起支气管异常和持久性扩张的疾病。主要症状有慢性咳嗽、咳大量脓痰和（或）反复咯血，多见于儿童和青年。近年来随着急慢性呼吸道感染的有效治疗，本病已明显减少。

支气管扩张与中医"肺络张"相类似，根据其临床特点，可归属于中医"咳嗽""咯血"等病证范畴。

一、病因病理

（一）西医病因病理

1. 病因

本病分先天性和继发性两类。先天性者指由支气管先天发育不全所致，继发性者的主要发病因素是因支气管 - 肺组织的感染和支气管阻塞，两者相互影响，促进支气管扩张的发生和发展，约 30% 支气管扩张患者病因未明。

（1）感染：支气管扩张的主要病因为支气管-肺组织的感染和支气管阻塞；支气管-肺组织的感染使支气管黏膜充血、水肿，分泌物增多，阻塞管腔，使管腔狭窄，痰液引流不畅又加重感染，二者相互影响，使支气管扩张久治难愈，另外，支气管内外的肿瘤、异物、支气管内黏液痰栓、支气管周围肿大淋巴结压迫、支气管内膜结核等引起管腔狭窄和阻塞，也可导致支气管扩张。支气管内膜结核由于多发生在上叶，引流较好，痰量少或无痰，故称为"干性"支气管扩张。

（2）先天因素：支气管扩张也可为先天性发育不全和遗传因素引起，但较少见。

（3）支气管外部的牵拉：因各种疾病引起支气管周围纤维（如肺结核）增生，广泛胸膜增厚、粘连以及肺不张等造成牵拉，也是导致支气管扩张的重要原因。

（4）变态反应：变态反应性支气管肺曲菌病，由于曲菌感染损害支气管壁，也可导致段支气管近端的扩张。

（5）全身性疾病：目前已发现类风湿关节炎、系统性红斑狼疮、溃疡性结肠炎、人免疫缺陷病毒（HIV）感染、支气管哮喘和泛细支气管炎等疾病可同时伴有支气管扩张。丙种球蛋白缺乏和低蛋白血症患者因免疫功能低下，易伴发支气管炎症，从而导致支气管扩张。

2.病理

支气管扩张常常是位于段或亚段支气管管壁的破坏和炎性改变，受累管壁的结构包括软骨、肌肉和弹性组织破坏被纤维组织替代。扩张的支气管内可积聚稠厚脓性分泌物，其外周气道也往往被分泌物阻塞或被纤维组织闭塞所替代。

扩张的支气管包括三种不同类型。①柱状扩张：支气管呈均一管形扩张且突然在一处变细，远处的小气道往往被分泌物阻塞。②囊状扩张：扩张的支气管腔呈囊状改变，支气管末端的盲端也呈无法辨认的囊状结构。③不规则扩张：病变支气管腔呈不规则改变或呈串珠样改变。典型的病理改变是：支气管弹性组织、肌层和软骨等的破坏所造成的管腔变形扩大，扩张的管腔内充满分泌物。黏膜表面呈急慢性炎症和慢性溃疡改变，柱状纤毛上皮常被鳞状上皮所替代，杯状细胞和黏液腺增生。支气管周围结缔组织常受损或丢失，并有微小脓肿。常伴毛细血管扩张，或支气管动脉与肺动脉的终末支的扩张相吻合，形成血管瘤，导致患者反复咯血。支气管扩张反复感染，炎症蔓延到邻近的肺实质，引起不同程度的肺炎、小脓肿或小叶肺不张。常伴有慢性支气管炎的病理改变。

（二）中医病因病机

本病主因素体正气不足，复感外邪所致，或因脾肺气虚，津液不得转运敷布，致使痰湿内蕴，阻遏气道而发病。

1. 外邪侵袭

外邪入侵，以风寒、风热之邪为主。寒邪郁肺，化热生火，或风热之邪，均可灼伤肺络，蒸液为痰，痰阻气道，致肺气上逆，而出现咳嗽、咯大量脓痰和（或）咯血。

2. 正气不足

先天禀赋不足或肺脾两虚。脾虚失运，水湿聚而为痰，上干于肺；肺虚卫外不固，易感外邪，肺虚宣发失司，气不布津，又因驱邪无力，致外邪反复入侵，迁延日久而致本病。

3. 痰瘀互结

肺脾亏虚，生成痰湿，加之久病入络，致血脉瘀阻，痰瘀互结，导致本病迁延不愈。在晚期易见变证迭起，出现气喘、虚劳等证。

本病病位在肺，而痰湿、火热、瘀血是主要病理因素。外邪的侵入与肌体正气的虚损相关。由于本病常与幼年麻疹、百日咳或体虚之时感受外邪有关，因正气虚损，致痰湿留伏于肺，若再次感受外邪，或肝火犯肺，引动内伏之痰湿，致肺气上逆而出现咳嗽、咯吐脓痰；热伤血络，则见痰中带血或大咯血；久病入络或离经之血不散而形成瘀血，又可成为新的致病因素。本病从邪热犯肺到形成肺络损伤，是一个慢性渐进过程，因此，该病具有本虚标实、虚实夹杂的病机特点，主要以肺脾两虚为本，外邪侵袭为标。本病初起时病位在肺，继之可渐及肝脾，久之可累及心肾，导致病情反复发作，迁延难愈，使正气日渐耗损，因此晚期易见喘促、虚劳等变证。

二、临床表现

（一）主要症状

1. 慢性咳嗽、咳大量脓痰

临床症状的轻重与支气管病变的轻重、感染程度有关。痰量在体位改变如起床或就寝时明显增多，可用痰量估计其严重程度：轻度，每日 < 10mL；中度，每日 10～150mL；重度，每日 > 150mL。急性感染发作时，黄绿色脓痰量每日可达数百毫升。感染时将痰液收集于玻璃瓶中静置后出现分层的特征：上层为泡沫，下悬脓性成分，中层为混浊黏液，下层为坏死组织沉淀物。引起感染的常见病原体为铜绿假单胞菌、金黄色葡萄球菌、流感嗜血杆菌、肺炎链球菌和卡他莫拉菌。

2. 咯血

50%～70% 的患者有反复咯血，咯血量差异大，可仅有痰中带血或有大量咯血，有时咯血量与病情严重程度、病变范围不一致。有部分患者以反复咯血为唯一症状，临床上称为"干性支气管扩张"，病变多位于引流良好的上叶支气管。

3.反复肺部感染

由于扩张的支气管清除分泌物的功能丧失，引流差，易于在同一肺段反复发生肺炎并迁延不愈。患者可出现发热、食欲减退、贫血、乏力、消瘦等，严重者可出现气促与发绀。

4.慢性感染中高危症状

支气管扩张可并发胸膜炎、脓胸或心包炎，若病变进一步发展引起周围肺组织化脓性炎症和纤维化，可并发代偿性及阻塞性肺气肿。

（二）体征

早期或干性支气管扩张者可无异常体征，病变重或继发感染时下胸部、背部可听到固定而持久的局限性粗湿啰音，有时可闻及哮鸣音。随着并发症如支气管肺炎、肺纤维化、胸膜增厚、肺气肿等的发生，可有相应体征。部分患者伴有杵状指（趾）。并发肺气肿、肺心病等有相应的体征。

三、实验室及其他检查

1.胸部 X 线片

早期可见病变区肺纹理增多、增粗现象。支气管柱状扩张 X 线的典型表现为纵切面显示为"双轨征"，横切面显示"环形阴影"；囊状支气管扩张 X 线片典型的改变为卷发阴影，表现为粗乱的肺纹理中有多个不规则的蜂窝状透亮阴影，感染时阴影内有液平面。

2.支气管碘油造影

有 10%～30% 支气管扩张患者的胸部平片无异常改变，也无特异性。即使有支气管扩张的特征性改变，也不能从平片上决定支气管扩张累及的范围和程度，仍须做支气管碘油造影。支气管碘油造影可见支气管呈囊状、柱状扩张以及混合型扩张，不仅可确诊支气管扩张，还可了解病变的类型和分布范围，对决定是否手术切除、切除的范围等都有肯定的意义。造影必须在肺部急性炎症及咯血控制之后进行。

3.胸部 CT

高分辨率 CT（HRCT）提高了 CT 诊断支气管扩张的敏感性，胸部 CT 对支气管扩张的诊断具有相当特异性。CT 能显示支气管壁呈柱状增厚，并延伸至肺的周围；囊状扩张成串或成簇的囊状样改变，囊腔内可有液体；混合型扩张呈念珠状改变。对支气管造影剂（碘油）过敏患者尤其适用。近年来高分辨率 CT 较常规 CT 更具有清晰的空间和密度分辨力，能够显示肺内细微结构，由于无创，易被患者接受。

4.痰液检查

痰涂片革兰染色检查和培养分离细菌，并做药物敏感试验，对抗菌药物的选择及提高疗效具有指导意义。如疑为结核性支气管扩张应多次做痰结核菌检查。

5.纤维支气管镜

纤维支气管镜可发现弹坑样改变,对支气管扩张、阻塞的诊断均有一定的意义。

四、诊断与鉴别诊断

(一)诊断

对有反复、持久性咳嗽,咯大量脓痰,反复咯血,肺部同一部位反复感染等病史,胸部闻及固定而持久的局限性湿啰音及杵状指(趾)等体征,以及儿童时期有诱发支气管扩张的呼吸道感染或全身性疾病病史者,一般临床可做出初步诊断。可进一步通过胸部X线、支气管造影和胸部CT(尤其是HRCT)明确诊断。

(二)鉴别诊断

主要须与慢性支气管炎、肺脓肿、肺结核、先天性肺囊肿、支气管肺癌和弥漫性泛细支气管炎等鉴别,仔细分析病史和临床表现,以及参考胸片、HRCT,纤维支气管镜和支气管造影的特征常可做出明确的鉴别诊断。

1.慢性支气管炎

多发生在中年以上的患者,在气候多变的冬春季节咳嗽、咳痰明显,多为白色黏液痰,感染急性发作时可出现脓痰,但无反复咯血史。听诊双肺可闻及散在干湿啰音。

2.肺脓肿

起病急,高热,咳嗽,咳大量脓臭痰;X线检查可见局部浓密炎症阴影,内有空腔液平。急性肺脓肿经有效抗生素治疗后,炎症可完全吸收消退。若为慢性肺脓肿则以往多有急性肺脓肿的病史。

3.肺结核

常有低热、盗汗、乏力、消瘦等结核毒性症状,干湿啰音多位于上肺局部,X线胸片和痰结核菌检查有助于诊断。

4.先天性肺囊肿

X线检查可见多个边界纤细的圆形或椭圆形阴影,壁较薄,周围组织无炎症浸润。胸部CT检查和支气管造影可助诊断。

5.弥漫性泛细支气管炎

慢性咳嗽,咳痰,活动时呼吸困难,常伴有慢性鼻窦炎,胸片和胸部CT显示弥漫分布的小结节影,大环内酯类抗生素治疗有效。

另外,支气管扩张咯血须与吐血鉴别。咯血是血由肺来,经气道随咳嗽而出,血色多为鲜红,常混有痰液,咯血之前多有咳嗽、胸闷、喉痒等症状,大量咯血后,可见痰中带血数天，大便一般不呈黑色。吐血是血自胃而来，经呕吐而出，血色紫暗，常夹有食物残渣，吐血之前多有胃脘不适或胃痛、恶心等症状，吐血之后无痰中带血，但大便多呈黑色。

五、治疗

（一）治疗思路

支气管扩张是支气管的慢性疾病，其病理改变为不可逆性。西医治疗主要是治疗基础疾病、控制感染、充分引流排痰。对反复呼吸道感染或大咯血危及生命，经药物治疗不能控制，且病变范围比较局限的患者，可做肺段或肺叶切除术。

中医认为本病急性期的主要病机是热毒损伤肺络，肺气上逆，迫血妄行，故清热解毒、降火凉血为本病的治疗大法。因肺络损伤、气逆血瘀贯穿本病的始终，故治疗中还应配合宣肺通络、调气化瘀，有利于缓解症状。中医除在急性期辨证论治，加强止咳、排痰、止血外，更应侧重于缓解期从扶正固本、预防感冒、增强肌体免疫力方面着手，以促进疾病恢复，减少复发，控制支气管扩张进一步发展。

（二）西医治疗

积极治疗基础疾病，对活动性肺结核伴支气管扩张应积极抗结核治疗，低免疫球蛋白血症可用免疫球蛋白替代治疗。

1. 控制感染

控制感染尤为重要，是支气管扩张急性期的主要治疗措施。可依据痰革兰染色和痰培养指导抗生素应用，但在开始时常须给予经验治疗（如给予氨苄西林、阿莫西林或头孢克洛）。存在铜绿假单胞菌感染时，可选择口服喹诺酮类，静脉给予氨基糖苷类或第三代头孢菌素。对于慢性咳脓痰的患者，除使用短程抗生素外，还可考虑使用疗程更长的抗生素，如口服阿莫西林或吸入氨基糖苷类，或间断并规则使用单一抗生素以及轮换使用抗生素。

2. 排痰引流，保持支气管通畅

（1）体位引流：体位引流能使痰液排出，是支气管扩张痰液引流的重要手段。根据支气管扩张的不同部位，采取不同的体位引流。原则上应使患侧肺处于高位，引流支气管开口向下，有利于痰液流入大支气管和气管排出。每日 2~4 次，每次 15~30 分钟。体位引流时，间歇做深呼吸后用力咳嗽，同时让旁人协助用手轻拍患部，可提高引流效果。

（2）纤维支气管镜吸痰引流：体位引流痰液排出效果不佳时，可经纤维支气管镜吸痰引流，用生理盐水冲洗稀释痰液，并可局部注入抗生素，效果更佳。

（3）支气管舒张剂的应用：部分患者因支气管反应性增高及炎症刺激，可出现支气管痉挛，不利于痰液的排出。可口服氨茶碱（0.1g，每日 3 次），必要时可用支气管舒张剂（% 受体激动剂或异丙托溴铵）雾化吸入。

（4）祛痰药物应用：祛痰药物的应用目的是使痰液稀释，便于排出。常选用：溴己新 16mg，每日 3 次；氯化铵 0.3g，每日 3 次；盐酸氨溴索 30mg，每日 3 次；鲜竹沥 10mL，每日 3 次。

3. 咯血的处理

少量咯血或仅有痰中带血，采取对症治疗为主，包括止咳、止血、休息等。可用安络血 10mg，每日 3 次；云南白药 0.5g，每日 3 次。对年老体衰，肺功能不全者，要慎用强效止咳药，以免因抑制咳嗽反射及呼吸中枢，使支气管内的血块不能排出而引起窒息。中等量或大量咯血应采取以下措施：卧床休息，取侧卧位，胸部放置冰袋，并配血备用；让患者轻轻咳嗽，将气管内残留的积血咯出；并用垂体后叶素 10U 加入 20～30mL 生理盐水或葡萄糖注射液中，缓慢静脉推注（15～20 分钟），或用氨甲环酸（1～2g）加入 5% 葡萄糖注射液 500mL 中静脉滴注。注意：垂体后叶素有收缩小动脉（包括心脏冠状动脉），减少肺血流量，减轻咯血的作用，但又具有收缩平滑肌作用，忌用于高血压、冠状动脉粥样硬化性心脏病的患者及孕妇。注射过快，可引起心悸、恶心、便秘、面色苍白等不良反应。

4. 手术治疗

如果支气管扩张为局限性，且经充分的内科治疗仍顽固反复发作者，可考虑外科手术切除病变肺组织。如果大出血来自增生的支气管动脉，经休息和抗生素等保守治疗不能缓解反复大咯血时，病变局限者可考虑外科手术，否则采用支气管动脉栓塞术治疗。双侧广泛支气管扩张，或并发肺气肿，或年老体弱者，手术切除后可能导致呼吸功能严重损害，则不宜手术。

（三）中医治疗

1. 辨证论治

（1）痰热蕴肺证

症状：反复咳嗽，咯吐脓痰，痰中带血或大量咯血，重者有发热，咯脓臭痰，胸痛胸闷，口干苦，舌暗红，苔黄腻，脉滑数。

治法：清热化痰，宣肺止咳。

方药：清金化痰汤合《千金》苇茎汤加减。若痰黄如脓腥臭，加紫花地丁、金荞麦根、鱼腥草清热解毒；胸满便秘者，加葶苈子、鲜竹沥、大黄泻肺逐痰；伴咯血者，加桑白皮、黄芩、知母、山栀、大蓟、茜草等，以清肺化痰，凉血止血。

（2）肝火犯肺证

症状：咳嗽阵作，反复痰中带血或少量咯血，或大咯血不止，胸胁胀痛，烦躁不安，口干苦，大便干结，舌质红，苔薄黄少津，脉弦数。

治法：清肝泻火，凉血止血。

方药：黛蛤散合泻白散加减。若痰热甚者，加栝楼、鱼腥草、竹沥、金银花、杏仁、白前、前胡止咳化痰，清热解毒；气滞甚者，见胸痛胸闷，加郁金、丝瓜络、枳壳、旋覆花和络止痛，利肺降逆；火郁伤津，夹阴虚证者，酌加麦冬、天花粉、沙参养阴生津；若血热甚，咳血量较多者，可用犀角地黄汤加三七粉（冲服），以清热泻火，凉血止血。

（3）气阴两伤证

症状：咳嗽日久，形体消瘦，痰少或干咳，咳声短促无力，痰中带血，血色鲜红，口干咽燥，五心烦热，舌红少津，脉细数。

治法：滋阴养肺，化痰止血。

方药：百合固金汤加味。阴虚，加麦冬、玄参、生地、熟地滋阴清热，养阴生津，当归、白芍柔润养血；阴虚盗汗，可加浮小麦、乌梅收敛止汗；热伤血络而咯血甚，加丹皮、栀子、阿胶、白及、藕节、白茅根、茜草清热凉血止血。若大量咯血，大汗淋漓者，急用独参汤，以防气随血脱。

（4）肺脾气虚证

症状：患者恢复期，见面色无华，少气懒言，纳差，神疲乏力，胸闷气短，咳嗽，痰量较少，或痰中带血，舌暗淡，苔白，脉沉细。

治法：补肺健脾，润肺止咳。

方药：补肺汤加减。若脾气虚甚而见食纳不振，加党参、茯苓、白术、甘草补气健脾，培土生金，木香理气醒脾；心脾血虚而失眠，加酸枣仁、远志、龙眼肉补心益脾，安神定志。

2. 常用中药制剂

（1）鲜竹沥，功效：清热化痰。适用于肺热咳嗽痰多、气喘胸闷。用法：口服，每次 15～20mL，每日 3 次。

（2）痰咳净，功效：通窍顺气，化痰镇咳。适用于咳嗽痰多、气促、气喘等症。用法：口服，每次 6g，每日 3 次。

第五章　消化系统疾病

第一节　食管疾病

一、反流性食管炎

反流性食管炎是一种因食管下端括约肌功能失调或幽门括约肌关闭功能不全，导致胃液中的胃酸、胃蛋白酶或十二指肠内容物反流入食管，引起食管黏膜充血、水肿、糜烂，出现剑突下烧灼感、烧灼样疼痛、吞咽困难、反酸或呕吐为主要表现的消化系统疾病。

该病相当于中医食管痹、胸痹、噎膈、胃痛、呕吐、反酸、嘈杂等病症范畴。

（一）西医

1. 诊断要点

（1）病史通常有胃或食管手术史，或有呕吐、饮酒史，或进食巧克力、咖啡等饮料，或应用氨茶碱、阿托品、普萘洛尔、烟酸、黄体酮等药物史。

（2）症状剑突下烧灼感，吞咽食物时食管刺激感，胸骨后疼痛，咽下困难，反流。

（3）体征一般无明显体征，少数患者可以有剑突下轻压痛。

（4）检查

①食管 C 剂示食管轻度狭窄，双重造影见黏膜面小颗粒状变化。

②食管内压测定、食管内 pH 值测定、食管滴酸试验及内镜检查可以明确诊断。

2. 治疗原则

（1）一般治疗改变饮食成分和习惯。

（2）药物治疗

①轻度患者：制酸药＋促胃肠动力药，无效者用 H_2 受体拮抗药。

②重度患者：H_2 受体拮抗药或质子泵抑制药，必要时加用促胃肠动力药或胃黏膜保护药。

③维持治疗：常选用 H_2 受体拮抗药或质子泵抑制药或促胃肠动力药。

3. 治疗方案

（1）推荐方案

奥美拉唑 20mg，1 次 /d，连用 14 天。

（2）可选方案

法莫替丁 40mg，1 次 / 晚，连用 14 天。

临床经验：反流性食管炎的治疗首选抗酸药，尤其是早期的轻症患者，一般在出现症状时用 1 片碳酸氢钠片嚼碎（开水冲服，症状立即缓解）。质子泵抑制药对反流性食管炎几乎可以全部治愈，但其停药 6 个月后复发率> 80%，一般主张维持治疗。有随机临床试验显示，质子泵抑制药维持治疗的临床疗效优于 H_2 受体拮抗药和促胃肠动力药。

（二）中医

1. 病因病机

中医学认为本病的发生多因情志内伤、饮食失调、劳累过度所致。

（1）情志所伤情志不遂，肝失疏泄，气机升降失调，影响于胃，导致气结食管，胃失和降。

（2）饮食失调饮食失节，烟酒过度，损伤脾胃，湿热蕴结于中焦，影响胃之和降。

（3）劳累过度劳倦过度，损伤脾土，脾气虚弱，影响胃之受纳。

2. 辨证论治

临证时，宜根据胸骨后疼痛的主症特点及加重缓解因素，结合伴随症状、舌脉来辨别病位之在肝、在胃、在脾，病性之属实、属虚。治疗以理气和胃为主要原则。

（1）肝胃不和证

①主症：剑突下烧灼感，胸骨后或剑突下疼痛，情绪不遂时症状加重，伴泛酸，呕吐，两胁胀痛，胸脘堵塞感，嗳气食少，胃脘胀满，舌苔薄白，脉弦。

②治法：疏肝理气，和胃降逆。

③处方：柴胡疏肝散加减。7 剂，每天 1 剂，分 2 次煎服。组成：柴胡 10g，酒白芍 15 g，枳壳 10 g，丹参 15 g，蒲公英 15 g，川楝子 15 g，海螵蛸 10 g，延胡索 12g，甘草 5 g。加减：痛甚者加郁金 10 g，青皮 10 g；嗳气频繁者加旋覆花（包煎）6 g；口苦心烦者加栀子 10 g；恶心呕吐者加法半夏 10 g。

（2）肝胃郁热证

①主症：剑突下烧灼感，胸骨后或剑突下烧灼样疼痛，伴泛酸，呕吐，急躁易怒，胁肋引痛，口干口苦，大便干结，舌质红、苔黄，脉弦滑数。

②治法：疏肝清热，理气和胃。

③处方：化肝煎加减。7 剂，每天 1 剂，分 2 次煎服。组成：青皮 6 g，陈皮 10 g，

牡丹皮10g，栀子10g，白芍药15g，川楝子10g，浙贝母10g，海螵蛸10g，甘草5g。加减：泛酸反酸者加吴茱萸2g，黄连6g；大便干结者加大黄6g。

（3）肝胃痰热证

①主症：剑突下烧灼感，胸骨后或剑突下疼痛，口中黏感，胃脘胀闷，不思食，大便时干时溏，舌质淡红、苔黄腻，脉滑数。

②治法：清热化痰，理气和胃。

③处方：柴胡陷胸汤加减。7剂，每天1剂，分2次煎服。组成：柴胡10g，酒白芍15g，黄芩10g，栝楼皮10g，法半夏10g，川楝子10g，黄连5g，佩兰10g，甘草5g。加减：口苦者加茵陈10g；泛吐酸水者加海螵蛸10g。

（4）脾虚气滞证

①主症：剑突下烧灼感，胸骨后或剑突下疼痛，嗳气后症状减轻，胃脘隐痛，泛酸或吐清水，食欲不振，大便不调或便溏，舌质淡、苔薄白，脉沉弦或弦细。

②治法：健脾理气。

③处方：六君子汤加味。7剂，每天1剂，分2次煎服。组成：法半夏10g，陈皮10g，党参10g，白术10g，茯苓15g，川楝子10g，海螵蛸10g，甘草5g。加减：胃痛明显者加丹参15g，蒲黄15g；灼热明显者加蒲公英15g，海螵蛸10g。

（5）阴虚气滞证

①主症：剑突下烧灼感，胸骨后或剑突下疼痛，口干咽燥，知饥不欲食，进食后胸脘胀闷，舌质红、苔少，脉细弦或细数。

②治法：养阴益胃，理气和胃。

③处方：一贯煎加减。7剂，每天1剂，分2次煎服。组成：生地黄12g，沙参10g，麦门冬10g，白芍药15g，川楝子10g，佛手10g，甘草5g。加减：胁痛较甚者加合欢花10g，玫瑰花10g，蒺藜10g；心烦者加酸枣仁15g，丹参15g；大便秘结者加栝楼仁6g，火麻仁10g。

（6）痰气瘀阻证

①主症：剑突下烧灼感，胸骨后或剑突下疼痛，吞咽困难，呕吐痰涎或酸水。胸脘胀闷，食欲不振，舌质暗或有瘀斑点、苔白腻，脉弦或涩。

②治法：理气化痰，活血和胃。

③处方：启膈散加减。7剂，每天1剂，分2次煎服。组成：郁金10g，沙参10g，丹参15g，荷叶10g，川楝子10g，浙贝母10g，旋覆花（包煎）6g，甘草5g。加减：呕吐痰涎者加法半夏10g，胆南星10g；口干咽燥明显者加麦门冬10g，石斛10g；胸骨后灼热者，加蒲公英10g，海螵蛸10g。

3. 中成药处方

（1）气滞胃痛颗粒，5 g/次，3 次/d。组成：柴胡、延胡索（炙）、枳壳、香附（炙）、白芍药、甘草（炙）。功效：疏肝理气，和胃止痛。主治：肝郁气滞，胸痞胀满，胃脘疼痛。

（2）赛胃安胶囊，2 盒，饭前半小时去胶囊壳含吞药粉，3 粒/次，3 次/d。组成：石膏、冰片。功效：止血，消炎，收敛，促进肉芽新生，使溃疡面愈合。主治：食管炎。

（三）中西医结合

1. 思路

西药重点制酸，中药疏肝清湿。同时应用中西药物，中药针对反流性食管炎的病因病机以疏肝清湿为主，西药针对食管炎的症状以中和胃酸为主，能够收到良好的效果。这种方法特别适用于反流性食管炎症状较重、日久不愈者。

2. 处方

柴胡陷胸汤 7 剂，每天 1 剂，煎水内服；在出现胸骨后灼热时加服碳酸氢钠片 0.5g。适合于症状较重且日久不愈者。

柴胡陷胸汤组成：柴胡 3 g，半夏（姜制）9 g，黄连 2.4 g，桔梗 3 g，黄芩 4.5 g，栝楼仁 15 g，枳实 4.5 g。

（四）注意事项

1. 嘱患者改变生活方式，餐后保持直立，避免用力提物，勿穿紧身衣服，睡眠时抬高床头 20 cm。

2. 戒烟，改变饮食成分和习惯，减少每餐食量或酸性食物，睡前勿进食，平时禁饮酒类、咖啡等刺激性食物。

3. 肥胖者注意减轻体重。

4. 保持心情舒畅。

5. 避免服用促进反流的药物，包括抗胆碱能药物、茶碱、地西泮、钙拮抗药等。

6. 反流性食管炎出现灼痛、吞咽困难或呕吐者，宜进一步检查。

二、食管裂孔疝

食管裂孔疝是一种因腹腔内脏器（主要是胃）经过膈肌的食管裂孔进入胸腔，出现胸骨后疼痛、吞咽时梗阻感，以及嗳气、反酸、烧心、反胃为主要表现的消化系统疾病。

本病相当于中医食管痹、胸痹、噎膈、反酸、嘈杂等病症范畴。

（一）西医

1. 诊断要点

（1）病史

可见于婴幼儿，多见于老年人。可有严重胸腹损伤、手术牵引史，可因剧烈咳嗽、频繁呕吐、呃逆、腹水、腹腔内巨大肿瘤、慢性便秘或妊娠、肥胖、负重弯腰等因素而诱发。

（2）症状

通常无临床症状，可见胸骨后疼痛，多为轻微的烧灼感至强烈的灼痛，向背部或肋缘放射，可以放射到颈部、颌部、上胸部、左肩及左手臂，多在饱食后 30～60 分钟或就寝时发生，餐后平卧、弯腰、下蹲、咳嗽、右侧卧位成用力屏气都可以诱发或加重，而站立或半卧位、散步、呕吐、嗳气后可以减轻。可伴食物停留感、吞咽障碍、吞咽困难及嗳气、反酸、烧心、反胃等症状，亦可伴呕血、黑粪。

（3）体征

一般无明显体征，少数患者可有剑突下轻压痛。可伴贫血貌。

（4）检查

①食管 X 线及 C 剂示膈上疝囊、膈上食管胃环，疝囊内胃黏膜皱装影，食管下括约肌的上升或收缩。

②内镜检查示食管胃接合部上移至食管裂孔环之上，门齿至食管胃接合部的距离 ＜38 cm，贲门裂口明显增宽，膈上可见到胃黏膜的疝囊腔，常伴反流性食管炎。

2. 治疗原则

（1）一般治疗避免弯腰、裤带过紧、咳嗽、呕吐、便秘等腹压增高因素，规范饮食，禁烟、酒及咖啡。肥胖者宜减轻体重。

（2）药物治疗轻者不必治疗，重者可用制酸药和促胃肠动力药，亦可加胃黏膜保护药。

3. 治疗方案

（1）推荐方案

奥美拉唑 20mg，1 次 /d，连用 14 天。

（2）可选方案

多潘立酮 10mg，3 次 /d，连用 14 天。

临床经验：食管裂孔疝在 60 岁以上老年人的发生率高达 67%，无症状者不必治疗，有症状者大多数可以通过内科治疗缓解症状，首选奥美拉唑，效果不理想者加用多潘立酮，手术后的术后复发率高达 50%。

（二）中医

1.病因病机

中医学认为本病的发生多因外邪侵袭、情志所伤、饮食不节、劳累过度所致。

（1）外邪侵袭

外感风、寒、湿、热之邪，邪气郁结于胃与食管，胃气失于和降，则致胸骨后痛和梗阻感。

（2）情志所伤

情志不遂，或暴怒伤肝，肝气横逆犯胃，气机升降失调，导致气结食管，胃失和降。

（3）饮食不节

饮食失节，饥饱失常，烟酒过度，损伤脾胃，湿热蕴结于胃与食管，影响胃之和降。

（4）劳累过度

劳力或劳心过度，损伤脾土，脾气虚弱，影响胃之受纳。

2.辨证论治

临证时，宜根据胸骨后疼痛与梗阻感发生的时间、主症特点及加重缓解因素，结合伴随症状、舌脉来辨别病性之寒、气、热、痰、虚。治疗以和胃降逆为主要原则。

（1）肝胃寒逆证

①主症：胸骨后疼痛，吞咽梗阻感，因饮冷而诱发，喜温，恶心、呕吐，纳呆，手足不温，舌质淡、苔白，脉弦紧。

②治法：温中散寒，和胃降逆。

③处方：藿香正气散加减。7剂，每天1剂，分2次煎服。组成：藿香10 g，大腹皮15 g，紫苏叶6 g，陈皮10 g，厚朴10 g，旋覆花（包煎）5 g，法半夏10 g，乌药10 g，延胡索15 g，生姜10 g，甘草5 g。加减：嗳气、反酸者加莱菔子6 g，海螵蛸10 g；腹中冷明显者加干姜6 g，川椒6 g。

（2）肝胃气滞证

①主症：胸骨后疼痛，情绪不遂时症状加重，伴吞咽梗阻感、嗳气、反酸、反胃、呕吐，纳食减少，舌苔薄白，脉弦。

②治法：疏肝理气，和胃降逆。

③处方：柴胡疏肝散加减。7剂，每天1剂，分2次煎服。组成：柴胡10 g，酒白芍15 g，枳壳10 g，丹参15 g，旋覆花（包煎）5 g，莱菔子6 g，海螵蛸10 g，川楝子15 g，延胡索10 g，甘草5 g。加减：胸骨后灼热者加蒲公英15 g，栀子6 g；恶心呕吐者加法半夏10 g。

（3）肝胃郁热证

①主症：胸骨后烧灼样疼痛，伴泛酸，呕吐，急躁易怒，胁肋引痛，口干口苦，大便

干结，舌质红、苔黄，脉弦滑数。

②治法：疏肝清热，和胃降逆。

③处方：化肝煎加减。7剂，每天1剂，分2次煎服。组成：青皮6g，陈皮10g，牡丹皮10g，栀子10g，白芍药15g，川楝子10g，旋覆花5g，浙贝母10g，海螵蛸10g，甘草5g。加减：泛酸反酸者加吴茱萸2g，黄连6g；大便干结者加大黄6g。

（4）肝胃痰热证

①主症：胸骨后疼痛，口中黏稠感胃脘胀闷，不思食，大便时干时稀，舌质淡红、苔黄腻，脉滑数。

②治法：清热化痰，理气和胃。

③处方：柴胡陷胸汤加减。7剂，每天1剂，分2次煎服。组成：柴胡10g，酒白芍15g，黄芩10g，栝楼皮10g，法半夏10g，川楝子10g，黄连5g，旋覆花（包煎）5g，甘草5g。加减：口苦者加茵陈10g；泛吐酸水者加海螵蛸10g。

（5）脾虚气逆证

①主症：胸骨后疼痛，嗳气后症状减轻，泛吐清水，食欲不振，恶心呕吐，大便不调或便溏，舌质淡、苔薄白，脉沉弦或弦细。

②治法：健脾理气，和胃降逆。

③处方：六君子汤加味。7剂，每天1剂，分2次煎服。组成：法半夏10g，陈皮10g，党参10g，白术10g，茯苓15g，川楝子10g，旋覆花（包煎）6g，甘草5g。加减：胃痛明显者加丹参15g，蒲黄15g；灼热明显者加蒲公英15g，海螵蛸10g。

（6）阴虚气逆证

①主症：胸骨后或剑突下疼痛，吞咽梗阻感，口干咽燥，知饥不欲食，进食后胸脘胀闷，舌质红、苔少，脉细弦或细数。

②治法：养阴益胃，理气和胃。

③处方：一贯煎加减。7剂，每天1剂，分2次煎服。组成：生地黄12g，沙参10g，麦门冬10g，白芍药15g，川楝子10g，佛手10g，旋覆花（包煎）6g，甘草5g。加减：大便秘结者加栝楼仁6g，火麻仁10g。

（7）痰气瘀阻证

①主症：胸骨后或剑突下疼痛，吞咽困难，恶心呕吐，胸脘胀闷，食欲不振，舌质暗或有瘀斑瘀点、苔白腻，脉弦或涩。

②治法：理气化痰，活血和胃。

③处方：启膈散加减。7剂，每天1剂，分2次煎服。组成：郁金10g，沙参10g，丹参15g，荷叶10g，川楝子10g，浙贝母10g，旋覆花（包煎）6g，甘草5g。加减：口干咽燥明显者加麦门冬10g，石斛10g；胸骨后灼热者加蒲公英10g，海螵蛸10g。

3. 中成药处方

气滞胃痛颗粒，5 g 次 /，3 次 /d。组成：柴胡、延胡索（炙）、枳壳、香附（炙）、白芍药、甘草（炙）。功效：疏肝理气，羽喟止痛。主治：肝郁气滞，胸痞胀满，胃脘疼痛。

（三）中西医结合

1. 思路

西药制酸，中药理气降逆。同时应用中西药物，中药针对食管裂孔疝的病因病机以理气降逆为主，西药针对食管裂孔疝所并发的食管炎的症状以中和胃酸为主，能够收到良好的效果。这种方法特别适用于症状较重、日久不愈者。

2. 处方

四磨汤加味 7 剂，每天 1 剂，煎水内服；同时加服奥美拉唑，20 mg 次 /，1 次 / 晚，连用 14 天；多潘立酮，10 mg 次 /，3 次 /d，连用 14 天。适合于症状较重者。

四磨汤组成：人参 6 g，乌药 10 g，槟榔 10 g，沉香 3g。

（四）注意事项

1. 嘱患者改变生活方式，餐后保持直立，建议散步，避免用力提物，勿穿紧身衣服，睡眠时抬高床头 20 cm。

2. 规范饮食习惯，饮食以低脂肪、高蛋白质为宜，少食多餐，避免饱餐，睡前勿进食，平时禁饮酒类、咖啡等刺激性食物。

3. 肥胖者注意减轻体重。

4. 避免服用促进反流的药物，包括抗胆碱药、茶碱、地西泮、钙拮抗药等。

5. 食管裂孔疝出现呕血、黑粪者，宜去医院进一步检查治疗。

第二节　胃十二指肠疾病

一、急性胃炎

（一）西医

1. 诊断要点

（1）病史

有进食化学、物理刺激物及含微生物、细菌毒素的食物史，常于 24 小时内发病。

（2）症状

上腹不适、疼痛、恶心、呕吐等症状，严重病例可有发热、失水、酸中毒，甚至休克，糜烂性胃炎常有上消化道出血。

（3）体征

有腹部或脐周压痛。

（4）检查

胃镜下可见胃黏膜充血、水肿、分泌物增多或出血糜烂等现象。

2. 治疗原则

（1）一般治疗

停止或去除致病因素，停止一切对胃有刺激的饮食或药物，慎用或不用易损伤胃黏膜的药物。卧床休息，给予流质饮食，由强酸或强碱引起的腐蚀性胃炎立即给予牛奶100～200 mL，然后再服食用植物油100～200 mL。呕吐严重者暂禁食。

（2）药物治疗

①单纯性胃炎：液体疗法，胃黏膜保护药，抑酸药，痛甚者加抗胆碱药，呕吐剧烈者加镇吐药，由细菌感染引起者加抗生素。

②感染性胃炎：液体疗法，抗生素，对症治疗。

③腐蚀性胃炎：液体疗法，酸碱中和药，强酸者用氢氧化铝凝胶剂或氧化镁乳剂，强碱者用醋酸），抗生素，镇痛药。

④合并上消化道出血者，参照相应章节处理。

3. 治疗方案

（1）推荐方案

奥美拉唑20 mg，2次/d，连用7天。

（2）可选方案

枸橼酸8钾，120 mg，3次/d，连用7天。

临床经验：治疗急性胃炎的关键是祛除病因，停用致病药物，配合支持疗法，根据致病原因选择胃黏膜保护药。

（二）中医

1. 病因病机

中医学认为本病的发生多因病邪犯胃、饮食伤胃、肝气犯胃、脾胃虚弱所致。

（1）病邪犯胃

外受寒邪、湿邪、热邪，邪犯于胃，阻滞胃腑气机，胃失通降则致疼痛、呕吐。

（2）饮食伤胃

饮食不节，饥饱无常，暴饮暴食，或食毒物、恣饮酒浆，致邪毒内蕴，损伤脾胃，故致胃痛。

（3）肝气犯胃

情志不遂，暴怒伤肝，肝气失于条达，横逆犯胃，影响胃气之通降，则致斯病。

（4）脾胃虚弱

素体脾虚，或过于劳力、劳心，或久病伤脾，均致脾土受损，影响胃之受纳。

2. 辨证论治

临证时，宜根据胃痛、腹痛、呕吐的时间、性质及加重缓解因素，结合伴随症状、舌脉来辨别病之在肝、在胃，邪之因寒、因热、因湿，虚之在气、在阴。治疗以祛邪和胃为主要原则。

（1）寒邪犯胃证

①主症：进冷食后脘腹阵痛，恶心呕吐，得温蕴后减轻，伴肢冷，口不干苦，小便清，舌质淡、苔白，脉紧。

②治法：温胃散寒，和胃降逆。

③处方：藿香正气散加减。3剂，每天1剂，分2次煎服。组成：藿香10 g，大腹皮15 g，紫苏叶6 g，陈皮10 g，茯苓15 g，白术10 g，厚朴10 g，法半夏10 g，乌药10 g，甘草5 g。加减：便血者加三七3 g，地榆炭15 g；泛吐酸水者加瓦楞子10 g；呕吐者加竹茹10 g，旋覆花（包煎）6 g。

（2）热邪犯胃证

①主症：胃脘疼痛，脘部烧灼感，胀闷、泛酸，或伴便血、吐血，舌质红、苔黄，脉滑数。

②治法：清热燥湿，理气止痛。

③处方：五味消毒饮加减。3剂，每天1剂，分2次煎服。组成：金银花15 g，蒲公英15 g，野菊花10 g，紫花地丁10 g，海螵蛸10 g，白芍15 g，佛手10 g，甘草5 g，加减：便血者加大黄6 g，地榆炭15 g；呕吐者加竹茹10 g，旋覆花（包煎）6 g。

（3）寒热错杂证

①主症：急起脘腹疼痛，多有饮食不洁、暴食生冷等诱因，纳食骤减，伴腹胀、恶心呕吐、泛酸、恶寒、发热、身倦乏力，舌质红、苔黄或黄腻，脉滑数。

②治法：散寒清热，辛开苦降，调畅气机。

③处方：半夏泻心汤加减。3剂，每天1剂，分2次煎服。组成：法半夏10 g，黄芩10 g，黄连5 g，干姜5 g，党参10 g，蒲公英15 g，浙贝母10 g，延胡索10 g，茵陈蒿15 g，甘草5 g。加减：恶心呕吐者加生姜6 g。

（4）湿热中阻证

①主症：胃脘疼痛，灼热脘闷，口苦黏腻，恶心呕吐，大便溏垢不爽，舌红、苔黄腻，脉滑数。

②治法：清化湿热，理气和胃。

③处方：三仁汤加味。7剂，每天1剂，分2次煎服。组成：薏苡仁30g，法半夏10g，白蔻仁（后下）5g，杏仁10g，厚朴10g，赤茯苓15g，茵陈蒿15g，通草3g，滑石（布包）15g，甘草5g。加减：胃痛明显者加延胡索10g。

（5）饮食滞胃证

①主症：脘腹胀痛，嗳腐吞酸，吐食庆食，于暴饮暴食后出现，舌苔腻，脉滑。

②治法：化食和胃。

③处方：保和丸加减。3剂，每天1剂，分2次煎服。组成：法半夏10g，陈皮10g，神曲10g，山楂15g，茯苓15g，连翘15g，莱菔子6g，槟榔10g，隔山消10g，甘草5g。加减：大便干结者加大黄6g；胃痛甚加延胡索10g。

（6）肝气犯胃证

①主症：脘腹胀痛，恶心呕吐，情绪不遂时加重，伴泛酸嗳气，两胁胀痛，食少，舌苔薄白，脉弦。

②治法：疏肝理气，和胃降逆。

③处方：柴胡疏肝散加减。7剂，每天1剂，分2次煎服。组成：柴胡10g，酒白芍15g，枳壳10g，丹参15g，蒲公英15g，川楝子15g，延胡索10g，甘草5g。加减：若脘闷、舌苔腻者加法半夏10g，石菖蒲10g；泛酸吐酸者加海螵蛸10g；舌有瘀斑、瘀点者，加蒲黄15g，五灵脂15g；胃黏膜有不典型增生或肠上皮化生者加莪术10g，白花蛇舌草30g。

（7）脾虚湿滞证

①主症：胃脘隐痛，脘腹痞胀，纳少恶心，疲乏无力，大便溏，舌质淡、苔腻，脉细滑。

②治法：健脾益气，利湿和胃。

③处方：香砂六君子汤加味。7剂，每天1剂，分2次煎服。组成：党参10g，白术10g，茯苓15g，法半夏10g，陈皮10g，藿香10g，砂仁5g，川楝子10g，神曲10g，甘草5g。加减：胃痛明显者加延胡索10g，乌药10g。

（8）阴虚湿滞证

①主症：胃脘隐隐灼痛，似饥而不欲食，脘闷恶心，口燥咽干，五心烦热，消瘦乏力，口渴思饮，大便干结，舌红苔腻，脉细滑数。

②治法：养阴益胃，化湿和中。

③处方：麦门冬汤加减。7剂，每天1剂，分2次煎服。组成：法半夏10g，沙参10g，

麦门冬 10g，太子参 15 g，川楝子 10g，薏苡仁 15 g，甘草 5 g。加减：口苦者加柴胡 10g，黄芩 10g；刺痛明显者加丹参 15 g。

3. 中成药处方

（1）胃力片，2~3 片 / 次，3 次 /d。组成：半夏（姜制）、龙胆、木香、大黄、枳实（制）。功效：行气止痛，和胃利胆，消积导滞，通腑降浊。主治：饮食不节，痰浊中阻，痞满呕吐，胃脘胁肋疼痛，食欲不振，大便秘结；急性胃炎、胆囊炎属上述证候者。

（2）胃康灵胶囊，餐后口服，4 粒 / 次，3 次 /d。组成：白芍药、白及、三七、甘草、茯苓、延胡索、海螵蛸、颠茄浸膏。功效：柔肝和胃，散瘀止血，缓急止痛，去腐生新。主治：急慢性胃炎。

（三）中西医结合

1. 思路

中药清胃温，西药以抑酸为主同时应用中西药物，中药针对急性胃炎的病因病机以清胃温中为主，西药针对胃炎出现症状的机制以抑制胃酸分泌为主，能够收到良好的效果。这种方法特别适用于急性胃炎症状较重者。

2. 处方

半夏泻心汤加减方 7 剂，每天 1 剂，煎水内服；同时加服奥美拉唑 20 mg，2 次 /d，连用 7 天。适合于症状较重者。

半夏泻心汤加减方组成：法半夏 10 g，黄芩 10 g，黄连 5 g，干姜 5 g，党参 10 g，茵陈蒿 15 g，炙甘草 5 g。

（四）注意事项

1. 养成良好生活习惯，注意腹部保暖。

2. 一般宜禁食 1~2 天，或给予清淡饮食，以流质为宜。病情好转以后宜逐渐增加饮食，不可过食。

3. 保持心情舒畅。

4. 急性胃炎出现胃痛突然加重、腹痛拒按、呕血、黑粪、面色苍白或四肢冷者，宜警惕各种并发症的发生。

二、浅表性胃炎

（一）西医

1. 诊断要点

（1）病史

可以有饮酒或饮食不正常史。

（2）症状

约 10% 患者无任何症状。但大多数有上腹饱胀不适、恶心、嗳气、食欲减退等消化不良症状，偶有胃脘部隐痛、胀痛。

（3）体征

一般无明显体征，少数患者可以有胃脘部局限性轻压痛。

（4）检查

①胃镜检查示胃黏膜红白相间，可见轻度糜烂和散在出血点。

②病理组织学检查可见淋巴细胞及浆细胞浸润。

2. 治疗原则

（1）一般治疗

保持良好的饮食习惯，节制饮食，宜选择易于消化的食物，避免刺激性食物及饮料。

（2）药物治疗

制酸药和胃黏膜保护药，胃痛甚者加用抗胆碱药。伴胆汁反流性者加促胃肠动力药，合并幽门螺杆菌感染者参见相应章节治疗。

3. 治疗方案

（1）推荐方案

奥美拉唑 20 mg，1 次 /d，连用 14 天。

（2）可选方案

枸橼酸 8 钾 120 mg，3 次 /d，连用 14 天。

临床经验: 治疗浅表性胃炎的关键是在保持良好的饮食习惯基础上应用胃黏膜保护药。

（二）中医

1. 病因病机

中医学认为本病多因病邪犯胃、饮食伤胃、肝气犯胃、脾胃虚弱所致。

（1）病邪犯胃

外受寒邪、湿邪、热邪，邪犯于胃，胃气失和，气机阻滞，则致胃痛。

（2）饮食伤胃

饮食不节，过食肥甘，或饥饱无度，或恣饮酒与饮料，致损伤脾胃，气机失和，故致胃痛。

（3）肝气犯胃

情志不遂，气郁伤肝，肝气横逆犯胃，肝胃不和，影响胃之和降。

（4）脾胃虚弱

素体脾虚，或劳倦过度，或久病伤脾，均致脾土受损，影响胃之受纳。

2. 辨证论治

临证时，宜根据胃痞、胃痛的主症特点及加重缓解因素，结合伴随症状、舌脉来辨别病位之在胃、在肝、在脾，病性之郁、寒、热、湿、虚。治疗以理气和胃为主要原则。

（1）寒邪犯胃证

①主症：胃中冷痛，因饮冷而诱发，喜温，纳呆，手足不温，舌质淡、苔白，脉弦紧。

②治法：温中散寒，和胃止痛。

③处方：良附丸加味。7剂，每天1剂，分2次煎服。组成，高良姜6g，制香附10g，川木香6g，丹参15g，砂仁5g，干姜6g，延胡索10g，甘草5g。加减：嗳气、反酸甚者加海螵蛸10g；恶心呕吐甚者加法半夏10g；胁肋胀痛者加柴胡10g，白芍药15g。

（2）肝气犯胃证

①主症：胃脘胀痛，痛连两胁，遇烦恼则痛作或痛甚，嗳气、矢气则痛舒，胸闷，喜长叹息，大便不畅，舌苔多薄白，脉弦。

②治法：疏肝解郁，理气止痛。

③处方：柴胡疏肝散加减。7剂，每天1剂，分2次煎服。组成：柴胡10g，酒白芍15g，枳壳10g，丹参15g，蒲公英15g，川楝子15g，延胡索10g，甘草5g。加减：脘闷、舌苔腻者加法半夏10g，石菖蒲10g；泛酸吐酸者加海螵蛸10g；舌有瘀斑点者加蒲黄15g，五灵脂15g；胃黏膜有不典型增生或肠上皮化生者加莪术10g，白花蛇舌草30g。

（3）肝胃郁热证

①主症：胃脘灼热疼痛，嗳气泛酸，心烦口苦，大便干，舌质红、苔黄，脉弦数。

②治法：解郁清热，理气止痛。

③处方：化肝煎加减。7剂，每天1剂，分2次煎服。组成：青皮6g，陈皮10g，牡丹皮10g，栀子10g，白芍药15g，川楝子10g，浙贝母10g，海螵蛸10g，甘草5g。加减：嗳气甚者加旋覆花（包煎）10g，代赭石（先）15g；恶心呕吐者加姜半夏10g，姜竹茹10g，紫苏梗10g；胃痛甚者加延胡索10g，蒲黄15g，五灵脂15g。

（4）肝胃湿热证

①主症：胃脘疼痛，痛势急迫，脘闷灼热，口干口苦，口渴而不欲饮，纳呆恶心，小便色黄，大便不畅，舌红、苔黄腻，脉滑数。

②治法：清化湿热，理气和胃。

③处方：小陷胸汤加味。7剂，每天1剂，分2次煎服。组成：栝楼皮10g，法半夏10g，黄连5g，川楝子10g，佩兰10g，白芍药30g，甘草5g。加减：气滞重而胀满者加柴胡10g，川木香6g；湿热重而口中黏者加厚朴10g，薏苡仁15g，茵陈蒿15g。

（5）脾虚气滞证

①主症：胃脘隐痛，绵绵不已，疲乏无力，纳少脘胀，大便溏，舌质淡，脉细弱。

②治法：健脾益气，和胃止痛。

③处方：香砂六君子汤加味。7剂，每天1剂，分2次煎服。组成：党参10g，白术10g，

茯苓 15 g，法半夏 10 g，陈皮 10 g，川木香 6 g，砂仁 5 g，川楝子 10 g，甘草 5 g。加减：胃痛明显者加延胡索 10 g，乌药 10 g。

（6）阴虚气滞证

①主症：胃脘隐隐灼痛，似饥而不欲食，口燥咽干，五心烦热，消瘦乏力，口渴思饮，大便干结，舌红少津，脉细数。

②治法：养阴益胃，和中止痛。

③处方：一贯煎加减。7 剂，每天 1 剂，分 2 次煎服。组成：生地黄 12 g，沙参 10 g，麦门冬 10 g，白芍药 15 g，川楝子 10 g，佛手 10 g，甘草 5 g。加减：胃脘灼痛者加延胡索 10 g；口苦者加柴胡 10 g，黄芩 10 g；胃脘胀满者加厚朴花 5 g，玫瑰花 10 g；便 1 者加太子参 30 g，山药 30 g；刺痛明显者加丹参 15 g。

（7）肝郁血瘀证

①主症：胃脘疼痛，如针刺，似刀割，痛有定处，按之痛甚，痛时持久，食后加剧，入夜尤甚，或见吐血黑粪，舌质紫暗或有瘀斑，脉涩。

②治法：化瘀通络，理气和胃。

③处方：丹参饮加减。7 剂，每天 1 剂，分 2 次煎服。组成：丹参 15 g，降香 10 g，砂仁（后下）6 g，蒲黄 15 g，五灵脂 15 g，甘草 5 g。加减：痛甚者加九香虫 10 g。

3. 中成药处方

（1）胃苏颗粒：15 g 次 /，3 次 /d。组成：紫苏梗、香附、陈皮、香橼、佛手、枳壳、槟榔、鸡内金。功效：理气消胀，和胃止痛。主治：气滞型胃脘痛，症见胃脘胀痛，窜及两胁，得嗳气或矢气则舒，情绪郁怒则加重，胸闷食少，排便不畅及慢性胃炎见上述证候者。

（2）三九胃泰颗粒：1 袋 / 次，3 次 /d。组成：三叉苦、九里香、两面针、木香、黄芩、茯苓、地黄、白芍药。功效：消炎止痛：理气健胃。主治：浅表性胃炎，糜烂性胃炎。

（3）胃祥宁颗粒：3g/ 次，2/d。组成：女贞子。功效：舒肝止痛，养阴润肠；主治：慢性胃炎所致的胃脘痛、腹胀、嗳气、口渴、便秘等症。

（4）快胃片：餐前 1～2 小时口服，6 片 / 次，11～15 岁 4 片 / 次，3 次 /d。组成：海螵蛸（去壳）、白矾（2）、延胡索（醋制）、白及、甘草。功效：消炎生肌，制酸止痛。主治：浅表性胃炎。

（三）中西医结合

1. 思路

（1）中药疏肝和胃，西药以抑酸为主同时应用中西药物，中药针对浅表性胃炎的病因病机以疏肝和胃为主，西药针对胃炎出现症状的机制以抑制胃酸分泌为主，能够收到良好的效果。这种方法特别适用于浅表性胃炎症状较重者。

（2）中药疏肝理脾，西药抗幽门螺杆菌同时应用中西药物，中药针对浅表性胃炎的病因病机以疏肝理脾为主，西药针对导致浅表性胃炎的幽门螺杆菌为主，能够收到良好的效果。这种方法特别适用于幽门螺杆菌相关性浅表性胃炎。

2.处方

（1）处方一

四逆二陈汤7剂，每天1剂，煎水内服；同时在胃痛明显时加服奥美拉唑20 mg，1次/d，连用14天。适合于症状较重者。

四逆二陈汤组成：柴胡10 g，酒白芍15 g，法半夏10 g，陈皮10 g，丹参15 g，蒲公英15 g，川楝子10 g，生蒲黄15 g，五灵脂15 g，郁金10 g，甘草5 g。

（2）处方二

柴芍六君汤加味方14剂，每天1剂，水煎内服；同时服阿莫西林1 g、克林霉素0.5 mg、奥美拉唑20 mg，2次/d，连用14天；枸橼酸铋钾120 mg，3次/d，连用14天。适合于幽门螺杆菌相关性浅表性胃炎。

柴芍六君汤加味方组成：柴胡10 g，酒白芍15 g，法半夏10 g，陈皮10 g，党参10 g，白术10 g，茯苓15 g，丹参15 g，蒲公英15 g，川楝子10 g，甘草5 g。

（四）注意事项

1.安排有规律的生活方式，按时作息，积极进行体育锻炼，避免体力和脑力劳累。

2.饮食应以高热量、高蛋白质的无刺激性软食为宜，温度适宜，避免过冷或过热的饮食，切忌过饥或过饱。平时禁饮酒类、浓茶、咖啡等刺激性食物，避免使用水杨酸类药物。

3.保持心情舒畅。

4.浅表性胃炎出现疼痛频繁、呕吐或上消化道出血者，宜去医院就诊。

第三节　小肠与结肠疾病

一、急性肠炎

（一）西医

1.诊断要点

（1）病史

多发病于夏秋季，多有误食不洁食物史，常有暴发性流行的特点。

（2）症状

起病急骤，腹痛呈阵发性绞痛，常位于脐周或右中下腹；腹泻每天2~3次，大便呈黄水样,一般无黏液脓血,极少数患者可出现典型的血水或洗肉水样便,但很少有里急后重,常伴发热、恶心、呕吐。严重可出现脱水、电解质紊乱、酸碱失衡、休克、急性肾衰竭。

（3）体征

腹部或脐周有轻度或中度压痛,肠蠕动增加,肠鸣音亢进。

（4）检查

①大便常规可见未消化脂肪细胞、肌纤维、淀粉及中性粒细胞增多。

②肛拭培养可有致病菌生长。

③血清凝集试验凝集效价高达1∶100以上或双份血清检查第二次效价有4倍以上增高。

2. 治疗原则

（1）一般治疗

禁食6~12小时,待症状好转后可给全流或半流饮食。补液,纠正水、电解质及酸碱平衡紊乱,抗休克。

（2）药物治疗

主要是病原治疗和对症治疗。症状轻者一般可以不用抗生素,但呕吐、腹泻症状严重或伴高热者,可以根据可能的病原菌选用抗生素,沙门菌感染可选诺氟沙星,副溶血性弧菌可选四环素,变形杆菌或大肠杆菌可选庆大霉素。

3. 治疗方案

（1）推荐方案

小7碱,200 mg,3次/d,连用3天。

（2）可选方案

诺氟沙星,200 mg,3次/d,连用3天。

临床经验:治疗急性肠炎的关键是在对症、支持疗法的基础上进行抗病原治疗,一般选用抗革兰阴性菌的药物。

（二）中医

1. 病因病机

中医学认为本病多因病邪外袭、饮食内伤所致。

（1）病邪外袭

湿邪与风、寒、暑、热之邪相合,外袭肌表,内犯于脾胃,困遏脾胃气机,运化失常,则致腹痛、泄泻。

（2）饮食内伤

饮食不调,暴饮暴食,或误食不洁食物,引起脾胃运化、受纳失职,不能分清泌浊,水谷混杂而下,遂致泄泻、腹痛。

2. 辨证论治

临证时，宜根据泄泻、腹痛的性质及加重缓解因素，结合伴随症状、舌脉来辨别病因之寒湿、湿热、暑湿、食滞。治疗以理脾化湿为主要原则。

（1）寒湿犯脾证

①主症：腹泻清稀或如水样，腹痛、肠鸣，高热，头痛，身困，口干不欲饮，苔白腻，脉濡滑。

②治法：散寒化湿，理脾和胃。

③处方：藿香正气散加减。3剂，每天1剂，分2次煎服。组成：藿香10 g，大腹皮15 g，紫苏叶6 g，陈皮10 g，茯苓15 g，白术10 g，厚朴10 g，法半夏10 g，葛根30 g，神曲10 g，甘草5 g。加减：发热恶寒者加荆芥10 g，防风6 g；腹中冷痛者加砂仁（后下）6 g，干姜6 g。

（2）湿热下注证

①主症：腹痛腹泻，大便臭秽，肛门灼热，烦热口黏，小便短赤，舌质红、苔黄腻，脉滑数。

②治法：清热利湿，理脾止泻。

③处方：葛根芩连汤加味。3剂，每天1剂，分2次煎服。组成：葛根30 g，黄芩10 g，黄连6 g，茯苓10 g，金银花15 g，炒白术10 g，藿香10 g，甘草5 g。加减：恶心呕吐者加法半夏10 g，竹茹10 g；嗳腐吞酸者加神曲10 g，麦芽30 g。

（3）暑湿困脾证

①主症：暑天泄泻，腹痛恶心，发热恶寒，纳食骤减，身体困倦，面垢微汗，舌质红、苔黄厚腻，脉浮滑数。

②治法：清暑化湿，理脾和胃。

③处方：五物香薷饮加味。3剂，每天1剂，分2次煎服。组成：香薷6 g，扁豆10 g，厚朴10 g，茯苓15 g，青蒿10 g，黄连5 g，连翘10g，藿香10 g，陈皮10 g，甘草5 g。加减：神疲气少者加黄芪15 g，党参10 g。

（4）饮食滞胃证

①主症：腹痛肠鸣，泻下粪便臭如败卵，泻后痛减，脘腹胀满，嗳腐吞酸，庆食，舌苔腻，脉滑。

②治法：消食和胃。

③处方：保和丸加减。3剂，每天1剂，分2次煎服。组成：法半夏10 g，陈皮10 g，神曲10 g，山楂15 g，茯苓15 g，连翘15 g，莱菔子6 g，槟榔10 g，葛根15 g，甘草5 g。加减：恶心欲呕者加竹茹10 g。

3. 中成药处方

（1）藿香正气水：10 mL/次，3次/d。组成：广藿香、紫苏叶、白芷、白术（炒）、陈皮、半夏（姜制）、厚朴（姜制）、茯苓、桔梗、甘草、大腹皮、大枣、生姜。功效：解表化湿，理气和中。主治：外感风寒，内伤湿滞，头痛昏重，胸膈痞闷，脘腹胀痛，呕吐泄泻。

（2）腹可安片：4片/次，3次/d。组成：扭肚藤、火炭母、车前草、救必应、石榴皮。功效：清热利湿，收敛止痛。主治：急性胃肠炎、消化不良引起的腹痛、腹泻、呕吐。

（3）肠炎宁片：4~6片/次，3~4次/d。组成：地锦草、黄毛耳草、樟树根、香薷、枫树叶。功效：清热利湿，行气。主治：急、慢性胃肠炎，腹泻。

（4）泻痢消胶囊：3粒/次，3次/d。组成：黄连（酒炙）、苍术（炒）、白芍药（酒炙）、木香、吴茱萸（盐炙）、厚朴（姜炙）、槟榔、枳壳（炒）、陈皮、泽泻、茯苓、甘草。功效：清热燥湿，行气止痛，化浊止痢。主治：湿热泻痢，泄泻急迫，泻而不爽，大便黄褐色或便脓血，肛门灼热，腹痛，里急后重，心烦，口渴，小便黄赤，舌质红，苔薄黄或黄腻，脉濡数。如急性肠炎、结肠炎、痢疾等见上述证候者。

（5）复方苦参肠炎康片：4片/次，3次/d。组成：苦参、黄连、黄芩、白芍药、颠茄流浸膏、车前子、金银花、甘草。功效：清热燥湿止泻。主治：湿热泄泻，症见泄泻急迫或泻而不爽、肛门灼热、腹痛、小便短赤；急性肠炎见上述证候者。

（6）胃肠宁片：6片/次，3次/d。组成：布渣叶、辣蓼、番石榴叶、火炭母、功劳木。功效：清热祛湿，健胃止泻。主治：急性胃肠炎。

（7）苍苓止泻口服液：饭前口服，6个月以下，5 mL/次；6个月~1岁，5~8 mL/次；1~4岁，8~10 mL/次；4岁以上及成人，10~20 mL/次，3次/d。组成：苍术、茯苓、金银花、马鞭草、柴胡、葛根、青木香、金樱子、甘草。功效：清热除湿，健脾止泻。主治：湿热所致的腹泻，以及轮状病毒性及细菌性肠炎。症见：水样或蛋花样便，或挟有黏液，发热、舌红、苔黄、小便短赤。

（8）止泻灵片：4~6片/次，3次/d。组成：五倍子（炒）、鸡矢藤、车前草、儿茶、伏龙肝、陈皮、党参、白术（炒）、莱菔子（炒）、地胆草、滑石粉。功效：清热利湿，健脾，涩肠止泻。主治：急性肠炎，小儿消化不良，单纯性腹泻。

（三）中西医结合

1. 思路

中药散寒利湿，西药解痉止痛。同时应用中西药物，中药针对急性肠炎的病因病机以散寒利湿为主，西药针对急性肠炎出现的腹痛症状以解痉止痛为主，能够收到良好的效果。

这种方法特别适用于急性肠炎腹痛较重者。

2. 处方

藿香正气散加减方 3 剂，每天 1 剂，煎水内服；同时在腹痛明显时加服颠茄 8 mg。适合于腹痛症状较重者。

藿香正气散加减方组成：藿香 10 g，大腹皮 15 g，紫苏叶 6 g，陈皮 10 g，茯苓 15 g，白术 10 g，厚朴 10 g，法半夏 10g，乌药 10g，延胡索 10 g，神曲 10 g，甘草 5g。

（四）注意事项

1. 保持良好的治疗环境，注意卧床休息，保持情绪稳定。

2. 保护肛门周围皮肤，保持清洁干燥，使用便盆时，不要用硬拉、硬塞动作，以免皮肤破损、感染。

3. 中药汤剂宜温热服。

4. 密切观察生命体征、神志和小便量，警惕其异常变化。

二、细菌性痢疾

（一）西医

1. 诊断要点

（1）病史病前一周内有不洁饮食史，或有与痢疾患者接触史，多发于夏秋季节。慢性菌痢患者，过去曾有急性菌痢病史。

（2）症状

①急性菌痢：发病急，发热、腹痛、腹泻（每天 3 次以上至数十次）、里急后重、脓血便或黏液便。

②急性中毒性菌痢：以全身毒血症症状为主，急起高热，惊厥，烦躁不安，嗜睡或昏迷，血压下降，脉细数，面色苍白，四肢厥冷。初起胃肠道症状不明显，数小时或 10 多小时才出现腹泻，初为稀便，尔后转为黏冻脓血便。

③慢性菌痢：多次典型或不典型急性菌痢所致腹泻两个月以上，粪便为黏液脓性或间歇发生。

（3）体征

可有左下腹压痛。

（4）检查

①粪便镜检发现白细胞（脓细胞），每高倍视野见有 15 个以上，可见少量红细胞。

②大便细菌培养痢疾志贺菌阳性。

2. 治疗原则

（1）一般治疗

急性菌痢确诊后宜按肠道传染病隔离一周至症状消失。卧床休息，饮食以流质、半流质为主，忌用多渣、多油、难消化或刺激性食物，不要喝牛奶。

（2）药物治疗

①急性菌痢：首选抗生素，再根据水及电解质失衡、酸碱失衡、发热、痉挛性腹痛、休克、惊厥等病情进行对症处理。

②慢性菌痢：根据粪便培养和药敏试验结果，选择有效的口服和注射用抗生素，同时加用微生态制剂。

3. 治疗方案

（1）推荐方案

小 7 碱，200 mg，3 次 /d，连用 7 天。

（2）可选方案

诺氟沙星，200 mg，3 次 /d，连用 7 天。

临床经验：治疗细菌性痢疾的关键是在床边隔离，配合对症、支持疗法的基础上进行抗病原治疗，有较好疗效。

（二）中医

1. 病因病机

中医学认为本病多因感染疫毒、饮食内伤、脾肾亏虚所致。

（1）感染疫毒

饮食不洁，感染湿热疫毒病邪，壅滞肠道，阻遏气机，损伤肠络，气血搏结，化为脓血。

（2）饮食内伤

饮食不调，暴饮暴食，过食肥甘厚味，或误食不洁食物，内蕴湿邪，从寒化或从热化，壅塞肠道，传导失职，则致本病。

（3）脾肾亏虚

素体脾肾亏虚，或久病伤及脾肾，易染邪毒，难于驱除，日久不愈，则成慢性病患。

2. 辨证论治

临证时，宜根据大便、腹痛的性质及加重缓解因素，结合伴随症状、舌脉来辨别外邪之有无，湿邪之偏寒、偏热，体虚之在气、在阴、在阳。治疗以理气和血为主要原则。

（1）风寒外束证

①主症：恶寒发热，头身疼痛，腹痛腹泻，舌尖红、苔薄白，脉浮。

②治法：疏风散寒，理气和血。

③处方：荆防败毒散加减。3剂，每天1剂，分2次煎服。组成：荆芥10 g，防风6 g，茯苓15 g，川芎6 g，羌活6 g，柴胡10 g，枳壳10 g，马齿苋30 g，槟榔10 g，甘草5 g。加减：呕吐者加法半夏10 g，紫苏叶6 g；腹痛明显者加川木香6 g，厚朴10 g。

（2）大肠湿热证

①主症：腹痛，里急后重，下痢赤白，肛门灼热，小便短赤，舌质红、苔黄腻，脉滑数。

②治法：清热化湿，调血解毒。

③处方：芍药汤加味。5剂，每天1剂，分2次煎服。组成：白芍药15 g，当归10 g，黄连6 g，槟榔10 g，川木香6 g，大黄6 g，黄芩10 g，马齿苋30 g，炙甘草6 g。加减：恶心呕吐者加法半夏10 g，紫苏叶6 g；泻下脓血者、里急后重者加白头翁10 g；小便赤涩者加滑石10 g。

（3）大肠热毒证

①主症：壮热口渴，腹痛剧烈，里急后重，痢下鲜紫脓血，烦躁，舌质红绛、苔黄燥，脉滑数。

②治法：清热凉血解毒。

③处方：白头翁汤加味。5剂，每天1剂，分2次煎服。组成：白头翁10 g，黄连6 g，黄柏10 g，秦皮10 g，马齿苋30 g，槟榔10 g，川木香6 g，大黄6 g，甘草5 g。加减：脓血甚者加牡丹皮10 g，地榆15 g；高热神昏者加水牛角30 g；痉厥抽搐者加钩藤（后下）15 g，石决明（先煎）30 g。

（4）大肠寒湿证

①主症：痢下白胨，腹痛，里急后重，纳食乏味，中脘饱闷，头身困重，舌苔白腻，脉濡缓。

②治法：温化寒湿。

③处方：胃苓汤加减。5剂，每天1剂，分2次煎服。组成：苍术6 g，厚朴10 g，陈皮10 g，茯苓15 g，猪苓10 g，泽泻6 g，藿香10 g，槟榔10 g，葛根15 g，甘草5 g。加减：下痢白月东、里急后重、舌苔白腻者加当归10 g，枳实10 g，山楂15 g，川木香6 g，炮姜6 g。

（5）阴虚湿热证

①主症：久痢不愈，下痢赤白黏冻，腹痛绵绵，心中烦热，口干咽燥，午后潮热，舌红苔少，脉细数。

②治法：滋阴养血，清热化湿。

③处方：驻车丸加味。5剂，每天1剂，分2次煎服。组成：黄连6 g，干姜3 g，当归10 g，阿胶10g，白芍药15g，马齿苋30 g，川木香6 g，槟榔10 g，甘草5 g。加减：热

盛口苦者去干姜，加黄芩 10 g。

（6）脾虚湿热证

①主症：下痢时发时止，发作时便下血，里急后重，腹痛食少，体虚乏力，舌淡苔腻，脉细。

②治法：健脾温中，清热化湿。

③处方：连理汤加味。5 剂，每天 1 剂，分 2 次煎服。组成：党参 10 g，白术 10 g，炮姜 6 g，黄连 6 g，赤芍药 10 g，马齿苋 30 g，槟榔 10 g，甘草 5 g。加减：下痢日久不愈、畏寒舌质淡者加当归 10 g，地榆 15 g，川木香 6 g。

（7）脾肾虚寒证

①主症：久痢不止，身体羸弱，下痢稀薄，滑脱不禁，舌淡，脉沉细。

②治法：温补脾肾，收涩固脱。

③处方：真人养脏汤加减。5 剂，每天 1 剂，分 2 次煎服。组成：人参 10 g，当归 10 g，炒白术 10 g，煨肉豆蔻 10 g，肉桂 5 g，白芍药 15 g，川木香 6 g，诃子 10 g，赤石脂 30 g，炙甘草 6 g。加减：泻痢而完谷不化、手足不温者加制附子 6 g，干姜 6 g；脱肛坠下者，加黄芪 30 g，升麻 6 g。

3. 中成药处方

（1）加味香连丸：6 g/次，3 次/d。组成：木香、黄连（姜炙）、黄芩、黄柏（酒炙）、白芍药、当归、厚朴（姜炙）、枳壳（去瓤麸炒）、槟榔、延胡索（醋炙）、吴茱萸（甘草炙）、甘草（蜜炙）。功效：祛湿清热，化滞止痢。主治：湿热凝结引起；红白痢疾，腹痛下坠。

（2）肠炎宁片：4~6 片/次，3~4 片/d。组成：地锦草、黄毛耳草、樟树根、香薷、枫树叶。功效：清热利湿，行气。主治：细菌性痢疾。

（3）复方小檗碱片：3~4 片/次，2~3 次/d。组成：盐酸小檗碱、木香、白芍药、吴茱萸。功效：清热燥湿，行气，止痛，止痢止泻。主治：大肠湿热，赤白下利。里急后重或暴注下泻，肛门灼热。

（4）泻痢消胶囊：1 合，3 粒/次，3 次/d。组成：黄连（酒炙）、苍术（炒）、白芍药（酒炙）、木香、吴茱萸（盐炙）、厚朴（姜炙）、槟榔、枳壳（炒）、陈皮、泽泻、茯苓、甘草。功效：清热燥湿。行气止痛，化浊止痢。主治：湿热泻痢：泄泻急迫，泻而不爽，大便黄褐色或脓血，肛门灼热，腹痛，里急后重，心烦，口渴，小便黄赤，舌质红，苔薄黄或黄腻，脉濡数。如急性肠炎、结肠炎、痢疾等见上述证候者。

（5）痢必灵片：8 片/次，3 次/d。组成：苦参、白芍药、木香。功效：清热利湿。主治：湿热痢疾，泻热，腹痛等症。

（三）中西医结合

1. 思路

（1）中药清利湿热，西药解痉止痛同时应用中西药物，中药针对细菌性痢疾的病因病机以清利湿热为主，西药针对痢疾所出现的痉挛性腹痛以解痉止痛药物为主，能够收到良好的效果。这种方法特别适用于腹痛较甚者。

（2）中药清利湿热，西药抗痢疾杆菌同时应用中西药物，中药针对细菌性痢疾的病因病机以清利湿热为主，西药针对病原以抗痢疾杆菌为主，能够收到良好的效果。这种方法特别适用于细菌性痢疾症状较重者。

2. 处方

（1）处方一白头翁汤加味5剂，每天1剂，煎水内服；同时在出现腹痛时加用溴丙胺太林15 mg。适合于腹痛较重者。

白头翁汤加味方组成：白头翁10 g，黄连6g，黄柏10 g，秦皮10 g，马齿苋30 g，槟榔10 g，川木香6 g，大黄6 g，赤芍药15 g，甘草5 g。

（2）处方二芍药汤加味方7剂，每天1剂，煎水内服；同时口服呋喃唑酮100 mg，3次/d，连用7天。适合于症状较重者。

芍药汤加味方组成：白芍药15 g，当归10 g，黄连6 g，槟榔10 g，川木香6 g，大黄6 g，黄芩10 g，马齿苋30 g，肉桂1 g，炙甘草6 g。

（四）注意事项

1. 嘱患者卧床休息，进流质或半流质饮食，重者禁食。多饮淡盐水及茶。
2. 慢性菌痢患者，饮食宜富营养而易消化。同时应纠正贫血，治疗佝偻病等合并症。
3. 出现腹痛、腹泻、里急后重、脓血便或黏液便者，宜去医院就诊，并进行床边隔离。

第四节　肝脏疾病

一、病毒性肝炎

（一）西医

1. 诊断要点

（1）病史

病前半年内有与确诊的病毒性肝炎患者密切接触史，或接受输血、血制品及消毒不严格的注射和针刺史，或透析疗法与脏器移植史，或本单位有肝炎流行。

（2）症状

发病时出现无其他原因解释的乏力、食欲减退、恶心厌油、腹胀便稀、肝区痛等症状，可有关节炎、肾炎、脉管炎、皮疹或干燥综合征等肝外器官表现。

（3）体征

有或无黄疸。肝大并有压痛、叩痛，可伴脾大。慢性者可有蜘蛛痣、肝病面容、肝掌。

（4）检查

①肝炎病毒标志物检测阳性。

②血清丙氨酸氨基转移酶活力增高。

③有黄疸者。血清胆红素＞17μgol/以上，尿胆红素阳性。

④慢性者，可有血浆白蛋白减低，白/球蛋白比例明显异常。

（5）病毒性肝炎各临床类型的诊断

甲、戊型肝炎只有急性和重型肝炎，乙、丙、丁型肝炎有急性、慢性和重型肝炎。

①急性肝炎：持续几天以上无其他原因可以解释的疲乏无力、食欲减退、恶心厌油、腹胀便稀、右胁痛等症状，肝大并有压痛、叩痛，血清丙氨酸氨基转移酶显著增高。可分为两型，急性黄疸型肝炎血清胆红素≥17.1μgol/L，或尿胆红素阳性，反之为急性无黄疸型肝炎。

②慢性肝炎：急性肝炎病程超过半年；原患有乙、丙、丁型肝炎或为乙型肝炎病毒携带者，此次又以同一病原再次出现肝炎的症状、体征和肝功能改变者；无肝炎病史或发病日期不明，但出现蜘蛛痣、肝病面容、肝掌、脾大，并且血浆白蛋白减低、白/球蛋白比例明显异常者；肝组织病理学检查符合慢性肝炎者。

③重型肝炎：在肝炎病程中发病，极度疲乏，有明显消化道症状，迅速出现肝性脑病或腹水的临床表现，肝浊音界进行性缩小，黄疸急剧加深，血清胆红素＞10倍正常值上限，凝血酶原活动度偏高并排除其他原因者。

④淤胆型肝炎：起病似急性黄疸型肝炎或慢性肝炎，消化道症状较轻，但有皮肤瘙痒、大便色白，明显肝大，黄疸持续3周以上，排除其他原因引起的肝内、肝外梗阻性黄疸。血清胆红素明显增高，以直接胆红素增高为主，血清胆汁酸、γ谷氨酰胺转肽酶、碱性磷酸酶、胆固醇均增高。

⑤肝炎后肝硬化：有轻度乏力、食欲减退或腹胀症状，血清丙氨酸氨基转移酶异常，脾功能亢进，失代偿期可有腹水、肝性脑病及食管、胃底静脉曲张破裂出血表现，血浆白蛋白＜35g/L，血清胆红素＞35μmol/L，凝血酶原活动度＜60%。

（6）病毒性肝炎各亚型诊断

①甲型肝炎：有饮食不洁史，或有肝炎患者密切接触史，临床表现为急性肝炎、重型

肝炎，血清抗 HAVIgM 阳性。

②乙型肝炎：有输注被肝炎病毒污染过的血、血制品和不洁注射史，性传播及母婴传播；临床符合急性肝炎、慢性肝炎或重型肝炎表现；血清 HBsAg、HBcAg、抗 HBcIgM 和（或）HBV DNA 阳性；肝内 HBcAg 和（或）HBsAg 或 HBV DNA 阳性。

③丙型肝炎：有输血及应用血液制品史，或有明确的 HCV 暴露史；临床符合急性肝炎、慢性肝炎或重型肝炎表现；血清抗 HCV 和 HCV DNA 阳性。

④丁型肝炎：只见于乙型肝炎患者；血清 HDVAg、抗 HDVIgM、抗 HDVIgG 和（或）HDV DNA 阳性；肝内 HDVAg 和（或）HDV DNA 阳性。

⑤戊型肝炎：有饮食不洁水及食物史，或有与肝炎患者密切接触史，临床表现为急性肝炎、重型肝炎；血清抗 HEVIgM、抗 HEVIgG 和（或）HEV DNA 阳性。

2. 治疗原则

（1）一般治疗

消化道隔离。急性肝炎宜卧床休息，恢复期逐渐增加活动，但要避免劳累；慢性肝炎宜注意休息，动静结合，当加重时亦应卧床休息。给予高蛋白、低脂肪、高维生素食物，适量摄取碳水化合物。禁止饮酒。

（2）药物治疗

①急性肝炎：除急性丙型肝炎应早期抗病毒治疗外，其他各型均以支持及对症治疗为主。

②慢性肝炎：宜用抗病毒、调节免疫、改善肝功能、抗肝纤维化等治疗。

③重症肝炎：加强支持疗法，应用抑制炎症、坏死及促肝细胞再生药物，改善微循环，预防和治疗各种并发症。

④淤胆型肝炎：可用消炎利胆药和肾上腺皮质激素，免疫功能低下者加用免疫调节药。

⑤肝炎后肝硬化：抗病毒治疗，加强支持疗法，应用抑制炎症、坏死及促肝细胞再生药物，抗纤维化治疗，预防和治疗各种并发症。

3. 治疗方案

（1）推荐方案

拉米夫定 100 mg，1 次 /d，连用 1 年。

（2）可选方案

阿德福韦酯 10mg，1 次 /d，连用 1 年。

临床经验：病毒性肝炎要根据肝炎病毒的病原学亚型和临床分型结合患者的整体情况进行综合分析，然后选择个体化的治疗方案。除甲型肝炎外，其余各型都要警惕其慢性化过程，在条件允许下要坚持抗病毒治疗，疗程至少 1 年，至 HEV DNA 检测不到或低于检测下限时，仍应继续用药，每 6 个月复查 1 次，连续 3 次检测保持阴性才可以停药。

（二）中医

1.病因病机

中医学认为本病多因感染疫毒、饮食内伤、情志不遂、肝肾亏虚所致。

（1）感染疫毒

外感湿热疫毒病邪，郁蒸肝胆阻遏气机，壅滞血脉，发为胁痛、黄疸。

（2）饮食内伤

饮食不节，或过食肥甘厚味，或误食不洁食物，内蕴湿邪，郁而化热，湿热蒸肝胆，疏泄失职，则致病。

（3）情志不遂

精神抑郁，或暴怒伤肝，思虑伤脾，恐伤肾，则致脏腑功能紊乱，气血运行失常，从而病情反复，日久不愈。

（4）肝肾亏虚

素体肝肾不足，或久病伤及肝肾，易染邪毒，难于驱除，日久不愈，则成慢性病患。

2.辨证论治

临证时，根据黄疸、胁痛的主症特点，结合全身症状、舌脉来辨别寒、热、虚、实。治疗以疏肝解郁、清热利湿为主要原则。

（1）热重于湿证

①主症：身目俱黄，其色鲜明如橘皮色，口干口苦，恶心厌油，纳差，上腹胀满，大便秘结，小便黄赤，舌质红，苔黄腻，脉弦滑而数。

②治法：清热利湿。

③处方：茵陈蒿汤加味。7剂，每天1剂，分2次煎服。组成：茵陈蒿30g，栀子6g，大黄6g，虎杖30g，田基黄30g，连翘10g，赤芍药10g，藿香10g，甘草3g。加减：恶寒、发热、头痛者加柴胡10g，黄芩6g；大便秘结者加枳实10g，虎杖10g；胁痛腹胀者加郁金10g，枳壳10g，川楝子10g。

（2）湿重于热证

①主症：身目俱黄，其色较鲜明，口淡或黏，恶心纳呆，胸脘痞满，倦怠乏力，便溏或黏滞不爽，小便黄，舌质淡而润，苔白腻，脉弦滑。

②治法：利湿清热，健脾和中。

③处方：茵陈四苓散。7剂，每天1剂，分2次煎服。组成：茵陈30g，茯苓30g，白术15g，猪苓10g，泽泻6g，薏苡仁30g，半边莲30g。加减：肝脾大者加三棱10g，莪术10g；纳差者加鸡内金10g，砂仁（后下）6g，山药15g；胁痛反复发作者加栝楼子6g，旋覆花（包煎）6g；舌红、失眠者，去猪苓、泽泻，加沙参10g，枸杞子30g，白芍药12g；

周身困倦、腰膝酸软者加巴戟天 10 g，菟丝子 10 g。

（3）热毒内陷证

①主症：起病急骤，突然出现黄疸，脘腹胀满，心烦口渴，极度乏力，口有肝臭味，大便秘结，小便黄赤，或伴高热，病情迅速恶化，神昏谵语，衄血。舌质红绛，苔黄腻或干燥，脉弦数或弦大。

②治法：清热解毒，凉血救阴。

③处方：犀角地黄汤合黄连解毒汤加减。7 剂，每天 1 剂，分 2 次煎服。组成：犀角（水牛角代），黄连 10 g，黄芩 10 g，黄柏 10 g，生地黄 15 g，赤芍药 10 g，牡丹皮 10 g，茵陈蒿 30 g，虎杖 30 g，田基黄 30 g。加减：神昏谵语者加石菖蒲 10 g，玉枢散 1.2 g。

（4）肝郁气滞证

①主症：右胁或两胁胀痛，痛无暄外，胸闷腹胀，易急躁，时时叹息。舌质略红，苔薄白，脉弦。

②治法：疏肝解郁，行气活血，解毒祛邪。

③处方：柴胡疏肝散加减。7 剂，每天 1 剂，分 2 次煎服。组成：柴胡 10 g，酒白芍药 15 g，枳壳 10 g，茯苓 15 g，茵陈蒿 30 g，香附 10 g，陈皮 10 g，郁金 10 g，半边莲 15 g，甘草 6g。加减：肝脾大者加丹参 15 g，莪术 10 g；纳差者加麦芽 30 g，山楂 15 g；腹胀嗳气者加大腹皮 15 g，莱菔子 6g。

（5）肝郁脾虚证

①主症：胸胁胀痛，腹胀，疲乏无力，纳少，便溏，舌质淡，舌苔薄白，脉弦细。

②治法：健脾疏肝，理气和胃。

③处方：逍遥散加减。7 剂，每天 1 剂，分 2 次煎服。组成：柴胡 10 g，赤芍药 12 g，当归 10 g，茯苓 30 g，炒白术 10 g，薄荷 6 g，薏苡仁 30 g，茵陈蒿 30 g，田基黄 30 g，大腹皮 15 g，甘草 5 g。加减：乏力、气短者加黄芪 30 g；便溏者去当归，加神曲 10 g，焦山楂 15 g；胁痛者加延胡索 10 g；纳呆者加鸡内金 10 g，谷芽 30 g，山楂 15 g。

（6）肝肾阴虚证

①主症：两胁隐痛，腹胀纳差，疲乏无力，头晕，腰膝酸软，失眠多梦，五心烦热，舌质红，少苔或无苔，脉细或弦细数。

②治法：滋补肝肾。

③处方：一贯煎加减。7 剂，每天 1 剂，分 2 次煎服。组成：生地黄 15 g，沙参 10 g，枸杞子 30 g，麦门冬 10 g，川楝子 10 g，赤芍药 10 g，茵陈蒿 30 g，檗黄 30 g，地骨皮 30 g，山楂 12 g。加减：乏力、气短者加黄芪 30 g。

（7）脾肾阳虚证

①主症：形寒肢冷，脘闷腹胀，腰膝酸软，气短懒言，食少便溏，舌质淡，舌边有齿

痕，舌苔白，脉沉缓或细弱。

②治法：温补脾肾。

③处方：茵陈蒿汤加味。7剂，每天1剂，分2次煎服。组成：茵陈蒿30g，炒白术10g，制附子（先煎）6g，大腹皮15g，炮干姜6g，赤芍药10g，田基黄30g，半边莲30g，山楂12g。加减：倦怠无力者加黄芪30g，党参10g；腰痛甚者加菟丝子10g，巴戟天10g；脘闷腹胀明显者加鸡内金10g，麦芽30g。

（8）瘀阻肝络证

①主症：胁部刺痛或胁下胀痛如针刺，固定不移，面颈赤缕红丝，肝掌，舌质紫暗或瘀点或瘀斑，舌苔薄白腻，脉弦涩。

②治法：行气化瘀通络。

③处方：复元活血汤加减。7剂，每天1剂，分2次煎服。组成：柴胡10g，天花粉15g，当归10g，红花10g，穿山甲（炮）10g，大黄6g，桃仁10g，赤芍药10g，牡丹皮10g，茵陈蒿30g，虎杖30g，甘草6g。加减：乏力、气短者加黄芪30g，党参10g；肝脾肿大者加土鳖虫6g，牡蛎（先煎）30g；兼阴虚内热、出血倾向者去桃仁、红花、当归，加生地黄15g，牡丹皮10g，仙鹤草30g，刘寄奴10g；口苦尿黄者加龙胆草6g，山栀6g；脘痞、恶心、纳呆、舌苔腻者加厚朴10g，苍术10g。

3. 中成药处方

（1）茵栀黄口服液：2盒，10mL/次，3次/d。组成：茵陈提取物、栀子提取物、黄芩苷、金银花提取物。功效：清热解毒，利湿退黄，有退黄疸和降低谷丙转氨酶的作用。主治：湿热毒邪内蕴所致急性、迁延性、慢性肝炎和重症肝炎（1型）。也可用于其他型重症肝炎的综合治疗。

（2）茵陈五苓丸：2瓶，6g/次，2次/d。组成：茵陈、泽泻、茯苓、猪苓、白术（炒）、肉桂。功效：清湿热，利小便。主治：肝胆湿热，脾肺气郁引起的湿热黄疸，胆腹胀满，小便不利。

（3）黄疸肝炎丸：2瓶，1~2丸/次，3次/d。组成：青叶胆、竹叶柴胡、茵陈、槟榔、白芍药（酒炙）、郁金（醋炙）、佛手、栀子（炒）、延胡索（醋炙）、甘草、香附（醋炙）、枳壳（麸炒）、青皮。功效：舒肝利胆，除湿理气。主治：湿热熏蒸，皮肤黄染，胸胁胀痛，小便短赤，急性肝炎。

（4）茵莲清肝合剂：2瓶，50mL/次，2次/d。组成：茵陈、板蓝根、绵马贯众、茯苓、郁金、当归、红花、琥珀、白芍药（炒）、白花蛇舌草、半枝莲、广藿香、佩兰、砂仁、虎杖、丹参、泽兰、柴胡、重楼。功效：清热解毒，芳香化湿，舒肝利胆，健脾和胃，养血活血。主治：病毒性肝炎，肝炎病毒携带者及肝功能异常患者。

（5）肝达康片：2瓶，8~10片/次，3次/d。组成：北柴胡（醋炙）、白芍药（醋炙）、当归（酒炙）、茜草、白术（麸炒）、茯苓、鳖甲（醋炙）、湘曲、党参、白茅根、枳实（麸炒）、青皮（麸炒）、砂仁、地龙（炒）、甘草。功效：疏肝健脾，化瘀通络。主治：慢性乙型肝炎（慢性活动性及慢性迁延性肝炎）具肝郁脾虚兼血瘀证候者，症见疲乏纳差，胁痛腹胀，大便溏薄，胁下痞块，舌色淡或色暗有瘀点，脉弦缓或涩。

（6）乙肝解毒胶囊：2盒，4粒/次，3次/d。组成：黄柏、草河车、黄芩、大黄、胡黄连、土茯苓、黑矾、贯众。功效：清热解毒，疏肝利胆。主治：乙型肝炎，证肝胆湿热内蕴者，症见肝区热痛，全身乏力，口苦咽干，头晕耳鸣或面红耳赤，心烦易怒，大便干结，小便少而黄，舌苔黄腻，脉滑数或弦数。

（7）双虎清肝颗粒：2盒，1~2袋/次，2次/d。组成：金银花、虎杖、黄连、白花蛇舌草、蒲公英、丹参、野菊花、紫花地丁、法半夏、甘草、栝楼、枳实。功效：清热利湿，化痰宽中，理气活血。主治：湿热内蕴所致的胃脘痞闷，口干不欲饮，恶心厌油，食少纳差，胁肋隐痛，腹部胀满，大便黏滞不爽或臭秽，或身目发黄，舌质暗，边红，舌苔厚腻或黄腻，脉弦滑或弦数者，以及慢性乙型肝炎见有上述证候者。

（8）茵胆平肝胶囊：2盒，2粒/次，3次/d。组成：茵陈、龙胆、黄芩、猪胆膏、栀子、白芍药（炒）、当归、甘草。功效：清热利湿，消黄。主治：急性黄疸型肝炎，慢性肝炎。

（9）当飞利肝宁胶囊：2盒，4粒/次，3次/d。组成：水飞蓟、当药。功效：清利湿热，益肝退黄。主治：湿热郁蒸而致的黄疸，急性黄疸型肝炎，传染性肝炎，慢性肝炎而见湿热证候者。

（10）乙肝养阴活血颗粒：2盒，20g/次，3次/d。组成：地黄、北沙参、麦门冬、女贞子（酒炙）、五味子、黄芪、当归、白芍药、何首乌（制）、阿胶珠、黄精（蒸）、泽兰、牡蛎、橘红、丹参、川楝子。功效：滋补肝肾，活血化瘀。主治肝肾阴虚型慢性肝炎。症见面色晦暗，头晕耳鸣，五心烦热，腰腿酸软，齿鼻衄血，胁下痞块，赤缕红斑，舌质红，少苔，脉沉弦，细涩等。

（三）中西医结合

1. 思路

（1）中药清利湿热，西药保护肝脏同时应用中西药物，中药以清利湿热为主，西药以保护肝脏为主。这种方法特别适用于急性甲型肝炎。

（2）中药疏肝清湿，西药抗病毒并促肝细胞再生同时应用中西药物，中药以疏肝理气、清利湿热为主，西药以抗病毒、促进肝细胞再生为主。这种方法特别适用于慢性乙型肝炎。

（3）中药疏肝健脾，西药促进免疫同时应用中西药物，中药以疏肝健脾为主，西药以促进细胞免疫为主。这种方法特别适用于慢性丙型肝炎。

2. 处方

（1）处方一

茵陈蒿汤加味方14剂，每天1剂，煎水内服；同时用维生素B_6 100 mg、维生素C 1 g、肌苷200 mg，加入5%葡萄糖1 000 mL静脉滴注，1次/d，连用14天。适用于急性甲型肝炎。

茵陈蒿汤加味方组成：茵陈蒿30 g，栀子6 g，大黄6 g，虎杖30 g，田基黄30 g，半边莲30 g，赤芍药10 g，法半夏10 g，甘草3 g。

（2）处方二

柴胡清肝汤，每天1剂，煎水内服，连用3个月；同时用拉米夫定100 mg，1次/d，连用3个月；促肝细胞生长素60 mg、甘草酸二铵150 mg，静脉滴注，1次/d，连用30天。适用于慢性乙型肝炎。

柴胡清肝汤组成：柴胡10 g，赤芍药10 g，郁金10 g，茵陈蒿30 g，栀子6 g，大黄6 g，虎杖30 g，田基黄30 g，半边莲30 g，丹参15 g，薏苡仁30 g，甘草6 g。

（3）处方三

逍遥散加减方，隔日1剂，煎水内服，连用6个月；同时用干扰素300 U，静脉滴注，每周3次，连用6个月。适用于慢性丙型肝炎。

逍遥散加减方组成：柴胡10 g，酒白芍药15 g，当归10 g，茯苓30 g，炒白术10 g，黄芪30 g，郁金10 g，茵陈蒿30 g，虎杖30 g，黄芩10 g，丹参15 g，薏苡仁30 g，甘草6 g。

（四）注意事项

1. 宜进行消化道隔离。急性肝炎、重型肝炎应卧床休息。慢性肝炎宜根据病情决定休息程度，症状明显，转氨酶明显升高或出现黄疸时，应卧床休息；转氨酶、肝功能接近正常时，可适当活动；当完全恢复正常后或逐渐恢复工作，适当锻炼。平时生活要有规律，情绪要乐观，忌急躁恼怒，避免过度劳累及剧烈运动。

2. 饮食忌油腻煎炸辛辣之品，给予高热量、高维生素、适量蛋白质饮食。对于营养不足患者，应尽量多进食，指导少食多餐；禁饮酒及对肝脏有损害的药物。

3. 采取以切断传播途径为主的预防措施，如管血、管水；并应预防接种甲肝疫苗、乙肝疫苗。

二、药物性肝病

（一）西医

1. 诊断要点

（1）病史

发病前 3 个月内曾有内服药物史，包括剂量、给药途径、持续时间及同时使用的其他药物。

（2）症状

常有疲乏无力、食欲减退、上腹不适、恶心、呕吐等消化道症状，可有黄疸、皮肤瘙痒、尿色深黄色、粪色淡或陶土色。少数患者伴有发热、皮疹、关节痛、肌肉痛等。

（3）体征

黄疸，肝大并轻触痛，可有关节肿痛或肾区叩击痛。

（4）检查

①血清胆红素、转氨酶、碱性磷酸酶、总胆汁酸、血清胆固醇等可有不同程度的升高，血浆白蛋白可降低。

②各种病毒性肝炎血清标志物均为阴性。

③药物敏感试验（淋巴细胞培养试验、皮肤试验）为阳性。

2. 治疗原则

（1）一般治疗

立即停用相关药物。适当休息，加强营养，给予高糖、低脂肪饮食，补充维生素 C、B 族维生素和维生素 E。

（2）药物治疗

可用还原型谷胱甘肽、硫普罗宁和水飞蓟宾以保护肝脏，根据相关药物可以选用相应的解毒剂。胆汁淤积型可用腺苷蛋氨酸或熊去氧胆酸，严重者试用肾上腺皮质激素。

3. 治疗方案

（1）推荐方案

还原型谷胱甘肽 1 200 mg 和 0.9% 氯化钠 250 mL，静脉滴注，1 次 /d，连用 7 天。

（2）可选方案

水飞蓟素 70 mg，3 次 /d，连用 7 天。

临床经验：治疗药物性肝病主要是在支持、对症疗法的基础上，应用保护肝脏和相应药物的解毒剂，一般在 8 天后转氨酶开始逐渐下降，并在 30 天内不再上升，其他肝功能指标也将有所改善。当出现急性肝功能衰竭时，其治疗原则同重型肝炎，必要时可考虑用人工肝装置或进行肝移植手术。

（二）中医

1.病因病机

中医学认为本病多因感染药毒、情志不遂、肝肾亏虚所致。

（1）感染药毒

凡药皆有毒，因受某些药物毒性的影响，药毒内伏，郁蒸化热，阻遏肝胆气机，壅滞血脉，发为黄疸。

（2）情志不遂

精神抑郁，或暴怒伤肝，肝气郁结，影响胆汁排泄，溢出于全身，亦致黄疸。

（3）肝肾亏虚

素体禀赋不足，加之久病伤及肝肾，易染药毒，逐成药毒致疸之病。

2.辨证论治

临证时，根据黄疸、胁痛的主症特点，结合全身症状、舌脉来辨别湿热、气郁、气虚、阴虚。其治疗以疏肝利胆为主要原则。

（1）湿热郁蒸证

①主症：身目黄色鲜明，恶心，呕吐，纳呆，腹胀，胁痛，倦怠无力，小便黄赤，大便秘结或稀溏，或有发热，舌苔黄腻，脉弦滑数。

②治法：清热利湿，利胆退黄。

③处方：茵陈蒿汤合五苓散加减。7剂，每天1剂，分2次煎服。组成：茵陈蒿30 g，栀子10g，黄柏10g，大黄6g，白术10g，茯苓30g，猪苓10g，泽泻6g，郁金10g，石韦30g，甘草6g。加减：恶心呕吐者加法半夏10g，竹茹10 g，旋覆花（包煎）6g。

（2）肝气郁结证

①主症：胁肋胀痛，脘痞腹胀，恶心嗳气，纳食不香，舌质淡红，苔薄白，脉弦。

②治法：疏肝解郁，理气止痛。

③处方：柴胡疏肝散加减。7剂，每天1剂，分2次煎服。组成：柴胡10 g，酒白芍药15 g，枳壳10 g，茯苓30 g，茵陈蒿30 g，香附10 g，陈皮10 g，郁金10 g，半边莲30 g，甘草6 g。加减：肝脾大者加丹参15 g，莪术10 g；纳差者加麦芽30 g，山楂15 g；腹胀嗳气者加大腹皮15 g，莱菔子6 g。

（3）肝郁脾虚证

①主症：胸胁胀痛，腹胀，疲乏无力。纳少。便溏，舌质淡，舌苔薄白，脉弦细。

②治法：健脾疏肝，理气和胃。

③处方：逍遥散加减。7剂，每天1剂，分2次煎服。组成：柴胡10 g，赤芍药12 g，

当归 10 g，茯苓 30 g，炒白术 10 g，薄荷 6 g，薏苡仁 30 g，茵陈蒿 30 g，大腹皮 15 g，甘草 5 g。加减：乏力、气短者加黄芪 30 g；便溏者去当归，加神曲 10 g，焦山楂 15 g；胁痛者加延胡索 10 g；纳呆者加鸡内金 10 g，谷芽 30 g，山楂 15 g。

（4）肝肾阴虚证

①主症：两胁隐痛，腹胀纳差，疲乏无力，头晕，腰膝酸软，失眠多梦，五心烦热，舌质红，少苔或无苔，脉细或弦细数。

②治法：滋补肝肾。

③处方：一贯煎加减。7 剂，每天 1 剂，分 2 次煎服。组成：生地黄 15 g，沙参 10 g，枸杞子 30 g，麦门冬 10 g，川楝子 10 g，赤芍药 10 g，茵陈蒿 30 g，地骨皮 30 g，山楂 12 g。加减：乏力、气短者加黄芪 30 g。

3. 中成药处方

（1）强肝胶囊：2 盒，5 粒 / 次，2 次 /d。组成：茵陈、板蓝根、党参、山药、黄芪、当归、芍药、生地黄、丹参、郁金、山楂、神曲、秦艽、泽泻、甘草。功效：清热利湿，补脾养血，益气解郁。主治：慢性肝炎、早期肝硬化、脂肪肝、毒性肝炎等。

（2）茵陈五苓丸：2 瓶，6 g/ 次，2 次 /d。组成：茵陈、泽泻、茯苓、猪苓、白术（炒）、肉桂。功效：清湿热，利小便。主治：肝胆湿热，脾肺气郁引起的湿热黄疸，脘腹胀满，小便不利。

（3）舒肝健胃丸：2 盒，3～6g/ 次。3 次 /d。组成：厚朴（姜制）、香附（醋制）、白芍药（麸炒）、柴胡（醋制）、青皮（醋炒）、香橼、陈皮、檀香、豆蔻、枳壳、鸡内金（炒）、槟榔、延胡索（醋炒）、五灵脂（醋制）、牵牛子（炒）。功效：疏肝开郁，导滞和中。主治：肝胃不和引起的胃脘胀痛，胸胁满闷，呕吐吞酸，腹胀便秘。

（三）中西医结合

1. 思路

中药疏肝利湿，西药保护肝脏。同时应用中西药物，中药以疏肝理气、清利湿热为主，西药以保护肝脏为主。这种方法特别适用于药物性肝病症状较轻者。

2. 处方

柴胡疏肝散合茵陈蒿汤加减方，每天 1 剂，煎水内服，连用 1 周；同时用还原型谷胱甘肽 1 200 mg 和 0.9% 氯化钠 250 mL，静脉滴注，1 次 /d，连用 7 天。

柴胡疏肝散合茵陈蒿汤加减方组成：柴胡 10 g，赤芍药 10 g，郁金 10 g，茵陈蒿 30 g，栀子 6 g，大黄 6 g，半边莲 30 g，丹参 15 g，薏苡仁 30 g，猪苓 10 g，石韦 30 g，甘草 6 g。

（四）注意事项

1. 药物性肝病重点在于早期诊断，早期治疗。要重视防患于未然，要警惕药源性肝损伤，在用药期间应定期测定肝功能，对已经存在的肝病或肾病患者，更应监测用药期间的肝功能变化。

2. 对一度有药物性肝损害史者，应避免再度使用相同或化学结构相似的药物。

3. 对于药物性慢性活动肝炎或肝纤维化，应及早应用抗纤维化药物。

第六章　心血管系统

第一节　心率失常

一、快速性心律失常

（一）阵发性室上性心动过速

阵发性室上性心动过速（PSVT，简称室上速）是一组 QRS 形态正常，R-R 规则，但折返部位及机制不同的心动过速。其中，90% 以上为房室结折返性心动过速（AVNRT）和房室折返性心动过速（AVRT）。折返还可发生在窦房结、房室结及心房内。其特点是突然发作、突然停止。发作时，病人感觉心跳得非常快，好像要跳出来似的，很难受。发作时心率 150~250 次 /min，持续数秒、数分钟或数小时、数日。有时当医生赶到，病人已终止发作了。心慌可能是唯一的表现，但如果有冠心病或其他心脏病史，就可能出现头晕、乏力、呼吸困难、心绞痛、晕厥，心电图检查有心肌缺血的改变。

1. 诊断要点

（1）病史

症状突发突止，可由运动或情绪激动诱发，多反复发作。病史应询问以往是否进行过心电图检查，结果如何，非发作期的心电图表现，是否应用过维拉帕米、毛花苷 C 等药物疗效如何。

（2）症状

发作特征为突然发作与突然终止，多有心悸、胸闷、气短、乏力、胸痛等，持续发作较久者可有休克、心力衰竭。冠心病者可导致心绞痛、心肌梗死。

（3）体征

发作时心率多在 150~250 次 /min，快而整齐，心音有力，多无心脏杂音，血压正常或稍低。

（4）检查

第一，心电图检查：可以确定诊断。心电图表现为：①心率 150~250 次 /min，节律规则；

② QRS 波群形态与时限均正常，但发生室内差异性传导或原有束支传导阻滞时，QRS 波形态异常；③ P 波为逆行性（Ⅱ、Ⅲ、aVF 导联倒置），常埋藏于 QRS 波群内或位于其终末部分，P 波与 QRS 波群保持固定关系；④起始突然，通常由一个房性期前收缩触发，其下传的 P-R 间期显著延长，随之引起心动过速发作。

第二，食管调搏：在多数病人食管调搏能诱发室上速，明确诊断，并可初步分型。

第三，心电生理检查：在大多数患者能证实存在房室结双径路。房室结双径路是指：① β（快）路径传导速度快而不应期长；② α（慢）路径传导速度缓慢而不应期短。正常时窦性冲动沿快径路下传，P-R 间期正常。最常见的房室结内折返性心动过速类型是通过慢路径下传，快路径逆传。其发生机制如下：当房性期前收缩发生于适当时间，下传时受阻于快路径（因不应期较长），遂经慢路径前向传导至心室，由于传导缓慢，使原先处于不应期的快路径获得足够时间恢复兴奋性，冲动经快路径返回心房，产生单次心房波，若反复折返，便可形成心动过速。由于整个折返回路局限在房室结内，故称为房室结内折返性心动过速。

其他心电生理特征包括：①心房期前刺激能诱发与终止心动过速；②心动过速开始几乎一定伴随着房室结传导延缓（P-R 或 AH 间期延长）；③心房与心室不参与形成折返回路；④逆行激动顺序正常，即位于希氏束邻近的电极部位最早记录到经快路径逆传的心房电活动。

2. 治疗原则

（1）一般治疗

突然发作时，不要惊慌。可就近去医院治疗，反复发作者，可备用必要的药物及时救治，或用刺激迷走神经的方法终止发作。

（2）药物治疗

急性发作期以终止发作为主要目标，对于是否需要给予患者长期药物预防，取决于发作频繁程度及发作的严重性。

3. 治疗方案

（1）推荐方案

急性发作期应根据患者基础的心脏状况，既往发作的情况及对心动过速的耐受程度做出适当处理。

兴奋迷走神经终止发作：对无器质性心脏病、无明显心力衰竭者，可先尝试刺激迷走神经的方法。颈动脉窦按摩（患者取仰卧位，先行右侧，每次 5～10s，切莫双侧同时按摩）、Valsalva 动作（深吸气后屏气再用力作呼气动作）、诱导恶心、将面部浸没于冰水中等方法可使心动过速终止，但停止刺激后，有时又恢复原来心率。以上方法无效或当即有效但很快复发时，可考虑下列药物治疗。

①腺苷：起效迅速，不良反应为胸部压迫感、呼吸困难、面部潮红、窦性心动过缓、房室传导阻滞等。由于其半衰期< 6 s，不良反应即使发生亦很快消失。常用剂量：6～12 mg，快速静脉注射。

②钙通道阻滞药：此药抑制钙离子进入细胞内，疗效显著。不良反应为血压下降，并能加重房室传导阻滞。常用药物：维拉帕米，首次 5 mg，稀释后以 1mg/min 的速度静脉注射，如无效，隔 10 分钟再静脉注射 5 mg；地尔硫草 10 mg，稀释后静脉注射，如无效，15 分钟后可以重复，有效剂量为 0.25～0.35 mg/kg。

③洋地黄类药物：此类药物治疗室上速作用缓慢，现在已经较少应用。但有心力衰竭表现者，洋地黄仍作为首选。常用药物：毛花苷 C 0.4～0.8 mg，稀释后缓慢静脉注射，以后每 2～4 小时 0.2～0.4 mg，24 小时总量在 1.6 mg 以内。

④β 受体阻滞药：心力衰竭、支气管哮喘症、二度及二度以上房室传导阻滞患者禁用。常用药物：艾司洛尔 250～500 μg/kg 稀释后静脉注射（g 分钟），随后 4 分钟内以 50 μg/（kg·min）静脉输注。此药作用时间短，不良反应小。

⑤普罗帕酮：首次用量 1mg/kg，稀释后缓慢静脉注射，15 分钟注射完毕，间隔 20 分钟后可重复静脉注射，总量可达 3～5 mg/kg。继以 g～2 mg/min 静脉滴注或静脉泵推维持。

⑥胺碘酮：首先以 150 mg 稀释后 10 分钟静脉注射，继以 1mg/min 静脉滴注或静脉泵推维持。

（2）可选方案

①电学治疗：当患者出现严重心绞痛、低血压、充血性心力衰竭表现者，应立即电复律。但应注意，已应用洋地黄者不应接受电复律治疗。有条件者，可使用经食管心房调搏终止室上速。

②射频消融术：经导管射频消融能有效根治阵发性室上性心动过速，目前已成为首选治疗方法。但当室上速发作时，仍然可以先进行药物或非药物治疗终止其发作，然后择期行射频消融治疗。

（3）预防复发

是否需要给予患者长期药物预防，取决于发作频繁程度及发作的严重性。药物的选择可依据临床经验或心内电生理试验结果。洋地黄、长效钙通道阻滞药或 α1 受体阻滞药可供首先选用。洋地黄类药物（地高辛每日 0.125～0.25 mg），长效钙通道阻滞药（缓释维拉帕米 240 mg/d，长效地尔硫草 60～120 mg，每日 2 次），长效 β 受体阻滞药，单独或联合应用。普罗帕酮（100～200 mg，每日 3 次）。

导管消融技术已十分成熟，安全、有效且能根治心动过速，应优先考虑应用。

临床经验：室上速发作持续时间因人而异，通常开始持续时间较短，自行终止，或经刺激迷走神经即可终止发作。后逐步延长，无法自行终止，刺激迷走神经虽可终止，但很快又再次发作，而必须用药物终止发作或于发作时即行射频消融治疗。室上速患者通常无器质性心脏病表现，室上速不发作时无任何不适，但发作时症状明显，故如何快速终止发作显得尤其重要。射频消融术虽为首选治疗手段，但并不是任何医院都可以做，故应用受到限制。药物治疗是室上速急性发作期的重要手段，在所有治疗药物中，维拉帕米疗效确切，作用迅速，通常使用 5 mg 即可使大多数室上速终止，成为首选药物。腺苷虽然作用更快，但国内没有此药，常常是用三磷腺苷（ATP）替代，因为惧怕其不良反应而未能普及。普罗帕酮疗效也比较可靠，但常常需要较大剂量。胺碘酮作用较慢，需要持续静脉滴注或推泵静脉注射，方能起效。在治疗室上速时必须使用心电监护，用药过程中密切观察心率及节律的变化，一旦室上速终止，即可停药。

因为射频消融术的广泛开展，用药物预防室上速复发，目前已经不再推荐。

（二）窦性心动过速

在成年人当由窦房结所控制的心率其频率超过 100 次 /min 时称为窦性心动过速。这是最常见的一种心动过速，其发生常与交感神经兴奋及迷走神经张力降低有关。通常逐渐开始和终止，频率大多在 150~150 次 /min。偶有高达 200 次 /min。

1. 诊断要点

（1）病史

生理状态下可因运动、焦虑、情绪激动引起，也可发生在应用肾上腺素、异丙肾上腺素等药物之后。在发热、血容量不足、贫血、甲状腺功能亢进、呼吸功能不全、低氧血症、低钾血症、心力衰竭等其他心脏疾病时极易发生。

（2）症状

心悸，或出汗、头晕、眼花、乏力，或有原发疾病的表现；可诱发其他心律失常或心绞痛。

（3）体征

心率多为 100~150 次 /min，大多心音有力，或有原发性心脏病的体征。

（4）检查

心电图显示窦性心律的 P 波在 I、II、aVF 导联直立，aVR 导联倒置，P-R 间期 0.12~0.20s，频率超过 100 次 /min。

2. 治疗原则

（1）一般治疗注意休息，保持良好的情绪。不过劳、过饮、过饱、少饮酒或不饮酒。消除诱因，治疗原发病。

（2）药物治疗必要时使用药物对症处理。首选 β 受体阻滞药。若须迅速控制心率，可选用静脉制剂。如不能使用 β 受体阻滞药时，可选用维拉帕米或地尔硫草。

3. 治疗方案

（1）推荐方案

美托洛尔 25 mg，每日 1 次或每日 3 次，口服。

（2）可选方案

维拉帕米 80 mg，每日 3 次，口服。

临床经验：窦性心动过速需要区分是生理性的还是病理性的，生理性的通常不需要处理，去除诱因后很快缓解；病理性患者常有心悸症状，如果患者没有急性心力衰竭、支气管哮喘等禁忌证，使用 β 受体阻滞药效果很好，常用药物为美托洛尔。

不良性窦性心动过速 P 波形态与正常窦性心律相同，以静息状态下心率增快（＞100 次/min）或在极轻用力时心率不成比例的增快为特征的一种窦性心动过速。多为女性，且多数为从事卫生医疗工作者，症状轻重不一，常表现为心悸、头晕、胸闷、气短、乏力、易出汗等。虽然先兆晕厥和不能耐受运动也可见到，但最常见的表现是心悸，且多数情况下症状与心动过速的程度不成比例。其治疗主要取决于有无症状，无症状者无须治疗。心悸严重影响生活和工作者可应用 β 受体阻滞药和钙通道阻滞药。对于症状严重而药物疗效不佳者，可以试用射频消融治疗。

（三）非阵发性房室交界区性心动过速

非阵发性房室交界区性心动过速的发生机制与房室交界区组织自律性增高或触发活动有关。最常见的病因为洋地黄中毒。其他为下壁心肌梗死、心肌炎、急性风湿热或心瓣膜手术后，亦偶见于正常人。

1. 诊断要点

（1）病史

询问患者有无长期服用地高辛等洋地黄类药物史，近期有无上呼吸道感染病史，有无风湿热或心脏瓣膜病手术史等。

（2）症状

心动过速发作起始与终止时心率逐渐变化，有别于阵发性心动过速，故称为"非阵发性"。

（3）体征

心率 70～150 次/min 或更快，心律通常规则，ORS 波群正常，自主神经系统张力变化可影响心率快慢。

（4）检查

如心房活动由窦房结或异位心房起搏点控制，可发生房室分离。洋地黄过量引起者，经常合并房室交界区文氏型传导阻滞，使心室律变得不规则。

2. 治疗原则

（1）一般治疗

注意休息，保持良好的情绪。不过劳、过饮、过饱。少饮酒或不饮酒。消除诱因，治疗原发病。

（2）药物治疗

治疗主要针对基本病因。本型心律失常通常能自行消失，假如患者耐受性良好，仅须密切观察和治疗原发疾病，心律失常本身有时并不需要药物治疗。已用洋地黄者应立即停药，亦不应施行电复律。对于洋地黄中毒引起者，可给予钾盐、利多卡因或 β 受体阻滞药治疗。

3. 治疗方案

（1）推荐方案可选用下列之一种方法

①美托洛尔，25 mg，每日 1 次或 3 次，口服。或注射给药。

②利多卡因，静脉注射，1～2 mg/kg，继以 0.1% 溶液静脉滴注，每小时不超过 100 mg。

（2）可选方案

胺碘酮，开始每次 0.2 g，每日 3 次，饭后服；3 天后改用维持量，每次 0.2 g，每日 1 次。

临床经验：应用利多卡因时通常以 50～100 mg 快速静脉注射，每隔 5～10 分钟可以重复使用，连续使用 3～5 次，继以 2～4 mg/min 静脉滴注或静脉泵推维持。房室结自律性的频率超过窦性心律频率，引起房室失同步的情况并不少见，可视为生理状态（干扰引起房室脱节），无须治疗。非阵发性房室交界区性心动过速持续发作可以使用 β 受体阻滞药或钙通道阻滞药治疗。

二、快速性心律失常中医诊治

（一）病因病机

本病与感受外邪、情志失调、饮食不节、劳欲过度、久病失养、药物影响有关。

1. 感受外邪

感受外邪，内舍于心，邪阻于脉，心血运行受阻；或风寒湿热等外邪，内侵于心，耗伤心气或心阴，心神失养，引起心悸之证。温病、疫证日久，邪毒灼伤营阴，心神失养，或邪毒传心扰神，亦可引起心悸。

2. 情志失调

恼怒伤肝，肝气郁滞，日久化火，气火扰心则心悸；气滞不解，久则血瘀，心脉瘀阻，亦可心悸；忧思伤脾，阴血亏耗，心失所养则心悸；大怒伤肝，大恐伤肾，怒则气逆，恐则精却，阴虚于下，火逆于上，亦可撼动心神而心悸。

3. 饮食不节

嗜食肥甘，饮酒过度，损伤脾胃，运化失司，湿聚成痰，日久痰浊阻滞心脉，或痰浊郁而化火，痰火上扰心神而发心悸；脾失健运，气血生化乏源，心失所养，而致心悸。

4. 劳欲过度

房劳过度，肾精亏耗，心失所养；劳伤心脾，心气受损，亦可诱发心悸。

5. 久病失养

水肿日久，水饮内停，继则水气凌心而心悸；喘咳日久，心肺气虚，诱发心悸；长期慢性失血致心血亏虚，心失所养而心悸。

（二）辨证论治

1. 心神不宁证

（1）主症：心悸心慌，善惊易恐，坐卧不安，失眠多梦，舌苔薄白，脉象虚数或结代。

（2）治法：镇惊定志，养心安神。

（3）处方：安神定志丸加减。7剂，每日1剂，分2次煎服。组成：白参10 g，茯苓10 g，茯神10 g，石菖蒲10 g，远志10 g，龙齿10 g。加减：心神失养，可加酸枣仁20 g，合欢皮10 g养心安神；心气虚加炙甘草10 g，党参10 g益气养心。

2. 气血不足证

（1）主症：心悸气短，动则尤甚，眩晕乏力，面色无华，舌质淡，苔薄白，脉细弱。

（2）治法：补血养心，益气安神。

（3）处方：归脾汤加减。7剂，每日1剂，分2次煎服。组成：白参10 g，黄芪30 g，白术10 g，当归10 g，茯神10 g，远志10 g，酸枣仁20 g，龙眼肉10 g，木香10 g，炙甘草5 g。加减：血不养心，宜用炙甘草汤益气养血，滋阴复脉；心悸甚可加生龙骨15 g，生牡蛎15 g安神定悸。

3. 阴虚火旺证

（1）主症：心悸不宁，心烦少寐，头晕目眩，手足心热，耳鸣腰酸，舌质红，苔少，脉细数。

（2）治法：滋阴清火，养心安神。

（3）处方：天王补心丹加减。7剂，每日1剂，分2次煎服。组成：柏子仁10 g，酸枣仁20 g，麦冬10 g，天冬10 g，生地黄10 g，当归10 g，丹参10 g，玄参10 g，白参10 g，五味子5 g，远志10 g，桔梗10 g，茯苓10 g。加减：如虚烦咽燥，口干口苦等热象较显著，用朱砂安神丸养阴清热；心悸不安者，加生龙骨15 g，生牡蛎15 g，珍珠母15 g以镇心安神；心火旺甚，心烦易怒，口苦，口舌生疮者，加连翘10 g，莲子心5g，山栀子 10 g 以清泻心火；兼五心烦热，梦遗腰酸者，可合用知柏地黄丸养阴生津。

4.气阴两虚证

（1）主症：心悸短气，头晕乏力，胸痛胸闷，少气懒言，五心烦热，失眠多梦，舌质红，少苔，脉虚数。

（2）治法：益气养阴，养心安神。

（3）处方：生脉散加减。7 剂，每日 1 剂，分 2 次煎服。组成：白参 10 g，麦冬 10 g，五味子 5g。加减：心阴亏虚，心烦失眠，加生地黄 10 g，连翘 10 g，莲子心 5g 清心除烦；兼肾阳不足，腰膝酸软，耳鸣目眩者，加何首乌 15 g，枸杞子 10 g，龟甲 10 g 滋肾养阴；兼心脉瘀阻加丹参 15 g，三七 5 g 活血化瘀。

5.痰火扰心证

（1）主症：心悸时发时止，胸闷烦躁，失眠多梦，口干口苦，大便秘结，小便黄赤，舌苔黄腻，脉象弦滑。

（2）治法：清热化痰，宁心安神。

（3）处方：黄连温胆汤加减。7 剂，每日 1 剂，分 2 次煎服。组成：黄连 5 g，茯苓 10 g，法半夏 10g，竹茹 10 g，枳实 10 g，陈皮 5 g，炙甘草 5 g。加减：热象明显，加黄芩 10 g，栀子 10 g 清心泻火；大便秘结，加全栝楼 10 g，大黄 10 g 化痰通腑；惊悸不安者加珍珠母 20 g，生龙骨 15 g，生牡蛎 15 g 镇心安神；火邪伤阴加生地黄 10 g，麦冬 10 g，玉竹 10 g 养阴清热。

6.心脉瘀阻证

（1）主症：心悸不安，胸闷不舒，心痛时作，或见唇甲青紫或有瘀斑，舌紫暗有瘀斑，脉涩或结代。

（2）治法：活血化瘀，理气通络。

（3）处方：桃仁红花煎加减。7 剂，每日 1 剂，分 2 次煎服。组成：桃仁 10 g，红花 10 g，丹参 15 g，赤芍 10g，川芎 10g，生地黄 10 g，香附 10g，延胡索 10 g，青皮 5g，当归 10 g。加减：畏寒，四肢不温，加桂枝 5 g，檀香 5 g，降香 5 g 通阳理气；胸满闷痛，苔浊腻，加栝楼 10 g，薤白 10 g，半夏 10 g 宽胸化痰；胸痛较甚，加乳香 10 g，没药 10 g，五灵脂 10 g 活血止痛。

7.心阳不振证

（1）主症：心悸不安，胸闷气短，面色苍白，形寒肢冷，舌质淡白，脉象虚弱或细数。

（2）治法：温补心阳，安神定悸。

（3）处方：参附汤合桂枝甘草龙骨牡蛎汤加减。7 剂，每日 1 剂，分 2 次煎服。组成：白参 10g，附片（先煎）10g，桂枝 10 g，龙骨 15 g，牡蛎 15 g，甘草 5 g。加减：形寒肢冷，下肢水肿合用真武汤温阳利水；头晕目眩，恶心呕吐，加茯苓 10 g，半夏 10 g，陈皮 5 g

健脾化痰；兼有伤阴者，加麦冬 10 g，玉竹 10 g，五味子 5 g 养阴生津。

（三）中成药处方

1. 天王补心丹，口服，3g/ 次，3 次 /d。组成：柏子仁、酸枣仁、麦冬、天冬、生地黄、当归、人参、丹参、玄参、朱砂、五味子、桔梗、茯苓。功效：养阴清热。主治：阴虚火旺型心律失常。

2. 生脉注射液，静脉滴注，40 mL 次 /，1 次 /d。组成：人参、麦冬、五味子。功效：益气养阴。主治：气阴两虚患者。

3. 复方丹参滴丸，口服或舌下含服，10 粒 / 次，3 次 /d。组成：丹参、三七、冰片。功效：活血化瘀，理气止痛。主治：气滞血瘀型心悸。

4. 稳心颗粒，冲服，1 袋 / 次，3/d。组成：党参、黄精、三七、琥珀、甘松。功效：益气养阴，定悸复脉，活血化瘀。主治：气阴两虚兼心脉瘀阻所致的心悸不宁，气短乏力，头晕心烦，胸闷胸痛。适用于各种原因引起的期前收缩、心房颤动、窦性心动过速等心律失常。

5. 参松养心胶囊，口服，2～4 粒 / 次，3 次 /d。组成：人参、麦冬、五味子、山茱萸、大枣仁、桑寄生、丹参、赤芍、土鳖虫、甘松、黄连、龙骨。功效：益气养阴，活血通络，清心安神。主治：气阴两虚，心络瘀阻引起的冠心病室性期前收缩，症见心悸不安，气短乏力，动则加剧，胸部闷痛，失眠多梦，盗汗，神倦懒言，舌红或舌质紫暗、有瘀斑瘀点，少苔，脉细弱或结或代。

6. 补心气口服液，口服，10 mL/ 次，3 次 /d。组成：黄芪、人参、石菖蒲、薤白等。功效：补益心气，理气止痛。主治：心悸、气短、乏力等心气虚损型疾病。

7. 血府逐瘀丸，口服，1～2 丸 / 次，2 次 /d。组成：柴胡、当归、地黄、赤芍、红花、桃仁、枳壳、甘草、川芎、牛膝、桔梗。功效：活血化瘀，行气止痛。主治：瘀血内阻，头痛或胸痛，失眠多梦，心悸怔忡，急躁善怒。

8. 归脾丸，口服，6g/ 次，3 次 / 日。组成：党参、白术、黄芪、当归、茯苓、远志、木香、酸枣仁、龙眼肉等。功效：益气健脾，养血安神。主治：心脾两虚，气短心悸，失眠多梦，头晕头痛，肢倦乏力，食欲不振。

三、快速性心律失常中西医结合治疗

（一）思路

鉴于抗心律失常西药近二三十年来治疗进展有限，同时其在安全性方面显露出的严重缺陷，目前心律失常药物治疗的天平已向中医药倾斜。现已确定多种抗心律失常中药或中药组方的有效成分，包括生物碱类、强心苷类、黄酮类、皂苷类等，其中以生物碱类最多。中医治疗心律失常时，注重对患者全身与局部功能的调节，注重从患者的阴阳盛衰、精神情志等方面调整，通过调整和改善患者的神经体液因素，改变引发心律失常的病理状态而治标与治本兼顾。同时，中药以天然植物药为主，对脏器毒副作用较低，适合长期服用。

（二）处方

1. 处方一

参松养心胶囊口服，4 粒 / 次，3 次 /d 或稳心颗粒冲服，1 袋 / 次，3 次 /d；美托洛尔 12.5 mg，口服，2//0。适用于气阴两虚型冠心病伴见室性期前收缩者。

2. 处方二

厄贝沙坦 150 mg，口服，1 次 /d，美托洛尔 6.25 mg，口服，2 次 /d，地高辛 0.125 mg，口服，1 次 /d 次同时口服参附汤合桂枝甘草龙骨牡蛎汤加减，每日 1 剂，分 2 次服。适用于心力衰竭伴有心房颤动者。

3. 处方三

复脉散，每日 8 g，分 3 次冲服次美托洛尔 12.5 mg，口服，2 次 /d，阿司匹林肠溶片 0.1g，口服，1 次 /d。适用于心房扑动，心阳虚者。

4. 处方四

美托洛尔 12.5 mg，口服，2 次 /d，阿司匹林肠溶片 0.1g，口服，1 次 / 日同时口服归脾汤加减，每日 1 剂，分 2 次服。适用于心房颤动属气血两虚者。

5. 处方五

美托洛尔 12.5 mg，口服，2 次 /d 次同时口服黄连温胆汤加减，每日 1 剂，分 2 次服。适用于室性期前收缩属痰火扰心证者。

6. 处方六

养血宁心汤每日 1 剂，分 2 次服次美托洛尔 12.5 mg，口服，2 次 /d。适用于功能性期前收缩属气血不足，心神不宁者。

四、缓慢性心律失常

缓慢性心律失常是指有效心搏＜ 60 次 /min 的各种心律失常。其发生多与迷走神经张力过高、心肌病变、某些药物影响、高血钾等有关。缓慢性心律失常患者症状的有无和轻重取决于血流动力学的改变，主要表现为心悸、疲劳虚弱、体力活动后气短、胸闷等，严重者可引起晕厥、抽搐，甚至危及生命。临床常见的有窦性心动过缓、窦房传导阻滞、窦性停搏、房室传导阻滞、病态窦房结综合征等。

缓慢性心律失常属中医学"心悸""眩晕""胸痹""厥证"等范畴。以心悸、气短、胸闷、头晕甚至昏厥等症状为主，其脉证均见迟缓，属于迟脉、结脉等范畴。

（一）窦性心动过缓

成年人窦性心律的频率< 60//min，称为窦性心动过缓。窦性心动过缓常同时伴有窦性心律失常（不同 P-P 间期的差异> 0.12 秒）。

1. 诊断要点

（1）病史

常见于健康的青年人、运动员和睡眠状态。其他原因包括颅内疾病、严重缺氧、甲状腺功能减退、低温、阻塞性黄疸，以及应用洋地黄、β 受体阻滞药、拟胆碱药物、胺碘酮或非二氢吡啶类的钙通道阻滞药等。窦房结病变、急性下壁心肌梗死、心肌炎、心肌病等常发生窦性心动过缓。

（2）症状

如心率不低于 50 次 /min，一般不引起症状。如心率低于 40//min，常引起心绞痛、心功能不全或中枢神经系统功能障碍。

（3）体征

可出现相关体征。

（4）检查

心电图特征为：窦性心律，心率在 40 ~ 60 次 /min，常伴有窦性心律失常，严重过缓时可产生逸搏。

2. 治疗原则

（1）一般治疗

注意保持良好的情绪。劳逸结合，不过劳、过饮、过饱，不吸烟，不饮酒。

（2）药物治疗

如心率不低于 50 次 /min，不引起症状，无须治疗，如心率低于 40/min，出现心动过缓症状明显，伴心绞痛、心功能不全或中枢神经系统功能障碍时，可用阿托品、麻黄碱。

（3）手术治疗

长期药物应用往往效果不确定，易发生严重不良反应，故应考虑心脏起搏治疗。

3. 治疗方案

（1）推荐方案

阿托品 0.3 mg，每日 2 ~ 4 次，口服，必要时 0.5 mg 肌肉注射或静脉滴注。

（2）可选方案

心脏起搏治疗。

临床经验：抗胆碱能药物可以消除迷走神经对窦房结的抑制，使心率增加。对窦房结起搏细胞本身自律性并无作用，增加心率幅度有限，适用于迷走神经兴奋性增高所致的缓慢型心律失常，如严重的窦性心动过缓、窦性静止、窦房传导阻滞、房室传导阻滞，Q-T间期延长所致的室性心律失常，急性心肌梗死伴有房室传导阻滞也可用本药。

（二）窦房传导阻滞

窦房传导阻滞是指窦房结产生的冲动，传导至心房时发生延缓或阻滞，部分或全部不能到达心房。理论上窦房传导阻滞按其阻滞程度可分为一度、二度和三度。

1. 诊断要点

（1）病史

短暂的窦房阻滞见于急性心肌梗死、急性心肌炎、高钾血症、洋地黄或奎尼丁类药物作用以及迷走神经张力过高。慢性窦房传导阻滞的病因常不明，多见于老年人，基本病变可能为特发性窦房结退行性变。其他常见病因为冠心病和心肌病。

（2）症状

与病态窦房结综合征相似。

（3）体征

可见相关体征。

（4）检查

心电图：由于体表心电图不能显示窦房结电活动，因而无法确定一度窦房传导阻滞的诊断。三度窦房传导阻滞与窦性停搏鉴别困难，特别当发生窦性心律不齐时。只有二度窦房传导阻滞才能从心电图上做出诊断。

二度窦房传导阻滞分为两型：莫氏Ⅰ型即文氏阻滞，与二度房室传导阻滞中的文氏现象相似，但表现为 P-P 间期而不是 R-R 间期进行性缩短，直至出现一次长 P-P 间期，该长 P-P 间期短于基本 P-P 间期的 2 倍，应与窦性心律不齐鉴别。莫氏Ⅱ型传导阻滞时，长 P-P 间期为基本 P-P 间期的整倍数。窦性停搏则没有这样的倍数关系，可据此进行鉴别诊断。

2. 治疗原则

窦房阻滞的治疗原则参见窦性停搏。

3. 治疗方案

窦房阻滞的治疗方案参见窦性停搏。

（三）窦性停搏

窦性停搏亦称窦性静止，是指窦房结在一个或多个心动周期中不能产生冲动，以致不能激动心房或整个心脏，多是窦房结功能低下的结果。严重窦性停搏是致命性心律失常之一。

1. 诊断要点

（1）病史

迷走神经张力增高或颈动脉窦过敏均可发生窦性停搏。此外，急性心肌梗死、窦房结变性与纤维化、脑血管意外等病变、应用洋地黄类药物、乙酰胆碱等亦可引起窦性停搏。

（2）症状

如出现 2 秒以上窦性停搏或者窦性心率突然减慢＜40 次 / 分时，可出现黑矇；如出现 5 秒以上窦性停搏则发生晕厥；如出现 10 秒以上的窦性停搏则会出现阿 - 斯综合征。

（3）体征

可见相关体征。

（4）检查

心电图：在一段较平常 P-P 间期显著延长的时间内不见 P 波，或 P 波与 QRS 波均不出现，即规则的 P-P 间距中突然出现 P 波脱落，形成长 P-P 间距，而长的 P-P 间期与基本的窦性 P-P 间期之间无公倍数关系。长时间的窦性停搏后，下位的潜在起搏点，如房室交界区或心室，可发出单个逸搏或逸搏性心律控制心室。窦性停搏时间过长如无逸搏发生，可令患者出现黑矇、短暂意识障碍或晕厥，严重者可发生阿 - 斯综合征以致死亡。

2. 治疗原则

（1）一般治疗

注意休息，保持良好的情绪。不过劳、过饮、过饱，不吸烟，不饮酒。必要时可吸氧。

（2）药物治疗

窦性停搏频，伴症状明显者可用阿托品、麻黄碱或异丙肾上腺素治疗。有阿 - 斯综合征者应用异丙肾上腺素 0.5～1 mg 加于 500 mL 葡萄糖液中静脉滴注，如疗效不满意或须长期滴注异丙肾上腺素者，应考虑置入按需型人工心脏起搏器。

3. 治疗方案

1. 推荐方案

阿托品 0.3 mg，每日 2～4 次，口服。

2. 可选方案

有阿 - 斯综合征者用异丙肾上腺素 0.5～1 mg 加于 500 mL 葡萄糖液中静脉滴注。

五、缓慢性心律失常中医诊治

（一）病因病机

本病与饮食失宜，七情内伤，劳倦内伤，久病失养，感受外邪有关。

1. 饮食失宜

饮食不节，饥饱失常，或过食肥甘厚腻，烟酒过度，均可损伤脾胃，致脾失健运，气血生化之源不足，心脉失养，脾气虚弱运化功能减弱，津液不布，水湿不化，聚而为痰，痰浊上扰心神，则心神不宁，痹阻心阳，则心悸、胸闷。

2. 七情内伤

忧郁思虑，暗耗心血；或气机郁结，脉络瘀阻，气血运行不畅，心失所养。

3. 劳倦内伤

劳伤心脾，心气受损而心悸；疲劳过度，伤及肾阳，温煦无力，心阳疲乏而致心悸。

4. 久病失养

久病体虚，或失血过多，或思虑过度，劳伤心脾，渐至气血亏虚，心失所养而心悸；大病久病之后，阳气虚弱，不能温养心肺，故心悸不安；久病入络，心脉瘀阻，心神失养。

5. 感受外邪

风寒湿邪搏于血脉，内犯于心，以致心脉痹阻，营血运行不畅，引起心悸怔忡；温病、疫证日久，邪毒灼伤营阴，心神失养，引起心悸。

本病病位在心，病机特点是本虚标实，本虚是气、血、阴、阳亏虚，以气阳不足为多，标实是痰浊、瘀血、气滞、水饮。

（二）辨证论治

临证时，结合全身症状、舌脉来辨别寒热虚实。治疗以益气温阳为主要原则。

1. 心阳不足证

（1）主症：心悸气短，动则加剧，或突然昏倒，汗出倦怠，面色苍白，或形寒肢冷。舌淡苔白，脉虚弱或沉细而迟。

（2）治法：温补心阳，通脉定悸。

（3）处方：人参四逆汤合桂枝甘草龙骨牡蛎汤加减。7剂，每日1剂，分2次煎服。组成：人参15g，附片（先煎）15g，干姜15g，桂枝10g，2龙骨15g，2牡蛎1g，甘草10g。加减：有瘀血者，加丹参15g，赤芍10g，红花10g，以活血化瘀；兼水肿者，加泽泻15g，车前子15g，益母草10g，以活血利水；气虚者，加黄芪30g，以益气健脾。

2. 心肾阳虚证

（1）主症：心悸气短，动则加剧，面色㿠白，形寒肢冷，腰膝酸软，眩晕耳鸣，小便清长，舌质淡苔白，脉迟结代。

（2）治法：温补心肾，温阳利水。

（3）处方：麻黄附子细辛汤合真武汤加味。7剂，每日1剂，分2次煎服。组成：炙麻黄10g，附片（先煎）10g，细辛5g，红参10g，茯苓25g，白术15g，白芍10g，生姜3片。加减：若心血瘀阻者，加丹参15 g，红花10 g，益母草10 g，以活血化瘀；气虚者加黄芪25 g，山药15 g，以益气；阳虚为主，无水肿者，亦可合用右归丸温补肾阳。

3. 气阴两虚证

（1）主症：心悸气短，乏力，失眠多梦，自汗盗汗，口干，五心烦热，舌红少津，脉虚细或结代。

（2）治法：益气养阴，养心通脉。

（3）处方：炙甘草汤加减。7剂，每日1剂，分2次煎服。组成：炙甘草15 g，生地黄15 g，党参15 g，桂枝10 g，干姜10 g，麦冬15 g，麻仁10 g，阿胶（烊化）10g，当归10 g，白芍10 g，酸枣仁15g，大枣6）。加减：阴虚明显加天（15 g，黄精10 g，以养阴生津；兼有痰湿加栝楼10 g，法半夏10 g，竹茹10 g，胆南星10 g，以化痰除湿。

4. 痰湿阻络证

（1）主症：心悸气短，咳嗽有痰，胸痛彻背，头晕目眩，舌质淡，苔白腻，脉弦滑或结代。

（2）治法：理气化痰，宁心通脉。

（3）处方：涤痰汤加减。7剂，每日1剂，分2次煎服。组成：陈皮10g，法半夏10 g，茯苓15 g，党参10 g，白术10 g，竹茹10 g，2牡蛎15 g，2龙骨15 g，柏子仁10 g，石菖蒲5g，胆南星5 g，生姜10 g，甘草10 g，大枣3）。加减：若血瘀明显者，加丹参15 g，红花10 g，水蛭5g活血化瘀；若痰多而有寒象者，加附片10 g等以温阳化痰；若痰多而眩晕者，加天麻10 g，菊花10 g等清利头目；若痰浊化热者，改用黄连温胆汤清热化痰。

5. 心脉瘀阻证

（1）主症：心悸气短，胸闷憋气，或刺痛阵作，牵引肩背，自汗，四肢厥冷，唇甲青紫，舌质紫暗，或有瘀点，脉涩或结代。

（2）治法：活血化瘀，理气通络。

（3）处方：血府逐瘀汤。7剂，每日1剂，分2次煎服。组成：当归10 g，生地黄10 g，桃仁10 g，地龙10 g，白芍10 g，川芎10 g，柴胡5 g，红花5 g，枳实10 g，牛膝10 g，甘草5 g。加减：若阳损及阴，阴阳两虚者，加枸杞子10 g，麦冬15g，天花粉10 g，以滋补阴血；畏寒肢冷者，可加人参10 g，制附子（先煎）10 g，桂枝10 g，甘草10 g，以益气通阳；气滞明显加郁金10 g，降香10 g，香附10 g，以理气宽胸；胸痛明显加延胡索10 g，蒲黄10 g，三七5 g，以活血化瘀。

6. 元阳欲脱证

（1）主症：汗出如珠，面色青灰，呼吸气微，四肢厥冷，精神萎靡，或昏厥。舌质淡，脉结代或微欲绝。

（2）治法：回阳固脱。

（3）处方：参附龙牡汤。7剂，每日1剂，分2次煎服。组成：人参15g，制附子（先煎）25g，2龙骨30g，2牡蛎30g，干姜15g，甘草15g。加减：若兼有阴虚者，加玉竹，天冬，太子参，以养阴生津；若夹痰浊血瘀者，可分别加陈皮10g，枳壳10g，法半夏10g，丹参15g，红花10g，郁金10g，以理气化湿或活血化瘀。

（三）中成药处方

1. 心宝丸，口服，每次5～10粒，每日3次。功效：温阳通脉。主治：适用于各种缓慢性心律失常，心功能不全患者。

2. 血府逐瘀汤口服液，口服，每次10mL，每日3次。功效：活血化瘀。主治：适用于心血瘀阻型心律失常者。

3. 参附注射液，静脉滴注，每次40mL，每日1次。功效：温阳益气。主治：适用于阳气亏虚型心律失常者。

4. 香丹注射液，静脉滴注，每次30mL，每日1次。功效：活血化瘀。主治：适用于气滞血瘀型心律失常者。

六、缓慢性心律失常中西医结合治疗

（一）思路

缓慢性心律失常的治疗目的在于提高心室率，缓解症状。对有症状的缓慢性心律失常，不伴有快速性心律失常者可试用药物治疗。对严重缓慢心律失常伴心脑供血不足的症状，活动受限，或曾有阿-斯综合征发作者，可应用永久起搏器治疗。中医以益气温阳、活血化瘀为法，对本病有较好疗效，能改善患者症状，且不良反应少，对轻中度患者可做首选。

（二）处方

1. 处方一

心肾之阳气不足者，治宜温补心肾，益气助阳，鼓动心脉，用麻黄附子细辛汤合右归饮加减，配合阿托品0.3～0.6mg，每日3次，口服，可在服用中药的过程中逐渐减少阿托品的用量。

麻黄附子细辛汤合右归饮组成：炙麻黄10g，细辛gg，熟附子15g（先煎），桂枝10g，杜仲10g，枸杞子10g，炙甘草15g，熟地黄15g，山茱萸15g。

2. 处方二

气阴两虚者，治宜补气养阴，参麦散加味。药物组成：人参、麦冬、酸枣仁、黄芪、白术、茯苓、炙甘草各15g。凡心率<45次/min者，配合阿托品0.3～0.6mg，每日3次，

口服。

3. 处方三

常规应用西药（阿托品或氨茶碱、硝酸异山梨酯或硝苯地平、肠溶阿司匹林等）的基础上用参附注射液 100 mL 加入 5% 葡萄糖注射液 250 mL，每日 1 次，静脉滴注。

第二节　心搏骤停与心脏性猝死

一、西医

（一）诊断要点

1. 病史

既往健康状况和精神状态，有无心脏、肺、肾疾病或其他恶性肿瘤史，有无感染或出血，有无冠心病或肺栓塞的高危因素，同时需要了解患者当前服用的药物和过敏史等。向家人、目击者和 EMSS（急救医疗服务系统）人员详细询问发病过程，可为判断发病原因和预后提供重要信息。收集发病情况包括：心搏骤停时是否被目击、发病时间、当时患者状态（吃饭、运动、受伤）、服用何种药物、开始心肺复苏的时间、初始心电图表现，急救人员所采用的急救措施等。

2. 症状

心搏骤停的典型表现包括意识突然丧失、呼吸停止和大动脉搏动消失的"三联征"。

3. 体征

仔细体格检查具有重要意义：①检查气道是否通畅，确保人工通气顺利；②查实心搏骤停的诊断依据；③寻找心搏骤停病因的证据；④动态监测有无干预措施所引起的并发症。体格检查必须在优先保证 CPR 不受影响的前提下进行，复苏后须多次重复查体，以了解治疗效果和复苏可能带来的并发症。

4. 检查

实验室检查主要是心电图检查，临床常见的三种心电图表现形式如下：

（1）心室颤动或扑动：心室肌不规则的颤动或扑动，心电图上出现心室颤动或扑动波。

（2）心室静止：心室完全丧失活动而处于静止状态，心电图上出现直线或仅有心房波。

（3）心肌电 - 机械分离：心电图上具有宽而畸形、频率较慢、较为完整的 QRS 波群，但不产生有效的心肌机械性收缩，亦称为深度心血管性虚脱。

5. 诊断要点

（1）意识突然丧失，面色可由苍白迅速呈现发绀。

（2）大动脉搏动消失，触摸不到颈、股动脉搏动。

（3）呼吸停止或开始叹息样呼吸，逐渐缓慢，继而停止。

（4）双侧瞳孔散大。

（5）可伴有短暂抽搐和大小便失禁，伴有口眼歪斜，随即全身松软。

（6）心电图表现：①心室颤动；②无脉性室性心动过速；③心室静止；④无脉心电活动。

（二）治疗原则

1. 一般治疗

心脏骤停的生存率很低，根据不同的情况，其生存率在 5%～60%。抢救成功的关键是尽早进行心肺复苏（Cardio-Pulmonary Resuscitation，CPR）和尽早进行复律治疗。心肺复苏又分为初级心肺复苏和高级心肺复，可按照以下顺序进行。

（1）识别心搏骤停：当患者发生意识丧失时，首先需要判断患者的反应，观察皮肤颜色，有无呼吸运动，可以拍打或摇晃患者，并大声问"你还好吗"？如判断患者无反应时，应立即开始初级心肺复苏，并以最短的时间判断有无脉搏（10 秒内完成）。确立心搏骤停的诊断。

（2）呼救：在不延缓实行心肺复苏的同时，应设法（打电话或叫他人打电话）通知急救医疗系统。

（3）初级心肺复苏：即基础生命活动的支持（basic life support，BLS），一旦确立心搏骤停，应立即进行，改过去的 ABC 变为 CAB，即首先是 C（circulation）建立人工循环，再 A（airway）疏通气道及 B（breathing）人工呼吸，理由是恢复有效血液循环应最先、最早、最重要。如有条件还有人主张应再加上 D（defibriuation）除颤，理由是心脏骤停大多数是心室颤动，除颤是最积极的心脏复苏手段。

①胸外按压：用力快速、持续勿中断的胸外按压是建立人工循环的主要方法，胸外按压时，血流产生的原理比较复杂，主要是当胸外按压时，由于胸内压升高（胸泵理论），在胸骨与脊柱间挤压心脏的机械效应（心泵理论）和心脏的瓣膜系统（使血液向一个方向流动）形成血流。CPR（胸外按压）是使患者生存的基本步骤，胸外按压时应该"用力快速"按压。足够的按压深度约为 5 cm。配合人工呼吸可为心脏和脑等重要器官提供一定含氧的血流，为进一步复苏创造条件。

人工胸外按压时，患者应仰卧平躺于硬质平面，救助者跪在其旁。若胸外按压在床上进行，应在患者背部垫以硬板。胸外按压的部位是胸骨下半部，双乳头之间。用一只手掌根部放在胸部正中双乳头之间的胸骨上，另一手平行重叠压在手背上，保证手掌根部横轴与胸骨长轴方向一致，保证手掌用力在胸骨上，避免发生肋骨骨折，不要按压剑突。按压时肘关节伸直，依靠肩部和背部的力量垂直向下按压，按压幅度约为 5 cm，按压后使胸廓恢复原来位置，按压和放松的时间大致相等。放松时双手不要离开胸壁，胸外按压频率应为 100 次 /min，因为按压频率较低会减少向前流动的血流量。由于每次按压中断后需要很长时间才能重新建立足够的主动脉和冠脉灌注压，应尽量避免按压过程中断。尽量不超过 10 秒，除外一些特殊操作，如建立气道或者进行除颤。例如，检查脉搏不应多于 10 秒。动物实验和人类研究均已证明，在 CPR 的最初数分钟，不间断的单纯胸外按压是常规 CPR 的替代方法，其优势在于促使不愿做口对口通气的非医务人员参与其中。

在电击前后即刻进行不间断的胸部按压非常重要。除颤前胸部按压 1.5～3 分钟，有助于将血液注入心脏泵内，从而增加除颤恢复自主循环的可能。除颤后即刻胸部按压 1～2 分钟，有助于预防除颤电击后常见的低血压和心搏停止。

胸外按压的并发症主要包括：肋骨骨折、心包积液或心脏压塞，气胸、血胸、肺挫伤、肝脾撕裂伤和脂肪栓塞，应遵循正确的操作方法，尽量避免并发症发生。

②人工呼吸：应立即实施，刻不容缓。

先将耳朵贴近患者的口鼻附近，感觉有无气息，再观察胸廓有无起伏动作，最后仔细听有无气流呼出的声音。若无上述体征可确定无呼吸，应立即实施人工通气。

首先进行两次人工呼吸，每次持续吹起时间一秒以上，保证足够的潮气量使胸廓起伏。建立通畅的气道至关重要，应尽可能进行气管插管，并建议使用 Combitube 管（放置于口咽腔，可不加选择地隔离气道用于通气）和喉罩导气管（LMA）。研究证明，上述器械虽无法改变心搏骤停患者预后，但均能保持气道通畅。更重要的是，应在 CPR 中降低通气频率，快速完成通气动作以将气道正压的持续时间缩至最短。当时间或条件不允许时，可以采用口对口，口对鼻或口对通气防护装置呼吸。口对口呼吸是一种快捷有效的通气方法，施救者呼吸出气体中氧气足以满足患者需求，但首先要确保气道通畅。术者用置于患者前额的拇指与示指捏住患者鼻孔，吸一口气，用口把患者的口全罩住，然后缓慢吹气，每次吹气应持续一秒以上，确保呼吸时有胸廓起伏。施救者实施人工呼吸前，正常吸气即可，无须深吸气。无论是单人还是双人进行心肺复苏时，胸部按压通气比率从 15∶2 增至 30∶2，交替进行。

③开通气道：是重要一步，立即进行。

保证呼吸通畅是成功复苏的重要一步，可采用仰头抬颏法开通气道。方法是：术者将一手置于患者前额用力加压，使头后仰，另一手的示指、中指抬起下颏，使下颏尖、耳垂的连线与地面呈垂直状态，以畅通气道。应清除患者口中的异物和呕吐物，患者义齿松动应取下。

④除颤：应早期进行，责无旁贷。

心搏骤停的学说将其分为三期，根据各期病理生理学特点进行治疗能改善预后。由于多数心搏骤停患者最初由非医务人员来处理，提高旁观者心肺复苏（CPR）率至关重要。应鼓励只进行胸外心脏按压的 CPR，通过消除人们对口对口通气传染疾病的担心，从而促进按压迅速开始，以提高旁观者启动的现场应急胸外按压率。

早期除颤是心搏骤停的最基本治疗。直流电除颤可在 1～2 分钟恢复 80% 患者的灌注心率。若不进行 CPR，10 分钟后成功率降至 5% 以下，因此鼓励广泛部署供公众（非医务人员）使用的除颤器。利用除颤仪在瞬间释放高压电流经胸壁到心脏，使得心肌细胞在瞬间同时除极，终止导致心律失常的异常折返或异位兴奋灶，从而恢复窦性心律。由于室颤是非创伤心搏骤停患者中常见的心律失常，可以在 EMS 到达之前，进行一段 CPRO。如果具备 AED 自动电除颤仪，应该联合应用 CPR 和 AED。由于 AED 便于携带，容易操作，能自动识别心电图并提示进行除颤，非专业人员也可以操作。

研究表明，双相电除颤较单相电击能进一步降低除颤阈值。虽然缺乏改善短期或长期生存的充分证据，但建议用首次高能（150~200 J）双相除颤电击来治疗院内外室颤患者。

（4）高级心肺复苏：即高级生命支持（Advanced Life Support，ALS）是在基础生命支持的基础上，应用辅助设备，特殊技术等建立更为有效的呼吸和血供循环，主要措施包括气管插管建立通气，除颤转复心律成为血流动力学稳定的心律，建立静脉通路并应用必要的药物维持已恢复的循环。心电图、血压、脉搏血氧饱和度、呼气末二氧化碳分压测定等必须持续监测，必要时还要进行有创血流动力学监测，如动脉血气分析、动脉压、中心静脉压等。

①通气和氧供：如果患者自主呼吸没有恢复，应尽早行气管插管，充分通气的目的是纠正低氧血症，予吸入氧浓度 100%。院外患者通常用面罩、简易球囊维持通气，医院内的患者常用呼吸机，潮气量为 6～7 mL/kg 或 500～600 mL，然后根据血气分析结果进行调整。

②电除颤、复律与起搏治疗：心脏骤停时最常见的心律失常是心室颤动。及时的胸外按压和人工呼吸虽可部分维持心脑功能，但极少能将室颤转为正常心律，而迅速恢复有效的心律是复苏成功至关重要的一步。终止室颤最有效的方法是电除颤，时间是治疗室颤的关键，每延迟除颤 1 分钟，复苏成功率下降 7%～10%。

除颤电极的位置：放在患者裸胸的胸骨外缘前外侧部。右侧电极板放在患者右侧锁骨下方，左电极放在与左乳头齐平的左胸下外侧部。其他位置还有左右外侧旁线处下胸壁，或者左电极放在标准位置，其他电极放在左右背部上方。如采用双相波电除颤可以选择150～200 J，如使用单相波电除颤应选择360 J。一次电击无效应继续胸外按压和人工通气，5 个周期的 CPR 后（约 2 分钟）再次分析心律，必要时再次除颤。

心搏骤停后电除颤的时间是心肺复苏成功最重要的决定因素。电除颤虽然列为高级复苏的手段，但如有条件应越早进行越好，并不拘泥于复苏的阶段，提倡在初级心肺复苏即行电复律治疗。

起搏治疗：对心搏停止患者不推荐使用起搏治疗，而对有症状心动过缓患者则考虑起搏治疗。如果患者出现严重症状，尤其是当高度房室传导阻滞发生在希氏束以下部位时，则应该立即施行起搏治疗。如果患者对经皮起搏治疗没有反应，则需要进行经静脉起搏治疗。

2. 药物治疗

心搏骤停患者在进行心肺复苏时应尽早开通静脉通道。周围静脉通常选用肘静脉或颈外静脉，手部或下肢静脉效果较差尽量不用。中心静脉可选用颈内静脉，锁骨下静脉和股静脉。如果静脉穿刺不成功，某些复苏药物可经气管给予。

肾上腺素是 CPR 的首选药物。可用于电击无效的室颤及无脉室速、心脏停搏或无脉性电生理活动。常规给药方法是静脉推注 1mL，每 3～5 分钟重复 1 次，可逐渐增加剂量至 5 mL。血管升压素与肾上腺素作用相同。也可以作为一线药物，只推荐使用一次 40 U 静脉注射。严重低血压可以给予去甲肾上腺素、多巴胺、多巴酚丁胺。

复苏过程中产生的代谢性酸中毒通过改善通气常可得到改善，不应过分补充碳酸氢盐纠正。心搏骤停或复苏时间过长者，或早已存在代谢性酸中毒、高钾血症患者可适当补充碳酸氢钠，初始剂量 1mmol/kg，在持续心肺复苏过程每 5 分钟重复 1/2 量，最好根据动脉血气分析结果调整补给量，防止发生碱中毒。

给予 2～3 次除颤加 CPR 及肾上腺素之后仍然是室颤（无脉室速），考虑给予抗心律失常药。常用药物胺碘酮，可考虑用利多卡因。利多卡因，给予 1～1.5mmol/kg 静脉注射，如无效可每 3～5 分钟重复一次，如果总剂量达到 3 mmol/kg 仍不能成功除颤，下一步可给予胺碘酮或溴苯胺治疗。胺碘酮首次 150 mmol/kg 缓慢静脉注射（＞10 分钟），如无效，可重复给药总量达 500 mg，随后 10mg/（kg·d）维持静脉滴注；或者先按 1 mg/min 维持静脉滴注 6 小时，然后可 0.5 mg/min 持续静脉滴注，每日总量可达 2 g，根据需要可维持数天。

对于一些难治性多形性室速、尖端扭转型室速、快速单形性室速或室扑（频率＞260 次/min）及难治性多形性室颤，可应用 β 受体阻滞药。美托洛尔每隔 5 分钟，每次 5 mg 静脉注射，直至总剂量 15 mg；艾司洛尔 0.5 mg/kg 静脉注射（1 分钟），继以 50～300μg/min 静脉维持。由急性高钾血症触发的难治性室颤的患者可给予 10% 的葡糖糖酸钙 5～20 mL，注射速率 2～4 mL/min。异丙肾上腺素或心室起搏可能有效终止心动过速和药物诱导的 TDPO 当 VF/无脉 VT 心搏骤停与长 Q-T 间期的尖端扭转型室速（TDP）相关时，可以 1～2 g 硫酸镁，稀释推注 5～20 分钟，或 1～2 g 硫酸镁加入 50～100 mL 液体中静脉滴注。

缓慢性心律失常，心室停顿的处理不同于室颤。给予基础生命支持后，应尽力设法稳定自主心律，或设法起搏心脏。常用药物为肾上腺素每隔 3～5 分钟静脉注射 1mL 及阿托品 1～2 mg 静脉注射。在未建立静脉通道时，可选择气管内给药，2 mg 溶于 10 mL 生理盐水中。心脏停搏或慢性无脉性电活动患者，考虑阿托品，用量为 1mg 静脉注射，可每 3～5 分钟重复使用（最大总量为 3 次或 3 mg）。若有条件，缓慢性心律失常施行临时性人工心脏起搏，如体外心脏起搏床旁经静脉心内膜起搏等。上述治疗的同时应积极寻找可能存在的可逆性病因，如低血容量、低血氧症、心脏压塞，张力性气胸、药物过量、低体温及高血钾等，并给予相应治疗。

经过心肺复苏使心脏节律恢复后，应着重维持稳定的心电与血流动力学状态。儿茶酚胺不仅能较好地稳定心脏电活动，而且具有良好的正性肌力和外周血管作用。其中肾上腺素为首选药，升压时最初剂量 $1\mu g/min$，根据血流动力学调整，剂量为 $1～10\mu g/min$。去甲肾上腺素明显减少肾和肠系膜血流，现已较少应用。当不需要肾上腺素的变时效应时，可考虑使用多巴胺或多巴酚丁胺，多巴胺建议剂量 $5～20\mu g/(kgmin)$，剂量大于 $10\mu g/(kgmin)$ 时可出现体循环及腹腔脏器血管收缩；多巴酚丁胺是一较强的增强心肌收缩力的药物，无明显血管收缩作用，剂量 $5～20\mu g/(kg\cdot min)$。心搏骤停时纤溶治疗的作用不稳定，但怀疑肺栓塞的患者可考虑使用。

3. 复苏后处理

心肺复苏后的处理原则和措施包括维持有效的循环和呼吸功能，特别是脑灌注，预防再次心搏骤停，维持水、电解质和酸碱平衡，防止脑水肿、急性肾衰竭和继发感染等，其中重点是脑复苏，开始有关提高长期生存和神经功能恢复治疗。

（1）维持有效循环：应进行全面的心血管系统及相关因素的评价，仔细寻找引起心搏骤停的原因，尤其是否有急性心肌梗死发生及电解质紊乱存在，并做及时处理。如果患者血流动力学状态不稳定，则须要评估全身循环血容量和心室功能。对危重患者常须放置肺动脉漂浮导管进行有创血流动力学监测。为保证血压、心脏指数和全身灌注，输液，并使用血管活性药（如去甲肾上腺素）、正性肌力药（多巴酚丁胺）和增强心肌收缩力（米力农）等。

（2）维持呼吸：自主循环恢复后，患者可有不同程度的呼吸系统功能障碍，一些患者可能仍然需要机械通气和吸氧治疗。呼气末正压通气（PEEP）对肺功能不全合并左心衰竭的患者可能很有帮助，但需注意此时血流动力学是否稳定。临床上可以依据动脉血气结果和（或）无创监测来调节吸氧浓度、PEEP 值和每分通气量。持续性低碳酸血症（低 PCO_2）可加重脑缺血，因此应避免常规使用高通气治疗。

（3）防治脑缺氧和脑水肿：亦称脑复苏。脑复苏是心肺复苏最后成功的关键。在缺氧状态下，脑血流的自主调节功能丧失，脑血流的维持主要依赖脑灌注压，任何导致颅内压升高或体循环平均动脉压降低的因素均可减低脑灌注压，从而进一步减少脑血流。对昏迷患者应维持正常的或轻微增高的平均动脉压，降低增高的颅内压，以保证良好的脑灌注。

主要措施包括①降温：复苏后高代谢状态或其他原因引起的体温升高可导致脑组织氧供需关系的明显失衡，从而加重脑损伤。所以心搏骤停复苏后，应密切观察体温变化，积极采取降温退热措施。体温以 33～34℃ 为宜。②脱水：应用渗透性利尿药配合降温处理，以减轻脑组织水肿和降低颅压，有助于大脑功能恢复。通常选用 20% 甘露醇（1～2g）、25% 山梨醇（1～2g），或 30% 尿素（0.5～1g）快速静脉滴注（2～4 次 /d）。联合使用呋塞米（首次 20～40mg，必要时增加至 100～200 mg 静脉注射）、25% 白蛋白（20～40 mL 静脉滴注）或地塞米松（5～10 mg，每 6～12 小时静脉注射），有助于避免或减轻渗透性利尿导致的"反跳现象"。在脱水治疗时，应注意防止过度脱水，以免造成血容量不足，难以维持血压的稳定。③防治抽搐：通过应用冬眠药物控制缺氧性脑损害引起的四肢抽搐以及降温过程的寒战反应。但无须预防性应用抗惊厥药物。可选用二氢麦角碱 0.6 mg、异丙嗪 50 mg 稀释于 5% 葡萄糖 100 mL 内静脉滴注；亦可应用地西泮 10 mg 静脉注射。④高压氧治疗：通过增加血氧含量及弥散，提高脑组织氧分压，改善脑缺氧，降低颅内压。有条件者应早期应用。⑤促进早期脑血流灌注：抗凝以疏通微循环，用钙拮抗药解除脑血管痉挛。

（4）防止急性肾衰竭：如果心搏骤停时间较长或复苏后持续低血压，则易发生急性肾衰竭。原有肾脏病变的老年患者尤为多见。心肺复苏早期出现的肾衰竭多为急性肾缺血所致，其恢复时间较肾毒性者长。由于通常已使用大剂量脱水药和利尿药，临床可表现为尿量正常甚至增多，但血肌酐升高（非少尿型急性肾衰竭）。

防治急性肾衰竭时应注意维持有效的心脏和循环功能，避免使用对肾脏有损害的药物。若注射呋塞米后仍然无尿或少尿，则提示须按急性肾衰竭处理。

（5）其他：及时发生和纠正水、电解质紊乱和酸碱失衡，防治继发感染。对于肠鸣音消失和机械通气伴有意识障碍患者，应该留置胃管，并尽快地应用胃肠道营养。

（三）治疗方案

1. 推荐方案

立即给予气管插管，连接呼吸机，胸外按压，电击除颤等基础生命复苏术（BLS）。先后给予静脉注射肾上腺素 5 mg，5%NaHCO$_3$ 100 mL 等药物。同时加用参附注射液 100 mL 静脉注射，以回阳救逆，益气固脱。

2. 可选方案

心搏骤停患者的复苏过程中，对于 BLS 自主循环恢复后 1~5 分钟出现的各种快、慢性心律失常经西药纠正无效时，依照回阳救逆，益气固脱之理，应用参附注射液 100 mL 静脉注射。

临床经验：心搏骤停发生后，立即给予气管插管，连接呼吸机，胸外按压，电击除颤，先后给予静脉注射肾上腺素 5 mg，同时加用参附注射液 100 mL 静脉注射，呋塞米 80 mg，毛花苷 C 0.6 mg 静脉注射，连续正压给氧等措施 2.5 小时。

二、中医

（一）病因病机

本病病因病机目前尚无完整而统一的认识，其发生时的临床表现与心阳暴脱极为相似，故认为与心阳素虚、久病正虚、外邪侵袭、血瘀痰阻等有关。

1. 心阳素虚

先天禀赋不足，心阳亏虚，心气不固，若逢外邪侵袭，每易直犯心包，致心神受伤，心阳暴脱而发生猝死。

2. 久病正虚

久病宿疾，正气暗耗，失于调治，病情日重，终致脏腑虚损至极，元气衰惫，阴精消亡而成心阳暴脱，阴阳离决之危候。

3. 外邪侵

袭感受六淫或疫疠毒邪，或邪毒炽盛，正气耗伤，脏腑受损，或邪毒直犯心包，心神受损，若救治不及时，致心阳暴脱，而成猝死。

4. 痰浊瘀血

情志内伤，饮食失节，致脏腑功能失调，痰浊瘀血致心脉痹阻，胸阳不振，遇情志波动或劳累、受寒等诱因，痰瘀痹阻心脉，使心之阴阳不得顺接，致元气暴脱。

本病病机有虚实两个方面，或先天禀赋不足，或久病耗伤，致心阳亏虚，血瘀痰浊积于体内，骤逢外邪侵袭，直犯心包；或情志过极，引动痰瘀闭阻心脉，使心神失守，心阳暴脱而猝死。本病基本病机为心阳暴脱，阴阳离决。若抢救不及时，可发展为一厥不复的死证。

（二）辨证论治

1. 气阴两脱证

（1）主症：神萎倦怠，气短，四肢厥冷，心烦胸闷，尿少，舌质深红或淡，少苔，脉虚数或微。

（2）治法：益气救阴。

（3）处方：生脉散加减。2 剂，每日 2 剂，浓煎频频灌服。组成：人参 15 g，麦冬 15 g，五味子 10g，黄精 10 g，山茱萸 15 g，肉桂 5 g，甘草 15 g；兼瘀血者，加丹参 15 g，红花 10g，当归 15 g，以养血活血。

2.痰蒙神窍证

（1）主症：神志恍惚，气粗息涌，喉间痰鸣，口唇、爪甲暗红，舌质暗，苔厚腻或白或黄，脉沉实。

（2）治法：豁痰活血，开窍醒神。

（3）处方：菖蒲郁金汤加减。2 剂，每日 2 剂，浓煎频频灌服。组成：石菖蒲 10 g，郁金 10 g，牡丹皮 10 g，鲜竹茹 10 g，灯心草 10 g，淡竹沥 10 g，桃仁 10 g，桂枝 5 g，羚羊角（冲）3 g。

3.元气暴脱证

（1）主症：神志恍惚，或昏迷不语，面色苍白，四肢厥冷，舌质淡紫，脉微细欲绝。

（2）治法：回阳救逆。

（3）处方：独参汤或四味回阳汤加减。2 剂，每日 2 剂，浓煎频频灌服。组成：人参 15 g，制附子（先煎）15 g，炮姜 15 g，炙甘草 15 g。

（三）中成药处方

1.参附注射液，每次 30～100 mL 静脉滴注，每日 1 次。功效：回阳救逆，益气固脱。主治：阳气暴脱证的厥脱症。

2.生脉注射液，每次 40～100 mL 静脉滴注，每日 1/。功效：益气养阴，复脉固脱。主治：气阴两亏，脉虚欲脱。

3.醒脑静注射液，每次 10～2 0mL 静脉滴注，每日 1 次。功效：清热解毒，活血凉血，开窍醒脑。主治：气血逆乱，脑脉瘀阻所致昏迷。

三、中西医结合

（一）思路

BLS 后复苏成功的标志在于智能恢复，在 BLS 与 ABLS 过程中，以保护心、脑、肾为主，应用中西医结合方法准确地处理各种严重并发症是成功的关键。心搏骤停的治疗主要是维持生命活动，恢复自主心搏。维持有效循环，若胸外心脏按压效果不好，必要时可考虑开胸按压。建立静脉滴注通道；增加心排血量药物及碱性药物如肾上腺素 1mg 静脉注射，必要时每隔 5～10 分钟重复一次；多巴胺每分钟 2～101g/kg 静脉注射；羟胺每分钟静脉滴注 0.4 mg；5% 碳酸氢钠 100 mL 静脉滴注。心电图监测和心律失常的治疗，心律失常的治疗包括药物和电技术两方面，心室纤颤可用非同步电击除颤，所需能量为 200～360 J。治疗快速性心律失常可选用利多卡因、普鲁卡因胺、溴苯胺等；由于洋地黄中毒引起的室性心律失常可选用苯妥英钠静脉注射。对窦性心动过缓，房室传导阻滞可用阿托品静脉注射治疗。西药纠正无效时，依照回阳救逆，益气固脱之理，应用参附注射液 100 mL 静脉注射，疗效满意。无效时可重复应用，都显示出明显的即时效应。推测该药具有一定的正性肌力作用与抗心律失常作用。然而，自主循环恢复后的综合措施对于提高复苏成功率具有关键性作用。同时重症监护室处理，就是心脏搏动恢复后的处理。心搏恢复后可进入 ICU 病房进行处理，维持有效的循环，如纠正低血压、补充血容量、纠正酸中毒、处理心律失常、防治急性左心衰竭等。维持有效呼吸，关键问题是要防治脑缺氧及脑水肿，也可用呼吸兴奋药，自主呼吸恢复前，要连续使用人工呼吸机。若气管插管已用 2～3 天仍不能拔除，应考虑气管切开。防治脑缺氧及脑水肿，如低温疗法：头部冰敷，冰帽，体表大血管处放置冰袋或使用冰毯降温；脱水疗法：可用甘露醇、呋塞米、地塞米松及白蛋白等药物；应用镇静药；促进脑细胞代谢药物：应用 ATP，辅酶 A，细胞色素 C，谷氨酸钾等。防治急性肾衰竭：尿量 130 mL/h，应严格控制入水量，防治高血钾，必要时考虑血透治疗。防治继发感染：最常见的是肺炎、败血症、气管切开伤口感染及尿路感染等，抗生素一般选用对肾脏毒性小的药物，不宜大量使用广谱抗生素，以防继发真菌感染。病人生命体征平稳，神志清楚，肾功能正常，又无继发感染等表现即为痊愈。

（二）处方

肾上腺素，0.2~0.5mg 静脉注射，必要时每隔 5～10 分钟重复一次；多巴胺每分钟 2～101g/kg 静脉滴注；间羟胺每分钟静脉滴注 0.4 mg；5% 碳酸氢钠 100 mL 静脉滴注。中药可配合参附注射液 100 mL 静脉注射；生脉注射液，每次 40%100 mL 静脉滴注，每日 1 次；醒脑静注射液，每次 10～20 mL 静脉滴注，每日 1 次。

第三节　原发性高血压

一、西医

（一）诊断要点

1.病史

高血压的病因及发病机制至今尚未完全阐明，患者亦无特异性病史可循，但已有充分的证据说明高血压有明显的家族遗传性。本病的病因为多因素，可分为遗传和环境因素两个方面。高血压是遗传易感性和环境因素相互作用的结果。一般认为，遗传因素约占

40%，环境因素约占 60%。

2. 症状

大多数起病缓慢、渐进，一般缺乏特殊的临床表现。约 1/5 患者无症状，仅在测量血压时或发生心、脑、肾等并发症时才被发现。一般常见症状有头晕、头痛、颈项强直、疲劳、心悸等，呈轻度持续性，多数症状可自行缓解，在紧张或劳累后加重。也可出现视物模糊、鼻出血等较重症状。症状与血压水平有一定的关联，高血压性血管痉挛或扩张所致。典型的高血压头痛在血压下降后即可消失。高血压患者可以同时合并其他原因的头痛，往往与血压高度无关，如精神焦虑性头痛、偏头痛、青光眼等。如果突然发生严重头晕与眩晕，要注意可能是短暂性脑缺血发作或者过度降压、直立性低血压，这在高血压合并动脉粥样硬化、心功能减退者容易发生。高血压患者还可以出现受累器官的症状，如胸闷、气短、心绞痛、多尿等，有些症状可能是降压药的不良反应所致。另外，少数患者病情急骤发展，舒张压持续 ≥ 130 mmHg，并有头痛、视物模糊、眼底出血、渗出和视盘水肿，肾脏损害突出，持续蛋白尿、血尿与管型尿。病情进展迅速，如不及时有效降压治疗，预后很差，常死于肾衰竭、脑卒中或心力衰竭。病理上以肾小动脉纤维样坏死为特征。发病机制尚不清楚，部分患者继发于严重肾动脉狭窄称之为恶性或急进性高血压。

3. 体征

血压随季节、昼夜、情绪等因素有较大波动。冬季血压较高，夏季较低；血压有明显昼夜波动，一般夜间血压较低，清晨起床活动后血压迅速升高，形成清晨血压高峰。患者在家中的自测血压值往往低于诊所血压值。高血压时体征一般较少。周围血管搏动、血管杂音、心脏杂音等是重点检查的项目。常见的并应重视的部位是颈部、背部两侧肋脊角、上腹部脐两侧、腰部肋脊处的血管杂音。血管杂音往往表示管腔内血流紊乱，与管腔大小、血流速度、血液黏度等因素有关，提示存在血管狭窄、不完全性阻塞或者代偿性血流量增多、加快，如肾血管性高血压、大动脉炎、主动脉狭窄、粥样斑块阻塞等。肾动脉狭窄的血管杂音，常向腹两侧传导，大多具有舒张期成分。心脏听诊可有主动脉瓣区第二心音亢进、收缩期杂音或收缩早期喀喇音。有些体征常提示继发性高血压可能，如腰部肿块提示多囊肾或嗜铬细胞瘤；股动脉搏动延迟出现或缺如，并且下肢血压明显低于上肢，提示主动脉缩窄；向心性肥胖、紫纹与多毛，提示 Cushing 综合征可能。

4. 检查

常规检查的项目是尿常规、血糖、血胆固醇、血三酰甘油、肾功能、血尿酸和心电图。这些检查有助于发现相关的危险因素和靶器官损害。部分患者根据需要和条件可以进一步检查眼底、超声心动图、血电解质、低密度脂蛋白胆固醇与高密度脂蛋白胆固醇。如果为了更进一步了解高血压患者病理生理状况和靶器官结构与功能变化，可以有目的地选择一些特殊检查，如24小时动态血压监测（ABPM），踝/臂血压比值，心率变异，颈动脉内膜中层厚度（IMT），动脉弹性功能测定，血浆肾素活性（PRA）等。24小时动态血压监测有助于判断血压升高严重程度，了解血压昼夜节律，指导降压治疗以及评价降压药物疗效。

高血压诊断主要根据诊所测量的血压值，采用经核准的水银柱或电子血压计，测量安静休息坐位时上臂肱动脉部位血压。一般来说，左、右上臂的血压相差<1.33~2.66/1.33 kPa（10~20/10 mmHg），右侧>左侧。如果左、右上臂血压相差较大，要考虑一侧锁骨下动脉及远端有阻塞性病变，如大动脉炎、粥样斑块。必要时，如疑似直立性低血压的患者还应测量平卧位和站立位（1秒和5秒后）血压。是否血压升高，不能仅凭1次或2次诊所血压测量值来确定，需要一段时间的随访，观察血压变化和总体水平。

（二）治疗原则

原发性高血压目前尚无根治方法，但大规模临床试验证明，收缩压下降10~20 mmHg或舒张压下降5~6mmHg，3~5年脑卒中、心脑血管病死亡率与冠心病事件分别减少38%、20%与16%，心力衰竭减少50%以上。降压治疗在高危患者能获得更大益处，如老年单纯收缩期性高血压、糖尿病和脑卒中患者。虽然降压治疗不是治本，但也不仅仅是对症的，降压治疗的最终目的是减少高血压患者心、脑血管病的发生率和病死率。高血压患者发生心、脑血管并发症往往与血压高度有密切关系，因此降压治疗应该确立血压控制目标值。另一方面，高血压常与其他心脑血管病的危险因素合并存在，如肥胖、高胆固醇血症、糖尿病等，协同加重心血管危险，决定了治疗措施必须是综合性的。

1. 一般治疗

主要是改善生活行为，适用于所有高血压患者，包括使用降压药物治疗的患者。

（1）减轻体重：尽量将体重指数（BMI）控制在<25kg/m^2。体重降低对改善胰岛素抵抗、糖尿病、高脂血症和左心室肥厚均有益。

（2）减少钠盐摄入：膳食中约80%钠盐来自烹调用盐和各种腌制品，所以应减少烹调用盐，每人每日食盐量以不超过6g为宜。

（3）补充钙和钾盐：每人每日吃新鲜蔬菜400~500 g，喝牛奶500 mL，可以补充钾1000 mg和钙400 mL。

（4）减少脂肪摄入：膳食脂肪量应控制在总热量的25%以下。

（5）戒烟、限制饮酒：饮酒量每日不可超过相当于50 g乙醇的量。

（6）增加运动：运动有利于减轻体重和改善胰岛素抵抗，提高心血管适应调节能力，稳定血压水平。较好的运动方式是低或中等强度的等张运动，可根据年龄及身体状况选择慢跑或步行，一般每周 3～5 次，每次 20～60 分钟。

2. 降压药治疗对象

（1）高血压 2 级或以上患者（＞160/100 mmHg）。

（2）高血压合并糖尿病，或已经有心、脑、肾靶器官损害和并发症患者。

（3）凡血压持续升高，改善生活行为后血压仍未获得有效控制患者。从心血管危险分层的角度，高危和极高危患者必须使用降压药物强化治疗。

3. 血压控制目标值

原则上应将血压降到患者能最大耐受的水平，目前一般主张血压控制目标值至少＜140/90 mmHg。糖尿病或慢性肾脏病合并高血压患者，血压控制目标值＜130/80 mmHg。根据临床试验已获得的证据，老年收缩期性高血压的降压目标水平，收缩压（SBP）140～150 mmHg，舒张压（DBP）＜90 mmHg 但不低于 65～70 mmHg，舒张压降得过低可能抵消收缩压下降得到的益处。

4. 多重心血管危险因素协同控制

各种心血管危险因素相互之间有关联，80%～90% 高血压患者有血压升高以外的危险因素。降压治疗后尽管血压控制在正常范围，血压升高以外的多种危险因素依然对预后产生重要影响。在血压升高以外的诸多因素中，性别、年龄、吸烟、血胆固醇水平、血肌酐水平、糖尿病和冠心病对心血管危险的影响最明显。因此，必须在心血管危险控制新概念指导下实施抗高血压治疗，控制某一种危险因素时应注意尽可能改善或至少不加重其他心血管危险因素。降压治疗方案除了必须有效控制血压和依从治疗外，还应顾及可能对糖代谢、脂代谢、尿酸代谢等的影响。

（三）治疗方案

1. 推荐方案氢氯噻嗪，一次 25～100mg，口服；美托洛尔 25～100mg，口服，每日 2 次；硝苯地平控释片 30～60 mg，口服，每日 1 次；卡托普利 12.5～50 mg，口服，每日 3 次。

2. 可选方案氢氯噻嗪，一次 25～100 mg，口服；氨氯地平 5～10 mg，口服，每日 1 次；美托洛尔缓释片 50～200 mg，口服，每日 1 次；伊贝沙 150 mg，口服，每日 1 次。

二、中医

（一）病因病机

本病发生与营卫失和，阴阳失调，气血紊乱有关，其病机涉及肝、肾等脏，病理上又相互影响。

1. 营卫失和，脉络绌急

社会心理应激，属中医学之七情内伤范畴。现代社会竞争激烈，工作压力大，思想负担过重可引起焦虑、紧张、烦闷、压抑等不良情绪，可致营卫正常调和运行的机制被打破，而出现卫行障碍，营阴瘀滞，脉络绌急，导致头痛、眩晕等高血压发生。

2. 阴阳失调，气机逆乱

七情致病常易影响人体气机，《素问举痛论》云："百病生于气也，怒则气上，喜则气缓，悲则气消，恐则气下……"七情所伤，五志过激，气机上逆，血液随之上行，可引动内风而发本病。临床以暴怒伤肝为多，因暴怒可使肝阳暴张，内风旋动，迫血上涌，或络脉细急失柔，瘀阻脉络而发本病。至于忧思悲恐，情绪紧张均为本病的诱因。年老体弱，或久病体亏，元气耗伤，肾精不足，精气陷于下而不升，脑络失养；或肝肾之阴不足，水不涵木，肝阳暴张，则阴不制阳，内风动越，气机逆乱于上，挟痰浊、瘀血阻滞脑络，突发本病。

3. 气血失常，痰血滞络

外感六淫、七情内伤均可导致气血失常，瘀血滞络的病机变化。本病一年四季均可发生，但与季节气候变化有一定关系。入冬骤然变冷，寒邪入侵，可致气血运行失常，痰血滞络而发病，如《素问·调经论》说，"寒独留测血凝泣，凝则脉不通"；或素为情志所伤，气机郁结，血行瘀滞，津血互换障碍，痰浊形成，痰血瘀滞脉络；早春骤然转暖之时，正值厥阴风木主令，内应于肝，风阳易动，挟痰、瘀上扰，也可导致本病发生。

（二）辨证论治

本病是诸多原因引起营卫气血运行障碍，气机升降失常，导致痰浊、瘀血形成，从而使脉络细急，络脉失养，脉络瘀滞或瘀阻而成，故在辨证时要注意以下几点。①辨营卫气血（痰浊瘀毒）：营行脉中，卫行脉外，营卫调和，循行无端是保障肌体五脏六腑、阴阳气血协调平衡的必要条件。营卫气血运行障碍，由此产生了痰浊瘀毒等病理因素。因此，辨证应着重了解营卫气血的运行状况，审察痰浊瘀毒所产生的根源。病邪总以瘀血、痰浊为主，但瘀血与痰浊孰先孰后，何者为主要矛盾，必须分辨。若见头痛头胀、面红、发绀、颈静脉怒张、舌黯或瘀斑、瘀点等，则以瘀血阻络为主；若见头昏如蒙、胸闷泛恶、咳嗽吐痰、舌胖苔腻，则以痰浊为主。②辨气机升降（气逆气虚）：高血压在气机升降失常方面，主要为肝气逆乱，或为肝阳上亢，或为肝阳暴张；气虚则多为肾精亏虚，气血亏虚，血不荣脑。阳亢则眩晕、头痛、易怒、面颊红赤，脉弦或寸大尺缓；肝阳暴张者剧烈头痛，口歪舌强、肢体麻木等，脉弦而长。虚不荣脑者头晕较轻，伴倦怠乏力，耳鸣或形寒怯冷等，脉寸弱尺弦。在辨本病气机升降中虽以肝升，肾亏血虚不升为主，但人体是一有机的整体，一脏气机升降失常必然影响他脏，肝升太过，不仅冲脑，还可犯肺（木火刑金）。③辨脏腑气机（肝肾心肺）：本病初期因络脉病变，影响心脏之藏神运血功能，可见心悸、气短、失眠、健忘等症状；以后随着疾病的发展，病及脑络，出现头痛、头胀、眩晕，甚至失语、偏瘫、昏迷等症；病及肾络，固涩失权，精微下趋，出现蛋白尿、管型尿；肾络损伤，血液外溢，可见血尿；病在周身脉络；可见下肢水肿、颈静脉怒张、发绀；病及肺络，可见频繁咳嗽、咳痰带血、呼吸不利；病及肝络，可见肝大、腹水等症。临床上本病或以某络病变为主，或诸络病变兼见，必须辨别清楚，用药方能有的放矢。

高血压的治疗应通过采用调营卫气血、气机升降、协调阴阳等治疗方法，气逆阳亢者使之下降，气机不升者使之上升，但治疗升降气机，不应仅着眼于一脏一腑，还应体察病后对全身气机的影响，尤其应重视脾胃升降对全身气机的调节作用，恢复肌体的动态平衡，血压自会恢复正常。

高血压的临床症状很多，根据体内阴阳盛衰、脏腑虚实、舌苔、脉象、体型及发病诱因等的不同，临床一般将本病分为肝阳上亢，阴虚阳亢，肾精亏虚，痰浊上犯等不同证型，但细究其证，则不出虚实两端。实证多以肝风痰火为主，而虚证则以肝肾阴血亏虚多见。但虚实二证并不是一成不变的，虚证可转化为实证，实证可转化为虚证，或虚中夹实，或实中夹虚，或虚实互见。千万不可用对号入座的方法，生搬硬套，临证时务必详审，孰先孰后，主次标本，缓急轻重，都须分辨清楚，立法组方，必须权衡准确，才不致贻误病机，犯虚虚实实之戒。

1.肝火上炎证

（1）主症：体盛性急，形气俱实，头涨头痛，口苦而干，烦躁易怒，面赤烘热，大便干结，舌红苔黄或燥，脉弦数有力。

（2）治法：清肝泻火，通脉和络。

（3）处方：龙胆泻肝汤加减。7剂，每日1剂，分2次煎服。组成：龙胆草10 g，栀子10 g，黄芩10g，生地黄15 g，车前子（包）15g，木通10 g，白芍15 g，大黄（后下）10 g，蜈蚣2条，甘草5g。加减：兼有痰火、咳嗽、气急、痰稠者，加黄连3 g，竹茹10 g，胆南星6 g；头痛剧烈者，加石决明30 g，钩藤15 g；火盛动风震颤，甚或抽搐者，加全蝎5 g，代赭石30 g。

2.痰浊阻络证

（1）主症：头晕头重，困倦乏力，心胸烦闷，腹胀痞满，呕吐痰涎，少食多寐，手足麻木，舌淡苔腻，脉弦滑。

（2）治法：祛痰通络，升清降浊。

（3）处方：半夏、白术、天麻汤合温胆汤加减。7剂，每日1剂，分2次煎服。组成：半夏10 g，白术15 g，天麻10 g，石菖蒲10 g，远志10 g，陈皮10 g，茯苓15 g，姜竹茹15 g，枳实15 g，甘草5 g。加减：腹胀、纳呆便溏者，加砂仁10 g，藿香10 g；若痰浊化热，舌苔黄腻者，加黄连3 g。

3. 肝阳上亢证

（1）主症：眩晕、耳鸣、头涨痛，失眠多梦，易怒，面颊红赤，舌红，脉弦。

（2）治法：平肝潜阳，通脉活络。

（3）处方：天麻钩藤饮加减。7剂，每日1剂，分2次煎服。组成：天麻15 g，钩藤（后下）15 g，桑寄生15 g，栀子10 g，黄芩10 g，石决明15 g，夜交藤15 g，牛膝15 g，生牡蛎（先煎）30 g，杜仲15 g，白芍15 g，益母草15 g。加减：兼腑实便秘者，加大黄（后下）10 g，芒硝（冲化）10 g；阳亢化风，手足颤动者，加羚羊角粉（冲服）3 g，代赭石15 g；手足发麻者，加桑枝15 g，豨莶草15 g；胸闷者，加薤白10 g，栝楼皮10 g。

4. 阴虚阳亢证

（1）主症：头晕、目眩，耳鸣口干，面红，心悸失眠，四肢麻木，头重脚轻，步履不稳，舌质红干少苔，脉弦细。

（2）治法：滋阴潜阳，通络行瘀。

（3）处方：杞菊地黄丸合二至丸加减。7剂，每日1剂，分2次煎服。组成：枸杞子10 g，菊花10 g，生地黄15 g，女贞子（先煎）15 g，墨旱莲15 g，山茱萸15 g，白芍15 g，丹参15 g，怀牛膝15 g，龟甲（醋制）20 g，生龙骨、生牡蛎各20 g，鸡血藤20 g。加减：腰酸腿软者，加桑寄生15 g，杜仲15 g；心悸失眠者，加酸枣仁15 g，柏子仁10 g；心前区闷痛，活动后加剧者，加红花10 g，川芎10 g；后脑部或颈项发紧者，加葛根15 g，川芎10 g。

5. 肾精亏虚证

（1）主症：头晕，头空痛，耳鸣目糊，腰腿酸软，夜尿频多，下肢痿软无力，舌淡红，脉沉细无力。

（2）治法：补肾填精，养血荣脑。

（3）处方：地黄饮子加减。7剂，每日1剂，分2次煎服。组成：熟地黄15 g，山茱萸30 g，麦冬15 g，五味子10 g，肉蓉15 g，菟丝子30 g，枸杞子10 g，巴戟天9 g，肉桂3 g，远志10 g，石菖蒲10 g，砂仁5 g。加减：下肢痿软者加杜仲15 g，怀牛膝15 g；耳鸣重者加磁石10 g。中气不足者，加黄芪15 g，白术10 g；兼有痰浊者加姜半夏10 g，橘红10 g。

6. 肝阳暴张证

（1）主症：剧烈头痛，口歪舌强，肢体麻木，甚或突然昏仆，手足抽搐，半身不遂，舌红少苔，脉弦而长。

（2）治法：平肝潜阳，息风通络。

（3）处方：镇肝熄风汤加减。7剂，每日1剂，分2次煎服。组成：怀牛膝30 g，代赭石（先煎）30 g，生龙骨、生牡蛎各（先煎）30 g，龟甲20 g，天冬15 g，白芍15 g，玄参 15 g，钩藤（后下）15 g，天麻 10 g。另用羚羊角 6 g 煎水频服。加减：头痛剧烈、尿少者，加车前子 15 g，木通 10 g；兼挟痰火者，加天竺黄 10 g，浙贝母 15 g。

（三）中成药处方

1. 牛黄清心片 1 盒，每次 5～10 片，每日 2 次。组成：人工牛黄、朱砂、黄连、黄芩、栀子、郁金。功效：清心泻火，镇脑安神。主治：用于心肝火旺之高血压。

2. 舒心降压片 1 盒，每次 4～6 片，每日 2 次。组成：防己、女贞子、葛根、丹参、赤芍。功效：平肝潜阳，息风活血。主治：肝阳上亢之高血压。

3. 牛黄降压丸 1 盒，每次 1 丸，每日 2 次。组成：黄芩、党参、黄芪、川芎、白芍、冰片、决明子、甘松、郁金、薄荷、人工牛黄、羚羊角、水牛角浓缩粉、珍珠。功效：清心化痰，镇静降压。主治：肝火旺盛之高血压。

4. 复方羚羊降压片 1 盒，每次 4～5 片，每日 2 次。组成：羚羊角、黄芩、夏枯草、槲寄生。功效：降低血压，预防中风。主治：用于高血压，充血性头晕涨痛。

三、中西医结合

（一）思路

原发性高血压的发病率较高，广泛临床西药的使用使得高血压患者的病死率有明显降低。近年来，大量的中西医结合临床研究证实，中西医结合治疗高血压病的效果确切，并且能够降低西药的不良反应。中药降压有起效缓，维持时间长，平稳降压等特点，对于老年单纯性收缩期高血压、高血压早期等有较好的平稳的降压作用，对某些难治性高血压，与西药配合能发挥较好的降压疗效，对高血压病的症状改善更是具有优势。药食同源，中华饮茶文化对于长期血压控制也是有益的。如茶叶中的茶多酚、维生素 C 和维生素 P 等都是防治高血压的有效成分，尤其茶多酚舒张毛细血管的功能及儿茶素类化合物和茶黄素对血管紧张素 I 转化酶的活性明显抑制作用等，都能直接降低血压。可以预防高血压的茶叶有：菊花茶、决明子茶等。

（二）处方

1. 处方一

菊花茶：所有的菊花应为甘菊，其味不苦，尤以苏杭一带所生的大白菊或小白菊最佳，每次用 3 g 左右泡茶饮用，每日 3 次。配合以卡托普利 10 mg，口服，每日 3 次（有相关禁忌证者禁用）。

2. 处方二

决明子茶：中药决明子具有降血压、降血脂、清肝明目等功效。经常饮用决明子茶有治疗高血压之特效。每天数次用 15～20 g 决明子泡水代茶饮用，可辅助治疗高血压、头晕目眩、视物不清。配合以卡托普利 10 mg，口服，每日 3 次（有相关禁忌证者禁用）。

3. 处方三

决明子、车前子、杜仲各等份研粉，装胶囊或做散剂，每次 5～10g，早晚 2 次服用，有预防和治疗高血压的作用，可减少西药的用量，直至停服西药，但须在专科医师的指导下使用。

四、注意事项

（一）调节情志，避免刺激

各种精神情志刺激因素可影响人体的功能。对高血压患者来说，保持乐观、开朗的情绪，可促进全身的血液循环，有利于调整和稳定血压，减慢心率。而忧郁、烦恼、大怒可加速病情的发展，甚则诱发高血压急症。此外，剧烈的情绪变化，如观看紧张、激烈的体育比赛、惊险的电影、电视节目等，也是高血压患者的大敌，可引起血压骤升，导致中风。因此，高血压患者应尽可能保持乐观，胸怀要坦荡，克服急躁、恐、焦虑的不良情绪，避免精神高度紧张或各种因素的刺激。

（二）生活有序，劳逸适度

1. 起居有常：保持有规律的生活，消除疲劳和紧张因素，对于高血压患者是至关重要的。按时作息，养成良好的、有规律的生活习惯，有利于血压的控制。由于冷暖刺激可影响血压，因此睡眠时应注意保持室内温度适宜，洗澡时水温亦不可过冷过热，时间也不宜过长。

2. 劳逸有度：适宜的劳动或体育活动可以减肥，治疗失眠，降低血压。高血压患者可根据自己的身体情况和爱好，掌握运动量，适当参加一些体育活动，如慢跑、医疗体操、太极拳、八段锦等，或在他人指导下，练练气功。这对神经、血管、呼吸等功能均有改善作用，有利于控制血压。

3. 调节饮食，合理膳食：高血压患者的饮食，一是要注意饮食有节，勿过量、过饱；二是要注意合理的饮食结构。饮食要淡，一般认为，高血压患者每天食盐摄入量应控制在 6 g 以下，食物以清淡、少荤为宜，多吃蔬菜、水果，少吃脂肪及含胆固醇过多的食物，如猪油、肥肉、蛋白质及动物内脏等。对糖的摄入也应控制，并应节酒，多饮茶。

（三）服药有常，不得随意更改

降压药最好选择长效降压药，早上洗漱完毕后即予服用。尽可能达到目标控制水平，并坚持长期服用，不得随意停服。如确能停服，最好在专科医师指导下进行。

（四）个体化用药

降压药的选择须个体化进行，并注意各类降压药的不良反应。

（五）其他

降压治疗同时，注意综合考虑血脂、血糖、血尿酸等因素的水平，并予必要的调治。还须考虑肝功能、肾功能、心功能以及年龄、性别等方面的因素，以选择一个最佳的个体化的综合调整治疗方案。

第四节　冠心病

一、稳定型心绞痛

（一）西医

1. 诊断要点

（1）病史

常由体力劳动或者情绪激动所诱发，饱食、寒冷、吸烟、心动过速、休克等也可诱发。多在劳累或激动的当时发作，在相似的条件下重复发生。一般在停止诱发因素后可缓解，舌下含服硝酸甘油也可缓解。

（2）症状

①部位：部分心绞痛位于胸骨后、左胸前区，也可在上腹至咽部间，以及双侧腋前线间的任何部位。50%以上患者有放射性疼痛，上臂内侧是常见部位，少数疼痛开始于上臂而后放射到前胸。同一患者在同一时期内，其疼痛部位多固定不变，如部位扩大、放射部位增多提示病变加重；胸痛位置多变不支持心绞痛。心绞痛范围小如一拳，大成一片，甚至遍及全胸；如胸痛呈点状、线状分布，不支持心绞痛。

②性质：胸痛常为压迫、发闷或紧缩性，也可有灼热感，但不像刀割针扎样锐性疼痛，偶伴濒死的恐惧感。或者部分觉得胸前区不适，不觉得疼痛。发作时，常被迫停止正在进行的活动，直至疼痛缓解。

③持续时间：心绞痛呈阵发性发作，全过程一般为 3～5 分钟，重度发作可达 10～15 分钟，超过 30 分钟者少见，应与心肌梗死鉴别。

④缓解方式：如停止活动、原位站立数分钟即可缓解。心绞痛发作时病人喜取立位或坐位，不喜卧位。舌下含服硝酸甘油 1～3 分钟可使心绞痛缓解；如在体力负荷时发生的心绞痛，经服硝酸甘油后 5～10 分钟才"有效"者，不一定是硝酸甘油的作用；重度心绞痛发作，硝酸甘油疗效差；口服硝酸甘油可预防心绞痛的发作，并能增加心绞痛患者的运动耐量。

（3）体征

平时一般无异常体征。心绞痛发作时常见心率增快、血压升高、表情焦虑、皮肤冷或出汗，有时出现第四或第三心音奔马律。可有暂时性心尖部收缩期杂音，是乳头肌缺血以致功能失调引起二尖瓣关闭不全所致，第二心音可有逆分裂或出现交替脉。

（4）检查

第一，X 线检查：X 线胸片正常或发现心影增大，肺淤血，后者主要见慢性心肌缺血致心肌纤维化或心肌梗死后出现心脏扩大、心力衰竭。

第二，心电图：是最常用、最重要的检查方法，包括静息心电图、负荷心电图和 Holter 检测。①静息心电图：此方法不能肯定是否有冠状动脉疾病，因为即使在心绞痛非常严重的病人静息心电图正常的也很常见（约占 50%）。但是，静息心电图可以有冠心病其他表现，如陈旧性心肌梗死的表现或非特异性 ST-T 改变。②胸痛发作时的心电图：绝大多数心绞痛病人可出现发作性心肌缺血引起的 ST 段改变，主要表现为 ST 段压低 0.1 mV（1 mm），发作缓解后可恢复，有时出现 T 波倒置或低平。③负荷心电图试验：包括运动平板和二阶梯运动试验。在运动中出现典型的心绞痛；运动中或后即刻心电图出现 ST 段水平或下斜型压低 ≥ 0.1 mV，或原有的 ST 段下降者，运动后在原有基础上再下降 0.1 mV，并持续 2 分钟以上才逐渐恢复正常者；运动中血压下降等为阳性结果。阴性标准：运动已达预计心率，心电图无 ST 段下降或下降较运动前 < 0.1mV。④动态心电图：可发现有症状的心肌缺血和无痛性心肌缺血。

第三，超声心动图。可探测到缺血区心室壁的运动异常：运动减弱、无运动和矛盾运动。

第四，冠状动脉造影：冠状动脉主要分支有 > 75% 狭窄，或左主干狭窄 > 50%，即可诊断冠心病。

第五，心肌核素灌注显影检查：国内多用 99mTC- 焦磷酸盐（99mTTc-PyP），注射后可随冠状动脉血流很快被正常心肌所摄取，其摄取量与冠脉血流成正比。因为心肌梗死后瘢痕部位无血流通过，在心肌显像时表现为灌注缺损；若冠状动脉供血不足则产生心肌缺血，在心肌显像时表现为放射性稀疏。

2. 治疗原则

（1）一般治疗

发作时应立即休息，一般在停止活动后症状可缓解。缓解期宜尽量避免各种足以诱致发作的因素，调节饮食，特别是一次进食不宜过饱；禁绝烟酒。调整日常生活工作量；减轻精神负担；保持适当的体力活动，但以不至于发生疼痛症状为度。

（2）药物治疗

①发作时的治疗：较重的发作，可使用作用快的硝酸酯制剂。

②缓解期的治疗：使用作用持久的抗心绞痛药物，以防心绞痛发作，可单独选用、交替应用或联合应用作用持久的药物。缓解期治疗的三项基本原则是：一是选择性地扩张病变的冠脉血管；二是降低血压；三是改善动脉粥样硬化。

3. 治疗方案

（1）推荐方案

①发作时的治疗：硝酸甘油，可用 0.3～0.6 mg 片剂，置于舌下含化；或速效救心丸 10～15 粒，舌下含化；或复方丹参滴丸 5～10 粒，舌下含化。上述三种方案必要时可配合使用。

②缓解期的治疗：美托洛尔 25～100mg，口服，每日 2 次；单硝酸异山梨酯缓释片 40 mg，口服，每日 2 次；曲美他嗪 20 mg，口服，每日 3 次；卡托普利 12.5～50 mg，口服，每日 3 次。

（2）可选方案

①发作时的治疗：二硝酸异山梨醇，可用 5～10 mg，舌下含化，或用喷雾剂喷入口腔，每次 1.25 mg，1 分钟见效。

②缓解期的治疗：单硝酸异山梨酯缓释片 40 mg，口服，每日 2 次或每日 1 次；美托洛尔缓释片 25～200 mg，口服，每日 1 次；曲美他嗪 20 mg，口服，每日 3 次；阿托伐他汀 10～20 mg，口服，每晚 1 次。

（二）中医

1. 病因病机

本病的发生多与寒邪内侵、情志失调、饮食不当等因素有关。病理因素主要为阴寒、瘀血、痰浊、气滞，病机主要在于心脉不通，可分为虚实两方面：阴寒、瘀血、痰浊、气滞痹阻心脉者为实；气血阴阳不足，心脉失于充养者为虚。

（1）寒凝心脉

诸阳受气于胸，心阳不振，复受寒邪，致阴寒盛于心胸，胸阳失展，寒凝心脉，血液运行不畅，发为本证。

（2）痰浊闭阻

痰为阴邪，其性黏滞，停于心胸，窒塞阳气，阻滞脉络，以致胸部闷痛，或痛引肩背。"脾为生痰之源"，脾虚运化无权，水液运行不畅，凝聚为痰，故痰浊闭阻多兼见脾虚之证。

（3）心血瘀阻

寒凝、痰阻、气滞、气虚等因素均可导致血行瘀滞而为瘀血。瘀血阻滞心脉，不通则痛。

（4）心肾阴虚

素体阴虚或思虑劳心过度，耗伤营阴，心脉不畅，心失所养，而发胸痛。

（5）气阴两虚

多因禀赋不足，素体虚弱，邪热犯心，心阴耗伤；或思虑过度，积劳虚损，耗伤心之气阴，心脉失于充养而运行滞涩而发胸痛。

（6）阳气虚衰

素体阳气不足或心气不足发展而成为阳气虚衰，或寒邪损伤心阳均可致此证。

2. 辨证论治

（1）寒凝心脉证

①主症：胸痛如绞，形寒，感寒痛作或加剧，甚则胸痛彻背，面色苍白，四肢厥冷，出冷汗，短气心悸，舌苔白，脉沉迟。

②治法：祛寒活血，宣痹通阳。

③处方：当归四逆汤加减。7剂，每日1剂，分2次煎服。组成：当归12 g，桂枝10 g，通草5 g，甘草10 g，细辛3g，大枣6g。加减：如痛甚瘀重者，可加苏木10 g，桃仁10 g，川芎10g等以助活血化瘀之力。

（2）痰浊闭阻证

①主症：胸闷如窒而痛，或痛引肩背，气短喘促，肢体沉重，形体肥胖，痰多。苔腻，脉滑。

②治法：通阳泄浊，豁痰开结。

③处方：栝楼薤白半夏汤加味。7剂，每日1剂，分2次煎服。组成：全栝楼15 g，薤白15 g，半夏10 g，陈皮10 g，白蔻仁10 g，干姜10 g，桂枝10 g，厚朴10 g，茯苓15 g，甘草5 g。加减：若体重形胖者，可加用山楂15 g，苍术10 g，厚朴10 g；若伴有瘀血明显者，可合用桃红四物汤。

（3）心血瘀阻证

①主症：心胸疼痛较剧，如刺如绞，痛有定处，入夜更甚，日久不愈，口唇发绀，时有心悸不宁。舌紫暗或有瘀斑，舌下脉青紫，脉涩，或有结代。

②治法：活血化瘀，通脉止痛。

③处方：血府逐瘀汤加减。7剂，每日1剂，分2次煎服。组成：桃仁10 g，红花10 g，

当归 10 g，生地黄 10 g，牛膝 15 g，赤芍、白芍各 10 g，枳壳 10 g，川芎 10 g，桔梗 5 g，柴胡 5 g，甘草 10 g。加减：若痰多体胖者，可合用平陈汤。

（4）心肾阴虚证

①主症：胸痛时痛作，或灼痛，或兼胸闷，心悸盗汗，心烦不寐，腰膝酸软，耳鸣，头晕，舌红，或有紫斑，苔薄少津，脉细数。

②治法：滋养心肾，活血通络。

③处方：左归丸加减。7 剂，每日 1 剂，分 2 次煎服。组成：熟地黄 15 g，山药 15 g，枸杞子 10 g，茯苓 10 g，山茱萸 10 g，白芍 10 g，川芎 10 g，当归 10 g，酸枣仁 15 g，炙甘草 5g。加减：若合并阳虚怕冷者，可加用附片（先煎）10 g，干姜 10 g。

（5）气阴两虚证

①主症：胸闷胸痛，时作时止，心悸气短，倦怠懒言，面色少华，头晕目眩，遇劳则甚。舌偏红或有齿痕，脉细弱无力，或结代。

②治法：益气养阴，活血通络。

③处方：生脉散合人参养荣汤加减。7 剂，每日 1 剂，分 2 次煎服。组成：黄芪 15 g，党参 15 g，白芍 15 g，白术 10 g，茯苓 10 g，熟地黄 15 g，麦冬 10 g，当归 10 g，炙远志 10 g，陈皮 10 g，五味子 5 g，炙甘草 5 g。

（6）阳气虚衰证

①主症：胸闷，或心痛时作，气短，甚则喘不得卧，心悸，汗出，畏寒，肢冷，乏力，面色苍白，唇甲淡白或青紫。舌淡或紫暗，脉沉细或脉微欲绝。

②治法：益气温阳，活血通络。

③处方：四逆加人参附汤合桂枝汤。7 剂，每日 1 剂，分 2 次煎服。组成：红参 10 g，制附片（先）15 g，桂枝 10 g，白芍 10 g，干姜 15 g，甘草 10 g，大枣 6 枚。

3.中成药处方

（1）气雾剂

常用宽胸气雾剂，每次舌下喷雾 1～2 次，心痛发作时临时用药。组成：檀香、细辛、荜茇、高良姜、冰片等。功效：理气止痛。主治：心绞痛发作。

（2）丸片剂

①麝香保心丸，1～2 粒 / 次，含服或吞服，2～3 次 /d。组成：麝香、蟾蜍、人参等。主治：心气虚弱，心脉不通之心痛。

②苏冰滴丸，1～4 丸 / 次，含服或吞服，2～3 次 /d。组成：苏合香、冰片等。功效：芳香开窍，理气止痛。主治：寒凝心脉之心痛。

③速效救心丸，4～6 粒 / 次，舌下含服，3/d。组成：川芎、冰片等。功效：行气活血，祛瘀止痛。主治：心绞痛。

④复方丹参滴丸，10 丸 / 次，口服或舌下含服，3 次 /d。组成：丹参、三七、冰片。功效：活血化瘀、理气止痛。主治：胸中憋闷、心绞痛。

（3）注射剂

①川芎嗪注射液：每次 40～120 mL 加入 10% 葡萄糖注射液 250 mL 中静脉滴注，每日 1 次。功效：活血行气，祛风止痛。主治：血瘀心脉之心绞痛。

②复方丹参注射液：每次 10～20 mL 加入 10% 葡萄糖注射液 250 mL 中静脉滴注，每日 1～2 次。功效：活血化瘀、理气止痛。主治：血瘀心脉之心绞痛。

二、不稳定型心绞痛

（一）西医

1. 诊断要点

（1）病史

原为稳定型心绞痛，在一个月内疼痛发生频率增加，程度加重，时间延长，诱发因素变化，硝酸甘油类药物缓解作用减弱。或为一个月内新发生的心绞痛，因较轻的负荷诱发。

（2）症状

胸痛或胸部不适的性质与典型的稳定型心绞痛相似，但疼痛更为剧烈，持续时间往往达 30 分钟，偶尔在睡眠中发作。卧床休息和含服硝酸酯类药物仅出现短暂或不完全性胸痛缓解。

（3）体征

心尖部可闻及一过性第三心音和第四心音，左心衰竭时可见心尖部抬举性搏动，缺血发作时或缺血发作后即刻可闻及收缩期二尖瓣反流性杂音。

（4）检查

第一，心电图检查：①常规心电图，ST 段压低或升高和（或）T 波倒置，常呈短暂性，随心绞痛缓解而完全或部分消失。如果 ST-T 改变持续 6 小时以上，则提示非 Q 波性心肌梗死。ST-T 亦可无改变。②动态心电图，连续 24 小时以上的心电图监测，多数患者均有无症状性心肌缺血的心电图改变，85%～95% 的动态心电图改变不伴有心绞痛症状。对不稳定型心绞痛预后的判断，动态心电图较常规心电图更为敏感。动态心电图不仅有助于检出心肌缺血的动态变化，也可用于不稳定型心绞痛患者常规抗心绞痛药物治疗效果的评估，也可作为决定是否需要进行冠状动脉造影和血管重建术的参考指标。③运动心电图，适用于症状已稳定或消失的病人，常用于判断不稳定型心绞痛的预后。静息心电图正常，运动试验亦阴性者，5 年存活率＞ 95%；静息心电图正常，运动试验亦阴性但伴有胸痛者，其致命性心肌缺血事件发生率相对亦低；运动试验出现缺血型 ST-T 改变，心率与血压乘积降低并伴有胸痛症状者，则致命性心肌缺血发作和死亡的发生率高。

第二，超声心动图检查：可显示短暂性室壁运动异常。室壁运动异常呈持久性者，提示预后不良。

第三，放射性核素心肌显像检查：可确定心肌缺血的部位严重心肌显像示静息时心肌缺血区放射性稀疏或缺失，表示心肌处于血流低灌注状态。

第四，心导管检查：冠状动脉造影示多数患者有两支或两支以上的冠状动脉病变，其中约 50% 为三支冠状动脉病变，但新近发作的心绞痛和无心肌梗死或慢性稳定型心绞痛病史的患者，则以单支冠状动脉病变者居多。冠状动脉病变较严重，斑块破裂和（或）部分血栓溶解，多表现为偏心型狭窄。冠状动脉内镜检查多显示阻塞性病变性质为复合性斑和（或）血栓形成。

第五，实验室检查：可有血胆固醇增高，心肌酶学检查无异常改变。

2. 治疗原则

（1）一般治疗

卧床休息，24 小时心电监护。有呼吸困难、发绀者应予以吸氧，维持血氧饱和度在 90% 以上。

（2）药物治疗

原则是：缓解疼痛，保护和维持心脏功能，改善心肌血液供应，处理并发症，防止猝死。疼痛剧烈时可肌肉注射哌替啶 50～100mg 或吗啡 5～10mg。出现心律失常时，根据病情可加用抗心律失常药。心力衰竭时严格休息、镇痛或吸氧外，可用利尿药、扩血管药。

3. 治疗方案

（1）推荐方案

阿司匹林急性期剂量应在 150～300mg/d，3 天后可改为小剂量即 50～150 mg/d 维持治疗；美托洛尔 25～100 mg，口服，每日 2 次；阿托伐他汀 10～20 mg，口服，晚上 1 次。

（2）可选方案

氯吡格雷 75 mg，口服，每日 1 次；美托洛尔 25～100 mg，口服，每日 2 次；阿托伐他汀 10～20 mg，口服，晚上 1 次。

（二）中医

1. 病因病机

本病的病机主要在两个方面：其一为邪气闭阻，心脉不通，血流断绝，心失所养，故临床有剧烈胸痛，持续不解的表现；其二为素体本虚，在本病发病过程中往往较快出现脏腑亏虚，以心的阴阳不足为多见。若正不胜邪，还可出现心阳欲脱之危证。

（1）痰浊瘀阻

本证发生的病机关键是痰瘀痹阻心脉。多发为中老年人，脾肾渐衰，脾肾之阳气不足，脾虚则痰浊内生，肾虚则火不制水，水泛为痰，阴亏则火旺，炼津为痰；痰阻气机，气机不畅，则血行不畅，血流阻滞而成瘀血。

（2）气滞血瘀

多因情志不畅，气机受阻，气滞而致血瘀。气为血之帅，由于气滞而使经脉瘀阻而不通，心脉闭阻，发为本证。

（3）气虚血瘀

多因思虑劳倦，耗伤正气，或禀赋不足，心气本虚，或久病气血虚弱，不能上养于心，不荣则痛。心气不足，胸阳不振，运血无力，血滞心脉，不荣且不通，故发为本证。

（4）心气亏虚

多因久病体虚，劳神过度，暴病损伤正气，禀赋不足或老年脏气亏虚，心气不足以鼓动和振奋心脏功能，而心神失养，血脉运行不畅，发为心气虚证。

（5）心肾阳虚

多因素体阳虚，或年老体虚，或久病不愈而导致心阳虚衰，肾阳不足。肾阳不能温煦心阳，心阳不能下交于肾，而成心肾阳虚之证。

（6）气阴两虚

多因禀赋不足，素体虚弱，邪热犯心，心阴耗伤，或思虑过度，积劳虚损，耗伤心体而导致气阴两虚之证。

2. 辨证论治

（1）痰浊瘀阻证

①主症：胸闷如窒而痛，或痛引肩背，气短喘促，体胖多痰，身体困重；舌淡红，苔浊腻或滑，脉滑。

②治法：宽胸化浊，活血通络。

③处方：栝楼薤白半夏汤合血府逐瘀汤加减。7剂，每日1剂，分2次煎服。组成：栝楼15g，薤白15g，半夏10g，桃仁10g，红花10g，牛膝15g，桔梗5g，当归10g，川芎10g，赤芍15g，枳壳10g，檀香（后下）5g，郁金10g，砂仁10g。加减：胸痛甚者，可加土鳖虫10g，水蛭5g，全蝎5g，鸡血藤15g等。

（2）气滞血瘀证

①主症：胸闷，胸痛，或胸部刺痛而有定处，胸胁胀满，心悸，舌紫暗，苔白，脉弦涩。

②治法：宽胸行气，活血化瘀。

③处方：柴胡疏肝散合丹参饮加减。7剂，每日1剂，分2次煎服。组成：柴胡10g，

枳壳 10 g，白芍 15 g，川芎 10 g，香附 10 g，丹参 20 g，檀香（后下）5 g，砂仁 6 g，郁金 10 g，益母草 15 g，桃仁 10 g，红花 10 g。加减：夹痰者，加栝楼 10 g，陈皮 10 g，半夏 10 g，竹茹 10 g；合并有血虚者合用四物汤；合并有气虚者合用四君子汤。

（3）气虚血瘀证

①主症：心胸疼痛较剧，痛有定处，伴有胸闷，心悸气短，心烦不寐，纳少倦怠，日久不愈。舌淡紫，紫暗或有瘀斑，苔薄，脉弦涩或结代。

②治法：益气养阴，化痰通络。

③处方：生脉散合血府逐瘀汤加减。7 剂，每日 1 剂，分 2 次煎服。组成：人参 10 g，麦冬 15 g，五味子 6g，桃仁 10 g，红花 10 g，牛膝 15 g，桔梗 6g，当归 10 g，川芎 10 g，赤芍 15 g，枳壳 10 g，栝楼 10 g，半夏 10 g，甘草 10 g。

（4）心气亏虚证

①主症：胸痛胸闷，常夜间发作，气短心悸，动则喘息，倦怠乏力，面色晦暗，舌淡红或淡紫，舌下脉络纤曲，苔薄，脉弦细或结代。

②治则：补益心气，祛瘀化痰。

③处方：保元汤合血府逐瘀汤加减。7 剂，每日 1 剂，分 2 次煎服。组成：党参 15g，黄芪 20 g，桂枝 10 g，栝楼 10 g，半夏 10 g，薤白 10 g，生地黄 15 g，桃仁 10 g，红花 10 g，牛膝 15 g，桔梗 6g，当归 10 g，川芎 10g，赤芍 15g，枳壳 10g，郁金 10g，延胡索 15g，炙甘草 6g。

（5）心肾阳虚证

①主症：胸闷气短，甚则胸痛彻背，心悸，汗出，畏寒，肢冷，腰酸，乏力，面色苍白，唇甲淡白或青紫，舌淡白或紫暗，脉沉细或沉微欲绝。

②治法：益气温阳，活血通络。

③处方：参附汤合右归饮加减。7 剂，每日 1 剂，分 2 次煎服。组成：党参（人参）10 g，附子（先）10 g，肉桂（桂枝）5g，熟地黄 15 g，山茱萸 15 g，枸杞子 10 g，杜仲 15 g，山药 20 g，丹参 20 g，红花 10 g，益母草 15 g，桃仁 10 g。

（6）气阴两虚证

①主症：胸闷痛时作，心悸气短，心烦不寐，头晕，盗汗口干，面红等；舌红，苔薄或剥，脉细数或结代。

②治法：益气养阴。

③处方：生脉散合人参养营汤加减。7 剂，每日 1 剂，分 2 次煎服。组成：党参 30 g，黄芪 30 g，白术 10 g，茯苓 15 g，生地黄 15 g，麦冬 10 g，当归 10 g，白芍 20 g，远志 10 g，五味子 6 g，甘草 6 g。加减：夹瘀者，加丹参 15 g，益母草 15 g，郁金 10 g，桃仁 10 g，红花 10 g 等活血化瘀药；夹痰者，加栝楼 10 g，陈皮 6 g，法半夏 10 g，竹茹 10 g 等化痰

药；脉结代明显，合炙甘草汤加减。

3. 中成药处方

（1）丸片剂

①麝香保心丸，1～2粒/次，含服或吞服，2～3/d。组成：麝香、蟾蜍、人参等。功效：益气通阳活血。主治：心气虚弱，心脉不通之心痛。

②速效救心丸，4～6粒/次，舌下含服，3次/d。组成：丹参、三七、冰片等。功效：行气活血，祛瘀止痛。主治：心绞痛。

③复方丹参滴丸，10丸/次，口服或舌下含服，3次/d。组成：丹参、三七、冰片。功效：活血化瘀，理气止痛。主治：胸中憋闷、心绞痛。

（2）口服液

①补心气口服液，10 mL/次，3次/日。组成：黄芪、人参、石菖蒲、薤白等。功效：补益心气，理气止痛。主治：心绞痛之心气亏虚者。

②有心阴不足者使用滋心阴口服液，10 mL/次，3次/日。组成：麦冬、赤芍、北沙参、三七。功效：滋养心阴，活血止痛。主治：用于心阴不足，胸痹心痛。

（3）注射剂

①盏细辛注射液20～40 mL，加入5%葡萄糖或0.9%生理盐水250 mL中静脉滴注。组成：灯盏花、细辛。功效：活血化瘀，通络止痛。主治：瘀血痹阻之心绞痛。

②血栓通150～450mg，加入5%葡萄糖或0.9%生理盐水250 m l中静脉滴注。组成：三七总皂苷、氯化钠。功效：活血化瘀。主治：瘀血痹阻之心绞痛。

③参麦注射液30～50 mL加入5%葡萄糖或0.9%生理盐水100 mL中静脉滴注。组成：红参、麦冬。功效：益气养阴。主治：心绞痛之气阴两虚。

④清开灵0.8～1.0,加入5%葡萄糖或0.9%生理盐水100 mL中静脉滴注。组成：珍珠母、栀子、水牛角、板蓝根、黄芩g、金银花等。功效：清热化痰。主治：心绞痛之痰热症。

（三）中西医结合

1. 思路

心绞痛急性发作时，治疗目的是迅速改善冠状动脉血供和减轻心肌耗氧以缓解症状。稳定型心绞痛轻、中症患者可选用具有芳香温通、活血化瘀作用的速效中成药，在缓解症状、改善冠状动脉供血方面疗效肯定。对于不稳定型心绞痛要实施监护，并予积极的抗栓治疗，符合适应证的患者应考虑采取介入或手术治疗，中药在稳定冠脉斑块，保护受损心肌，防止冠心病恶化，从临床到实验研究都获得较好的效果。心绞痛缓解期，目标是延缓冠状动脉粥样硬化进展，预防并发症。中西医结合在降血脂、稳定斑块以及防止血栓方面有一定的优势。总之，要充分发挥中医的辨证论治，选用益气、通阳、化痰、活血、化瘀等功效的药物，延缓冠状动脉粥样硬化进展，积极改善患者生活质量。可以说，在冠心病防治领域中西医结合具有更多的优势。

2. 处方

（1）处方一

注射剂：参麦注射液 30～50 mL 加入 5% 葡萄糖注射液或 0.9% 生理盐水 100 mL 中静脉滴注。用于心绞痛之气阴两虚证。配合口服药：美托洛尔 100 mg，口服，每日 2 次；氨氯地平 2.5 mg，口服，每日 1 次；曲美他嗪 20 mg，口服，每日 3 次；阿司匹林 150 mg，口服，每日 1 次；阿托伐他汀 10 mg，口服，睡前一次。卡托普利 12.5 mg，口服，每日 3 次。

（2）处方二

血栓通 150～450mg，加入 5% 葡萄糖注射液或 0.9% 生理盐水 250mL 中静脉滴注。用于心绞痛之瘀血痹阻证。配合上述口服药。

（3）处方三

复方丹参注射液：每次 10～20 mL 加入 10% 葡萄糖注射液 250 mL 中静脉滴注，每日 1～2 次。用于心绞痛之血瘀心脉证。配合上述口服药。

（4）处方四

人参、葛根、川芎、麦冬、三七、五味子各等份，研成粉剂，或装胶囊，每次 10 g，早晚服用。可作为冠心病心绞痛的防治用药，可酌情配合上述西药。

第七章　泌尿系统疾病

第一节　肾系疾病

一、急性肾小球肾炎

（一）西医

1.诊断要点

（1）病史

前驱感染病史：发病前 1~4 周多有上呼吸道感染、扁桃体炎、猩红热或皮肤化脓等链球菌感染史。由于地理气候、季节、社会经济水平及卫生习惯等自然及社会条件不同，我国北方以呼吸道感染为主，而南方则脓皮病引起者比例比北方高。急性起病，急性期一般为 2~4 周。

（2）症状及体征

水肿及尿量减少：水肿为紧张性，水肿轻重与尿量有关。无尿：少于 50 mL。血尿：起病即有血尿，可为肉眼血尿或为镜下血尿，持续 1~2 周。

（3）检查

可以伴有高血压或一过性肾功能不全（表现为尿量减少和氮质血症）。

2.治疗原则

（1）一般治疗

急性期卧床休息，低盐饮食，严格限制水分进入。

（2）药物治疗

适当的抗生素治疗，消除水肿等对症治疗。

3.治疗方案

（1）推荐方案

①急性期卧床休息 2~3 周，直到肉眼血尿消失、水肿消退、血压恢复正常；②急性期应该严格限制盐及水分的进入，一般情况下每日饮水量在 150~300 mL；③抗感染治疗，

青霉素钠盐（皮试阴性），7天左右；④对症治疗，主要是利尿药的使用，一般选用呋塞米注射剂，水肿严重患者可使用利尿合剂。

（2）注意事项

若患者出现少尿、血肌酐快速上升，应该高度警惕"急进行肾小球肾炎"，必须尽快做肾脏活体穿刺，明确病理类型。急进行肾小球肾炎的死亡率很高，是肾脏科最危险的疾病之一。

（二）中医

1. 病因病机

多由外感六淫邪毒，致肺脾气三脏虚弱，三焦通调水道不利，水湿内停，泛溢肌肤，故发为水肿；精微外泄，故见蛋白尿；热伤血络或脾肾不固，可致血溢脉外，发为血尿。

本病病位可涉及肺、脾、肾，是由于多种致病因素导致的肺、脾、肾对水液的通调、转输失常，水液停聚而成本病。可间夹湿热、瘀血为病。临床发病较急。

2. 辨证论治

本病急性期以驱邪为主，治疗以疏风、散寒、清热、利水为主；恢复期以补脾、益肾、利水为主。

（1）风水泛滥证

①主症：眼睑、头面部水肿，可继发全身，发病较急，发展迅速，可伴有恶寒发热、咽痛，舌苔薄白或薄黄，脉浮。

②治法：疏风固表，化湿消肿。

③处方：防己茯苓汤合五皮散。组成：防己10 g，茯苓10 g，黄芪30 g，桂枝6 g，桑白皮10 g，陈皮5g，生姜皮10 g，大腹皮10 g，茯苓皮10 g，甘草5 g。加减：若热象明显者，加薏苡仁15 g，白茅根15～30 g；气虚明显者，加山药30 g，莲子30 g。

本证型亦可使用麻黄连翘赤小豆汤。麻黄3 g，连翘15～30 g，赤小豆30 g，杏仁6 g，炙甘草5 g，大枣5g，生姜3片。常加白茅根30 g，玉米须10 g，黄精15 g。

（2）水湿浸渍证

①主症：周身水肿，按之没指，肢体困重，食欲不振，或泛恶，小便短少，舌苔白腻，脉濡缓。

②治法：健脾化湿，通阳利水。

③处方：胃苓汤。组成：苍术10 g，厚朴10 g，茯苓15 g，桂枝10 g，猪苓10 g，泽泻15 g，车前子（包）15g，白术10 g，陈皮6 g，薏苡仁15 g，大腹皮10 g。加减：便溏水肿明显者，加车前子（包）10g，山药30 g，仙茅9 g；胸闷纳呆，舌苔白腻，水肿明显者，加大腹皮18 g，麻黄3 g，葶苈子30 g宣肺泻水。偏热者，加金银花15 g，黄柏5 g，

凤尾草 30 g。

（3）肺肾亏虚证

①主症：下肢水肿，神疲乏力，腰酸尿少，舌红，苔少，脉细或细数。

②治法：健脾益气，利水消肿。

③处方：防己黄芪汤。组成：防己 10g，黄芪 20g，白术 15 g，生姜 10g，大枣 10g，甘草 5 g。加减：乏力腰酸明显者，可酌加黄精 15 g，三七 3 g，山药 30g。

（4）脾气亏虚证

①主症：水肿多在膝关节以下，有劳累后加重或者早轻暮重，乏力纳呆，面色萎黄。舌淡体胖，苔白，脉细弱。

②治法：健脾益气，利水消肿。

③处方：参苓白术散。组成：人参 10 g，茯苓 15 g，白术 15 g，白扁豆 15 g，陈皮 5 g，莲肉 20 g，山药 30g，砂仁（后下）5 g，薏苡仁 30 g，桔梗 5 g，大枣 10 g。加减：水肿明显者，加白茅根 30 g；中气下陷明显者，加重人参用量，或加用黄芪。

3. 民间疗法及经典食疗

（1）炙黄芪 30~60 g。水煎药分 2 次服，每日 1 剂。或与粳米 100 g 共煮成粥，早晚食用。

（2）玉米须属利水药，该药有较强利尿作用。并能抑制蛋白质的排泄。用法：玉米须 60~120g，水煎分 2 次服或代茶饮。每日 1 剂。

（3）三鲜消肿方：鲜老丝瓜皮、鲜瓜皮、鲜玉米须各 30 g，共捣烂，外敷于脐部，上盖塑料膜，外用胶布固定，每天换药 1 次。用于急性期水肿。

（4）瓜皮薏苡仁汤：瓜皮、薏苡仁各 50 g，赤小豆 100 g，玉米须（布包）25 g，加水适量，同煮至赤小豆熟透，食豆饮汤。用于急性期水肿明显，或伴有高血压者。

（5）薏苡仁肿或风寒肿。

（6）绿茶 1g，鲜白茅根 50~100g（干品 25~50 g），鲜车前草 150 g。后两味加水 300 mL，煮沸 10 分钟，加绿茶。每日 1 剂，分 2 次服。用于急性期风热、湿热、热毒之水肿。

（7）荠菜粥：鲜荠菜 250 g（干品 90 g），粳米 60~90 g。将菜洗净切碎，用粳米煮粥服食。用于各期之血尿。

（8）芹菜头 250 g 或芹菜根 60 g，捣烂取汁，加白糖适量，水煎，每日 1 剂。用于急性期高血压、水肿。

（三）中西医结合

1. 思路

急性肾小球肾炎多发于青少年，是具有自限性疾病，若没有合并症，一般在三周左右可以临床治愈。应该注意的是，有少数患者在近年后甚至十几年后会出现肾功能的严重损害，因此建议所有急性肾炎的患者（这部分患者是高危人群），定期到医院化验小便（尿常规），看肾脏专科门诊。

2. 处方

麻黄连翘赤小豆汤加味（麻黄 3 g，连翘 15～30 g，赤小豆 30 g，杏仁 6 g，炙甘草 5 g，大枣 5 g，生姜 3 片，白茅根 30 g，玉米须 10 g，黄精 15 g）7 剂。青霉素钠盐抗炎，呋塞米利尿消肿。卧床休息，低盐饮食，严格限制水分进入。

二、慢性肾小球肾炎

（一）西医

1. 诊断要点

（1）病史

可突然以肾炎和（或）肾病起病，亦可继发于过敏性紫癜或肾病综合征的晚期。起病方式不一，有些患者在查体时发现蛋白尿或血压升高。

（2）症状

多数患者起病后即有倦怠乏力、头痛、水肿、血压增高、贫血等临床症状。

（3）体征

不同程度的水肿，轻者见于颜面部、眼睑，重者全身水肿。局部或全身凹陷性水肿，部分患者有持续性或间歇性血压升高。

（4）检查

①尿：尿蛋白；血尿一般较轻，多数为镜下血尿，急性发作期可见肉眼血尿；晚期多有尿量减少，但夜尿增多，早期尿比重偏低，多固定在 1.020 以下，晚期可固定在 1.010 左右。②血常规：可有轻、中度正细胞性正色素性贫血。③肾功能：内生肌酐清除率降低，中、晚期可有血尿素氮、血肌酐轻度升高。④血沉增快，血清补体可降低。

治疗原则：慢性肾小球肾炎的治疗原则为祛除已知病因，预防诱发因素，对症治疗。

2. 治疗方案

（1）饮食调节

①限制蛋白质：限制蛋白质，减少含氮废物的积聚，可减缓肾衰竭的进展。在专业肾脏营养医师的监督下，当肾小球滤过率降至 30 mL/min 以下时，蛋白的摄入应减至 0.6～0.8 g/（kg·d）。必须提供适当的热量摄入 35～50 kcal/（kg·d）以避免内源性蛋白质的分解代谢和营养不良。血管紧张素受体阻滞药对不能耐受血管紧张素转化酶抑制药治疗的患者具有相似疗效。

②限制钾：当肾小球滤过率降至 20 mL/min 以下时，钾应限制在 40 mmol/d。

③限制磷和补钙：治疗目标是保持透析前磷水平在 4.0～5.0 mg/dl。当肾小球滤过率低于 50 mL/min 时，饮食中的磷应被限制在 800～1 000 mg/d。当肾小球滤过率进一步下降时，磷酸盐的限制将无效，需要增加磷酸盐结合剂，以阻止胃肠道对磷酸盐的吸收，碳酸钙（$CaCO_3$）500～1000 mg 随餐口服对大多数患者有效。

④限制钠和液体：钠和液体限制必须根据个体情况确定。对于大多数患者，不加盐饮食（氯化钠，8g/d）是可口而适当的。其他液体限制适用于稀释性低钠血症的患者。心力衰竭或难治性高血压的出现也需要对盐和水有较严格的控制。对伴有水肿的肾病患者，应采取限制盐（2～3 g/d）和利尿药的审慎使用。

⑤控制镁：镁经肾脏排出并在慢性肾病情况下累积。应避免镁的摄入超量（如某些制酸药和泻药）。

（2）高血压的治疗

高血压可加快慢性肾病患者肾功能的下降速度，应积极治疗。大多数形式慢性肾病的血压应为 130mmHg/80mmHg 或更低。血管紧张素转化酶抑制药在其抗高血压疗效以外还具有保肾特点。血管紧张素受体阻滞药具有相似疗效且无不良反应。必须密切监测利尿药使用以避免容量缺失。

（3）代谢性酸中毒的治疗

当血清碳酸氢盐降至 18～20mmol/L 时，给予碳酸氢钠 650～1300 mg 口服，每日 3 次。此治疗引起的额外钠负荷可能需要进一步的饮食钠限制或利尿药的使用。虽然枸橼酸盐经肝脏转化为碳酸氢盐，但不应用于慢性肾病，因为它明显促进铝在胃肠道吸收，并可导致急性铝神经毒性。

（4）贫血的治疗

贫血是慢性肾病许多症状的原因，在确定铁储备充足时可使用重组人红细胞生成素进行矫正。对大多数患者的治疗应以血红蛋白低于 0.1g/L（10mg/dl）开始，初始剂量为 50～100U/kg 皮下注射，每周 2～3 次；治疗指标为血细胞比容达 31%～36%。

（二）中医

1.病因病机

（1）禀赋不足，肾元亏虚

先天禀赋不足，后天失养，房劳过度，生育不节等均可导致肾气内伐，肾精亏耗。肾虚则封藏失职，精微下泄或气化失司，水液潴留，泛滥而成水肿。

（2）饮食劳倦，内伤脾胃

饮食不节，或思虑劳倦太过，日久伤及脾胃。脾失健运，水湿内停，泛溢肌肤而成水肿；脾虚不能升清，而致精微下泄；脾虚不能摄血，血溢脉外而成尿血；脾胃虚弱，气血化生不足，日久而成虚劳。

（3）情志不遂，气血不畅

情志不遂则肝失疏泄，气机失畅，日久引起血瘀水停。肝郁日久化热，耗气伤阴导致肝肾阴虚或气阴两虚。若阴虚生热，热伤络脉；或瘀血阻络，血不归经均可导致尿血。

（4）风邪外袭，肺失通调

风邪外袭（兼热或夹寒），内舍于肺，肺失宣降，水道不通，以致风遏水阻，风水相搏，泛溢肌肤发为水肿。

（5）水湿浸渍，脾气受困

久居湿地，冒雨涉水，或水中劳作，或嗜食生冷，均可引起水湿内侵，脾气受困，脾失健运，水湿泛溢而发为水肿。

（6）湿热内盛，三焦壅滞

水湿内停，日久化热，湿热壅遏三焦，三焦气化不利，膀胱气化失司，水道不通，水液潴留而成水肿；或因热甚迫血妄行而成尿血。

2. 辨证论治

（1）脾肾气虚证

①主症：腰脊酸痛，神疲乏力，或水肿，纳呆或脘胀，大便溏薄，尿频或夜尿多，舌质淡，舌有齿痕，苔薄白，脉细。

②治法：补气健脾益肾。

③处方：参苓白术散。组成：党参12 g，白术9g，茯苓12 g，甘草5 g，桔梗5g，山药18 g，莲子15 g，砂仁（后下）5 g，薏苡仁15 g，扁豆10 g。加减：临床使用时酌加杜仲8 g，续断5 g以补肾强腰。

（2）肺肾气虚证

①主症：颜面水肿或肢体肿胀，疲倦乏力，少气懒言，自汗出，易感冒，腰脊酸痛，面色萎黄，舌淡，苔白润，脉细弱。

②治法：补益肺肾。

③处方：玉屏风散合金匮肾气丸。组成：黄芪18 g，白术9 g，防风5 g，制附子（先煎120分钟）6g，肉桂（冲服）1g，熟地黄18g，山药15 g，山茱萸10 g，牡丹皮6 g，泽泻6 g，茯苓6 g。加减：尿蛋白多者，可加芡实10 g，金樱子10 g以固涩精微；尿中红细胞多者加墨旱莲15 g，白茅根30 g，茜草5 g以养血止血。

（3）肝肾阴虚证

①主症：目睛干涩或视物模糊，头晕耳鸣，五心烦热或手足心热，口干咽燥，腰脊酸痛，遗精，或月经不调，舌红少苔，脉弦细或细数。

②治法：滋养肝肾。

③处方：杞菊地黄汤。组成：枸杞子 15 g，菊花 6 g，熟地黄 18 g，山药 15 g，山茱萸 10 g，牡丹皮 6 g，泽泻 6 g，茯苓 6 g。加减：肝阴虚甚者，可加当归 12 g，白芍 15 g，以加强养肝之力；兼心阴虚者，加柏子仁 5 g，炒酸枣仁 9 g，五味子 5g 以养心安神。

（4）气阴两虚证

①主症：面色无华，少气乏力，或易感冒，午后低热，或手足心热，腰酸痛，或见水肿，口干咽燥或咽部暗红，咽痛，舌质红，少苔，脉细或弱。

②治法：益气养阴。

③处方：参芪地黄汤。组成：西洋参 10 g，黄芪 18 g，熟地黄 18 g，山药 15 g，山茱萸 10 g，牡丹皮 6 g，泽泻 6 g，茯苓 6 g。加减：若大便干者，可加玄参 6 g，柏子仁 5 g，生大黄 3 g，以清热润肠通便；若咽痛日久，咽喉暗红者，可加沙参 9 g，麦冬 9 g，桃仁 5 g，赤芍 5 g，以活血养阴。

3. 中成药处方

（1）虫草制剂，如金水宝、百令胶囊。

（2）黄葵胶囊，2~3 粒 / 次，每日 3 次。

（三）中西医结合

1. 思路

慢性肾炎病中西药物均无特殊治疗方法，而患者的病情迁延不愈，可持续几年甚至十几年，因此，必须进行正规合理地治疗，以保持肾功能的长期稳定。

2. 处方

（1）饮食治疗

包括低蛋白饮食限制钠盐和水的摄入等。

（2）治疗高血压与减轻尿蛋白

①血管紧张素转化酶抑制药（ACEI）或者血管紧张素受体阻滞药（ARB）治疗；②中医学辨证治疗；③雷公藤多甘片、黄葵胶囊；④虫草制剂。

（3）预防和积极治疗感染

如上呼吸道感染、尿路感染等。

（4）禁用肾毒性药物

如氨基糖苷类抗生素、两性霉素 B，如含马兜铃酸成分的中药（关木通等）。

（5）对症治疗

有水肿者可适当利尿。

（6）随访

应该定期追踪观察，对病人进行有针对性的个体化治疗。

第二节　男性性功能障碍

一、性欲低下

（一）西医

1.诊断要点

（1）症状

对性欲或性交的欲望意念冷淡，甚至根本无要求，在长时间适当刺激下不引起性交欲望。性欲低下程度有轻重之分；轻者性欲低下，表现为已婚男女对性交的欲望很低，一个月或数月不性交也无此要求；重者性欲缺乏，数月乃至数年不性交也无此要求，缺乏性幻想，勉强性交也不产生快感，更不能进入性高潮。

精神性性欲低下者常伴有精神抑郁，情绪低落，多愁善感等表现。器质性性欲低下者伴有器质性疾病的相应症状。

（2）体征

在有效的性刺激下，阴茎勃起远较常人为慢。有器质性病变者可见不同的体征，如第二性征或外生殖器发育不全等。

（3）检查

血清激素检查示血清多巴胺、5-羟色胺、甲状腺素、FSH、LH、PRL、T、E_2 等可出现异常，如 T 降低，LH、PRL 升高。

2.治疗原则

（1）一般治疗

去除病因，树立能治愈信心，夫妻配合治疗。

（2）非药物治疗

心理治疗、爱抚治疗、性交治疗等非药物治疗手段激发男性性欲。

（3）药物治疗

可运用补充激素、神经递质阻断药等使阴茎海绵体扩张充血等以达到阴茎勃起功能增强的目的。

3. 治疗方案

（1）推荐方案

心理行为指导，配合药物治疗。

（2）可选方案

第一，心理行为疗法（适合于非器质性性欲低下患者）：①夫妻配合进行心理沟通，共同找寻导致性欲低下原因，去除原因，不追责原因；寻求解决问题办法。②夫妻肌肤爱抚，女方主动爱抚男性性敏感区如口唇、乳房、阴茎、阴囊、会阴、大腿内侧，配合语言诱导，必要时结合动漫图片等。③性交技巧的找寻，以适合于女方为主导的主动体位为原则。

第二，药物治疗：①补充雄激素甲基睾酮 10mg，口服，每日 3 次。丙酸睾酮 25 mg，肌肉注射，每日 1 次，连用 5～7 天为 1 个疗程。②催欲剂育亨宾 5.4 mg，口服，每日 3 次，10 周为 1 个疗程。

临床经验：①首先让患者回忆发病前与性欲低下相关生活事件，指导其去除分析产生的原因及如何去除残留信息。②夫妻双方配合进行心理行为治疗，加强性感集中训练的指导。③适当配合运用阻断突触前的 α_2 受体育亨宾，以促进去甲肾上腺素的释放，利于阴茎海绵体充血，保证其处于勃起状态。

（二）中医

1. 病因病机

中医学认为性欲的产生是由神、气、血调和而发，故性欲低下的病位在心、肝、脾、肾；病因为先后天不足、情志内伤、久病体虚、痰湿内盛；基本病机为气郁、痰阻、精亏、气血不足。

（1）肝郁气滞

忧郁思虑、愤懑恼怒，或所欲不遂，精神抑郁；迁延日久，均可致肝气郁滞，气血不和，而肝肾同源，肾阳不振，故性欲低下。

（2）命门火衰

先天不足，禀赋虚弱或后天失养，长罹疾患；房事不节，精气衰微；过服苦寒，肾阳受损；年老体弱，脏腑虚衰等，均可致精气耗散，命门火衰，而致性欲低下。

（3）气血不足

思虑过度，心神暗耗；后天失养，气血耗损；长期服药，损伤脾胃等，致脾运失健，化源不足，气血亏虚，无以滋养肾精，故性欲减退。

（4）心虚胆怯

身体虚弱，谨慎胆小；认识不足，畏惧性交；暴受惊骇，心虚胆怯等，均可畏惧房事，致性欲淡漠。

（5）痰湿内阻

素体虚胖，痰湿内蕴；嗜食肥甘厚味，嗜好烟酒；外感六淫，内伤七情等，均可致脏腑功能失调，水液输布失常津液内停，而成痰湿；痰湿阻滞，气机不达，命火郁遏，而致性欲低下。

2. 辨证论治

临证时，因根据患者情志变化，结合全身症状、舌苔脉来辨别虚实。治疗以疏肝理气、补肾益脾、燥湿化痰为主要原则，并须配合心理行为治疗，共奏其效。

（1）肝气郁结证

①主症：性欲低下，性感不足；伴精神抑郁，胸闷不舒，喜叹息，不欲饮食，烦躁易怒；舌苔薄白，脉弦。

②治法：疏肝解郁。

③处方：柴胡疏肝散。每日1剂，分2次煎服。组成：柴胡12g，香附10g，枳壳9g，白芍10g，川芎9g，炙甘草10g，陈皮10g。加减：若肾虚腰痛者，酌加菟丝子20g，杜仲15g。

（2）命门火衰证

①主症：性欲低下或无性欲，可有阳痿、早泄；伴面色脱白，腰膝酸软，畏寒肢冷，神疲乏力；舌体淡胖苔白脉沉迟无力。

②治法：温补命门。

③处方：右归丸。每日1剂，分2次煎服。组成：熟地黄10g，制附子10g，肉桂6g，鹿角胶10g，枸杞子9g，山药10g，山茱萸5g，菟丝子15g，杜仲10g，当归8g。加减：若气虚明显者酌加人参10g。

（3）气血亏虚证

①主症：性欲低下，性交无快感，伴面色无华，气短乏力，头晕目眩；舌淡，苔薄白，脉沉细弱。

②治法：益气养血。

③处方：八珍汤。每日1剂，分2次煎服。组成：当归10g，川芎9g，熟地黄12g，白芍10g，人参10g，炒白术10g，茯苓15g，炙甘草6g。加减：若心悸、健忘、少寐者，酌加炙远志10g，炒酸枣仁15g。

（4）心虚胆怯证

①主症：性欲低下，谨慎胆小，畏惧性交，伴面色淡白，心悸憧憧；舌淡，苔薄白，脉细。

②治法：补益心气

③处方：补心汤。7剂，每日1剂，分2次煎服。组成：人参9g，甘草9g，枳实9g，当归9g，龙齿9g，桔梗9g，半夏9g，桂心15g，黄芪12g，生姜20g，茯苓6g，大

枣 10 g，远志 9g。加减：若失眠少寐，酌加龙眼肉 10 g。

（5）痰湿壅滞证

①主症：性欲减退，远避房帏，伴形体肥胖，动作气促；舌淡，苔腻，脉弦滑。

②治法：燥湿化痰。

③处方：丹溪治湿痰方。每日 1 剂，分 2 次煎服。组成：苍术 9 g，炒白术 9 g，法半夏 6 g，茯苓 10 g，滑石 15 g，香附 9 g，川芎 6 g，当归 9 g。加减：若胸脘满闷者，酌加栝楼壳 10 g。

3. 中成药处方

（1）六味地黄丸

组成：生地黄、山药、山茱萸、茯苓、泽泻、牡丹皮。功效：滋补肾阴。主治：肾阴虚致性欲低下。

（2）人参归脾丸

组成：人参、茯神、黄芪、白术、当归、炙甘草、远志、酸枣仁、木香、龙眼肉。功效：养心安神，益气养血。主治：心脾两虚致性欲低下。

（三）中西医结合

1. 中西医病因病理结合的认识

（1）肝郁气滞和中枢神经抑制：中医"肝郁气滞"相当于中枢神经功能受到抑制。

（2）命门火衰与内分泌功能低下：中医"命门"位居人体解剖部位的肾、肾上腺部位，肾上腺为内分泌腺，肾具有内分泌功能，含有内分泌细胞，故"命门"相当于内分泌系统中的器官、组织、细胞，"火衰"相当于"功能低下"，故"命门火衰"相当于内分泌系统相关组织器官功能低下。

2. 中西医结合诊断及治疗上的认识

（1）诊断方面：西医通过病史、症状询问及体格检查、辅助检查可发现性欲低下的潜在病因，通过中医四诊可了解其中病因病理类型。

（2）治疗方面：西医方面的心理行为治疗、物理治疗加药物治疗与中医情志调节、辨证施治相配合，能使患者收到预期效果。

二、勃起功能障碍

（一）西医

1. 诊断要点

（1）病史

医师首先要同情患者，并保护患者的隐私，以让患者产生信任感，并注意询问技巧。

询问内容包括现病史、既往史、个人史。

①现病史：采取问卷方式进行勃起功能障碍分度评估。

②既往史：询问与勃起功能障碍相关的高危因素如心理疾患及神经系统、心血管系统、消化系统、内分泌系统及泌尿生殖系统相关疾病。另外还要询问服药史、吸毒史、外伤史、手术史等。

③个人史：询问患者的特殊嗜好、性生活史、婚姻状况，其他如工作环境、社会压力、经济状况。

（2）体征

主要体检内容：一般情况、神经系统、内分泌系统、心血管系统及生殖器官的缺陷及异常。

第一，一般情况：检查体形、毛发、皮下脂肪及其分布、肌肉力量、第二性征、男性乳房发育女性化等，以排除皮质醇增多症、甲状腺疾病、高泌乳素血症、睾丸及肾上腺肿瘤等。

第二，神经系统：重点是对骶髓导神经的检查，检查腰部、下肢、会阴、阴茎等处的痛觉、触觉、温差感觉，阴茎及脚趾的振动觉、球海绵体反射（刺激阴茎龟头，插入肛门的手指应感觉到肛门括约肌收缩，如球海绵体反射消失，则提示有隐性马尾神经损伤，如椎间盘中心型突出、缓慢生长的腰髓或骶髓肿瘤引起）。

第三，心血管系统：检测血压及四肢脉搏，股动脉、腘动脉波动减弱或消失，考虑可能有股动脉、髂动脉栓塞或狭窄。

第四，腹部：检查有无肝脾大、腹水等，以排除肝硬化等。

第五，生殖器官：①阴茎：检查阴茎大小、形态、包皮是否异常，触摸阴茎海绵体是否有硬结、斑块等；询问性交时有无畸形、性交痛等。排除阴茎硬结症、小阴茎、尿道上裂、阴茎鳞状细胞癌等。②睾丸：检查睾丸大小、形态、质地是否异常，有无鞘膜腔积液、附睾囊肿、精索静脉曲张。结合阴茎的形态改变等，排除性腺功能低下等病变。③前列腺：直肠指检了解前列腺形态、大小、质地、表面光滑情况等，以区分良性前列腺增生、前列腺癌等病变。

（3）检查

第一，实验室检查：①基本检查：血常规、尿常规、空腹血糖、肝功能、肾功能、血脂检查等。②血清激素水平检查：睾酮、泌乳素、甲状腺素、儿茶酚胺及其代谢产物测定。

第二，特殊检查：①夜间阴茎勃起监测试验：可区分心理性、器质性勃起功能障碍。有邮票试验、纸带试验等方法。②阴茎肱动脉指数：了解阴茎供血情况。检测阴茎根部血压及肱动脉血压，两者之比值即为阴茎肱动脉指数。③阴茎海绵体注射药物试验：注射的药物使阴茎海绵体内海绵窦平滑肌松弛，血流阻力降低，血流灌注增加，海绵窦膨大，压迫回流静脉，使海绵体静脉）流降低，促使勃起。该试验必须选择适应对象，并注意并发症的发生。

2. 治疗原则

（1）一般治疗

包括心理治疗、行为治疗。心理治疗主要让患者认识勃起功能障碍产生原因，针对病因进行一定的心理支持，取得妻子理解，夫妻配合治疗。行为治疗可采用性感集中训练治疗，该方法适用于几乎所有性功能障碍的治疗。

性感集中训练主要分三个阶段：非生殖器官性感集中训练、生殖器官性感集中训练、阴茎插入训练。

（2）口服药物治疗

第一，激素类药物：也称雄激素替代疗法，主要适应于内分泌性勃起功能障碍的治疗。运用前通过相关检查排除前列腺癌可能，尤其是年龄大于 40 岁的患者。根据患者的病情可选用：①庚酸睾酮 300 mg 肌肉注射，每 3 周 1 次。②长效油剂睾酮脂（内含丙酸睾酮）250 mg 肌肉注射，每 3 ~ 4 周 1 次。③ HCG1000 ~ 2000U 皮下注射，每周 3 次。④ GnRH 皮下微量泵治疗。

雄激素替代疗法可能产生一定不良反应：血红蛋白升高、水钠潴留、氯离子水平降低、肝脏损害，老年患者可能使前列腺增生加重、PAS 水平增高等，应经常直肠指检及定期 PAS 监测。

第二，非激素类药物：作用于中枢神经的口服药物：①肾上腺素受体拮抗药：育亨宾（Yohimbine）——从非洲茜草科柯楠树皮提炼出的生物碱，α_2 肾上腺素能受体拮抗药，作用于突触前膜 α_2 受体，加强胆碱能神经的张力，使血管平滑肌扩张，增加阴茎海绵窦的血流以导致勃起。常用剂量 6 ~ 10mg，每日 3 次，持续 4 ~ 8 周。不良反应有恶心、头痛、消化不良、一过性血压升高等。②多巴胺能药物：溴隐亭、Melanotropic Peptide Melanotan- Ⅱ。③ 5- 羟色胺受体拮抗药：氯哌三唑酮。

作用于外周神经的口服药物：①第一代 PDE_2（磷酸二酯酶）抑制药——西地那非（Sildenafil，Viagra，万艾可）。抑制环磷酸鸟苷（cGMP）降解，提高 cAMP 浓度，不影响环磷酸腺苷（cAMP），从而增加性刺激引起的 NOS/cGMP 瀑布效应，使海绵体内血管平滑肌舒张，动脉血流增加，静脉受压而致阴茎勃起。用法用量：50 ~ 100 mg 性生活前 1 小时服用，每日最多 100 mg。不良反应主要有头痛、鼻塞、面部潮红等。因心肌供血不全服用硝酸甘油者禁用，心功能差者慎用。②第二代 PDEf 抑制药——Tadalafil(希爱力) 和 Vardendfil（艾力达），是比西地那非具有更高选择性的 PDEf 抑制药。③酚妥拉明，为一种 α_1 肾上腺素受体和 α_2 肾上腺素受体拮抗药。不良反应有鼻塞、轻度头痛和低血压。

（3）非药物治疗

负压吸引装置是通过"真空""缩窄"原理使阴茎海绵体血流增多，静脉回流减少，引起阴茎勃起的一种设备。常用的负压吸引装置类型有：Osbon 助勃装置、Synergist 助勃装置、康乐助阳器。但海绵体纤维化、佩罗病患者效果不好，一些凝血机制障碍和服用抗凝药物患者使用时应谨慎。

（4）海绵体注射疗法、经尿道给药、外科手术

①海绵体注射疗法: 海绵体内注射罂粟碱、酚妥拉明、前列腺素 E1、血管活性肠肽（VIP）等。不良反应有延长勃起、阴茎注射部位疼痛、纤维化及其他不良反应如局部血肿、尿道出血、脸红、低血压等。禁忌证有镰刀形细胞贫血、多发性骨髓瘤、白血病患者、已有异常勃起病史者、近 3 个月内有心脑血管病变者、有出凝血功能障碍者。

②经尿道给药：MUSE（medicated urethral system for erection）和比法尔乳膏剂，将含 PGE1 成分的药剂通过适当的方法通过尿道黏膜吸收。

③外科手术：假体置入、阴茎血管重建、阴茎静脉手术。

3. 治疗方案

①推荐方案西地那非 50 mg 于性生活前 1 小时服用，每日最多 100 mg。

②可选方案西地那非 50 mg 于性生活前 1 小时服用，每日最多 100 mg；性感集中训练效果更佳。

③局部用药经尿道给药（MUSE 和比法尔乳膏剂）。

临床经验：得到妻子理解及支持，夫妻配合进行性感集中训练效果更佳。

（二）中医

1. 病因病机

中医学认为本病因命门火衰，肝肾亏虚，或因惊恐、抑郁等所致，涉及肝、肾、阳明经。

（1）肝肾亏虚，命门火衰，久病失调，房事不节、恣情纵欲，或因误犯手淫、坼于下焦，情志内伤等因素日久损伤肝肾，若肝阴虚可下及肾阴，使肾阴不足，肾阴虚不能上滋肝木，致肝阴也虚，阴阳俱损，导致宗筋弛纵萎软，阳事不兴；或因素体禀弱，元阳不足，而致命门火衰，精气虚冷，阳事渐衰，终成阳痿。

（2）惊恐伤肾，肾气不足多因同房之时，突发变故，卒受惊恐，恐则伤肾，惊则气下，太过伤肾，肾气不足则作强不能；清气不升，浊气滞留，阳事不振，遂发阳痿。

（3）肝气郁结，肝失条达情志不疏，郁怒伤肝，或思想无穷，所愿不遂，致使肝气郁结，日久伤肝，肝失其条达和疏泄、肝脉不畅，则宗筋失养，以致阳事不兴。

（4）思虑过度，心脾两虚思虑忧郁，损伤心脾，暗耗心脾气血，久则病及阳明冲脉。阳明气血空虚，宗筋失养而失用，从而导致阳痿。

（5）肝经湿热，宗筋弛纵饮食不节，脾胃受伤，运化失职，积湿成热，湿热积聚，下注肝经，或感受湿热之邪，内阻中焦，蕴蒸肝胆，伤及宗筋，致使宗筋弛纵不收，引起阳痿。

2. 辨证论治

临证时，应根据阴茎勃起功能障碍的程度，结合全身症状、舌脉来辨别虚实。治疗以温肾助阳、理气疏肝等为主要原则，并配合情志疗法、心理调节之类，共奏其效。

（1）命门火衰证

①主症：阳事不举或举而不坚，精薄清冷；精神萎靡，面色㿠白，腰膝酸软，畏寒肢冷；舌淡，苔白脉沉细无力。

②治法：填精益髓，温肾壮阳。

③处方：赞育丹。每日1剂煎服。组成：当归10 g，熟地黄20 g，仙茅15 g，淫羊藿20 g，肉苁蓉15 g，韭菜子10 g，肉桂10 g，杜仲15 g，巴戟天15 g，蛇床子10 g，山茱萸10 g，附子10 g，鹿茸2 g（研粉服），枸杞子10 g，人参10 g。

（2）惊恐伤肾证

①主症：受惊恐后，阳事不举，举而不坚；胆怯多疑，健忘多梦，心悸易惊，或寐不安宁，精神萎靡，少气懒言；舌淡，苔薄，脉细弱或结代。

②治法宁神补肾，升清振痿。

③处方：宣志汤。每日1剂，水煎服。组成：茯苓25 g，石菖蒲10 g，巴戟天15 g，当归10 g，甘草5 g，白术10 g，炒酸枣仁20 g，炙远志10 g，柴胡10 g，人参10 g，山药20 g。加减：失眠、心悸严重者，酌加龙骨20 g，牡蛎20 g。

（3）肝气郁结证

①主症：阳事不举；情志抑郁，胸胁满闷胀痛，急躁易怒，善太息；舌红，苔薄，脉弦。

②治法：疏肝解郁，通络振痿。

③处方：达郁汤。每日1剂，水煎服。组成：升麻10 g，柴胡10 g，川芎10 g，香附10 g，白蒺藜10 g，桑白皮15 g，橘叶15 g。加减：肝郁化火者加牡丹皮10 g，炒栀子10 g。

（4）心脾两虚证

①主症：阳事不举；精神不振，夜寐不安，心悸健忘，乏力，胃纳不佳，面色无华；舌淡，苔薄腻，脉细。

②治法：补益心脾。

③处方：归脾汤。每日1剂，水煎服。组成：茯神20 g，黄芪20 g，党参15 g，炒白术10 g，当归10 g，炙甘草10 g，炙远志15 g，炒酸枣仁20 g，木香10 g，龙眼肉10 g，大枣10 g。加减：失眠重者加夜交藤20 g。

（5）肝经湿热证

①主症：阴茎痿软不举或举而不坚，阴囊潮湿，臊臭坠胀，甚则肿痛，肢体困倦，心烦口苦，大便黏腻，小便短赤；舌红，苔黄腻，脉滑数。

②治法：清化湿热，泻肝利胆。

③处方：龙胆泻肝汤。每日 1 剂，水煎服。组成：栀子 10g，黄芩 15 g，柴胡 10g，生地黄 15 g，车前子 25 g，通草 10 g，甘草 5 g，当归 10 g。加减：阴部瘙痒重者，酌加地肤子 10 g，苦参 15 g。

3. 中成药处方

（1）金匮肾气丸 5 g，口服，每日 3 次。组成：熟地黄、山药、山茱萸、牡丹皮、茯苓、泽泻、附子、肉桂。功效：温补肾阳。主治：肾阳虚衰等所致勃起功能障碍。

（2）归脾丸 5 g，口服，每日 3 次。组成：党参、白术、黄芪、茯苓、当归、炙甘草、远志、酸枣仁、木香、龙眼肉、大枣。功效：补益心脾。主治：心脾两虚所致的勃起功能障碍。

（三）中西医结合

1. 思路

阴茎勃起功能障碍发病率随年龄增长而升高。在治疗上由于 PDE2 抑制剂等药物的运用，使大量阴茎勃起功能障碍患者得到治疗。但是，中西医结合治疗阴茎勃起功能障碍可降低西药的不良反应、副作用，在配合性感集中训练等心理行为治疗的情况下，起到了疗效巩固的目的。

（1）中西药联合运用

中医辨证施治运用方药解除患者虚、实证候，达到补其不足，泻其实证内容，在此基础上，给予西药以增加阴茎血流灌注，使阴茎勃起坚而有力、持续时间长。

（2）中西医结合及心理行为治疗

夫妻双方协调配合，进行性感集中训练，经过训练，及中医辨证施以中药、西药对症治疗后，患者能够巩固其疗效。

2. 处方

（1）处方一

金匮肾气丸，5g，口服，每日 3 次。规则服药一定时间后，加服万艾可 50 mg（同房前 1 小时）。适合于肾阳亏虚所致的阴茎勃起功能障碍。

（2）处方二

逍遥散 10 g，口服，每日 3 次，规则服药一定时间后，加服万艾可 50 mg（同房前 1 小时）。适合于肝郁气滞所致的阴茎勃起功能障碍。

逍遥散组成：当归 10 g，白芍 15 g，柴胡 10 g，茯苓 20 g，白术 10 g，甘草 5 g。

第三节　男性不孕

一、无精子症

（一）西医

1. 诊断要点

（1）病史

患者有腮腺炎、睾丸炎、附睾结核等病史或放射线、高温、化学毒品等长期接触史，以及嗜酒、食棉子油史等。

（2）症状

成年男子，婚后不育。

（3）体征

输精管增粗或串珠状，附睾结节，或二者缺如，提示为梗阻性无精子症。睾丸体积小于 11 mL，或隐睾、无睾等，提示睾丸功能不良。

（4）检查

睾丸活检无生精能力或精液涂片无精子存在者即可确立诊断。其他辅助检查：

①内分泌（FSH、LH、PRL、T、E/ 等）测定，有助于判断睾丸功能衰竭是原发性抑或继发生。

②精浆 1- 葡萄苷酶测定，有助于阻塞性无精子的诊断。

③输精道造影可明确阻塞有无及阻塞部位。

④性染色体检查，对克氏征等有决定意义。

2. 治疗原则

（1）一般治疗

对于真性无精子者，目前尚无特效疗法，宜从调整全身健康状况入手。如戒除不良习惯（特别是烟酒嗜好），消除体内隐蔽性感染灶，从事适当体育运动等。因遗传因素、染色体异常者，则应从优生角度做好患者思想工作，使之正确面对现实。

（2）手术治疗

对于阻塞性无精子症患者，可行手术治疗。

3. 治疗方案

（1）推荐方案

第一，输精管附睾吻合术：常用术式有三种：①端 - 端吻合术；②端 - 侧吻合术；

③输精管与附睾切开，将输精管埋入附睾，继而缝合。适用于附睾管阻塞者。

第二，输精管吻合术：适用于输精管阻塞者，切除阻塞部位，行端 - 端吻合术。

第三，射精管扩张术：适用射精管阻塞者。

（2）可选方案

人工授精等辅助生殖技术。临床经验：对于无精子症的患者，应积极查找病因。对于阻塞性无精子症患者，如输精管阻塞、睾丸鞘膜积液、精索静脉曲张等，均可进行手术治疗；对于其他疾病引起的无精子症的患者，如隐睾、睾丸和输精管的结核、炎症、肿瘤或畸形等，应针对原发疾病进行治疗；对于真性无精子症的患者，可行供者精子人工授精等辅助生殖技术。近几年来，体外人工辅助生殖技术得到飞速发展，尤其是胞质内单精子注入术已用以治疗无精子症，取得了较好的效果。

（二）中医

1.病因病机

本病因先天亏损，或精道阻塞等所致。

（1）禀赋不耐

禀赋不足，先天精气亏损，或外感邪毒，致使先天发育不良，甚至一侧或双侧肾子缺如，致肾气不充，天癸不至，不能产生精子，或仅能产生极少的精子，从而导致无精之病。或食棉子油，燥热伤津，无所化精。

（2）房事不节

恣情纵欲，或年少手淫，养成恶习，均可导致精泄过多，肾精耗竭，日久精室干涸，而成无精之证。

（3）精道阻滞

外伤或痰湿内生，或瘀血阻滞，或肝郁气滞血瘀，致使精道不通，精气不能遗泄于外，或精液逆流入膀胱，致使精液中无精子而致。

2.辨证论治

中医责之于虚，或由于先天不足，禀赋薄弱，肾精亏损，命火式微；或由于后天失调，虚损太过，脾失运化，精血乏源。到目前为止，本症仍无有效疗法。部分好转或痊愈，绝大多数不能逆转。

（1）肾虚证

①主症：无精子、不育，睾丸偏小偏软，或大小正常而质地偏软，伴性欲减退，阳痿早泄；腰酸膝软，头晕耳鸣，自汗盗汗，面色少华，失眠心悸；舌偏红或淡，苔薄白，脉细弱。

②治法：补肾添精。

③处方：生髓赞育汤。30剂，每日1剂，分2次煎服。组成：淫羊藿10g，何首乌

12g，菟丝子 15g，肉苁蓉 10g，枸杞子 10g，蛇床子 15g，五味子 12g，仙茅 8g，黄芪 15g，当归 15g，熟地黄 15g，茯苓 10g，牛膝 8g，紫河车 15g，鹿角胶 10g。加减：阳痿者，加露蜂房 15g，小海马 3 支；便清长，加乌药 10g，覆盆子 10g。

（2）瘀热证

①主症：无精子、不育，睾丸大小正常，血精；伴腰痛、会阴部疼痛、睾丸疼痛，性欲正常或亢进，尿沫滴白，尿后余沥不尽；舌边尖红，或有瘀斑，脉滑而数，或脉涩不利。

②治法：化瘀清热。

③处方：血府逐瘀汤。30 剂，每日 1 剂，分 2 次煎服。组成：当归 10g，生地黄 10g，桃仁 12g，红花 4g，枳壳 15g，赤芍 8g，柴胡 15g，桔梗 6g，川芎 10g，牛膝 8g，甘草 8g。加减：小便不利，加泽泻 15g。

3. 中成药处方

（1）五子衍宗丸，1 丸 / 次，2 次 /d。功效：补肾益精。主治：肾虚型无精子症。

（2）六味地黄丸，6g/ 次，2 次 /d。功效：滋阴补肾。主治：肾阴虚型无精子症。

（3）复方玄驹胶囊，2 粒 / 次，3 次 /d。功效：温肾壮阳益精。主治：肾阳虚型无精子症。

（4）赞育丹，6 g/ 次，2 次 /d。功效：温肾壮阳。主治：肾阳虚型无精子症。

（5）益肾灵颗粒，1 袋 / 次，3 次 /d。功效：温补肾阳，填精益髓。主治：肾阳亏虚，肾精不足型无精子症。

（三）中西医结合

1. 思路

中医学认为无精子症以肾虚为主，尤以肾阳不足常见。禀赋不足，致使先天发育不良，后天耗伐太过，脾胃不健，气血化生亏乏，造成肾精生化无源。中医辨证论治，扶正固本，配合西医手术等方法，能提高睾丸的生精功能。

2. 处方

输精管附睾吻合术后，予人参养荣丸，9 g/ 次，3 次 /d。应用于阻塞性无精子症患者。

（四）注意事项

1. 要加强自我保护意识

尤其应做好职业防护，如经常接触放射性物质的工作人员、高温车间及接触毒物较多的人员，要严格按照操作规定和防护章程作业，切忌疏忽大意，以避免对睾丸的损害。

2. 预防腮腺炎并发睾丸炎

以防并发睾丸炎后，不能及时治愈，造成将来精子产生障碍，婚后影响生育。

3. 避免穿紧身裤

长期穿着紧身裤，可产生以下危害：一是睾丸温度升高；二是阴囊散热出汗受阻，同样使睾丸温度升高；三是阻碍阴囊部位的血液循环，造成睾丸瘀血，致生精功能障碍。故不应穿任何式样的紧身裤。

4. 戒除烟酒

首先，嗜烟和酗酒均可损害男性的性功能，从而引起男性不育症。其次，烟、酒均可直接损害性腺和精子。

5. 避免长途骑车

骑自行车时，车座正好压迫尿道、阴囊、会阴部位，长途骑车，使上述部位充血，可影响睾丸、附睾、前列腺和精囊腺的功能；骑车的颠簸震荡，还会直接损害睾丸的生精功能。

6. 遵从医生的指导合理治疗

不育症属难治疾病，切忌道听途说，误服补药。应在专科医生的指导下合理治疗。适宜手术的患者应进行手术治疗，适宜药物治疗的患者应坚持服药。同时，停用损害精液质量的激素、抗生素、抗肿瘤和精神治疗药物。必要时进行人工授精等先进方法。如实在是治疗无望，可按照法律程序办理领养手续。

二、精子减少症

精子减少症是指精子数目少于正常值。正常精子数为 6000 万~1.5 亿 /mL，如果精子数目低于 2000 万 /mL，则称为精子过少。

中医无精子减少症之病名，归属于"精少""精稀"等范畴。

（一）西医

1. 诊断要点

（1）病史

精索精脉曲张、隐睾、内分泌疾病，营养障碍等病史。

（2）症状

成年男子，婚后不育。

（3）体征

精液检查连续 3 次以上，精子计数每毫升均在 0.2 亿以下。

（4）检查

行精液检查即可确诊。其他辅助检查：

①血浆 FSH 明显升高者，属原发性少精症；

②血浆 FSH、LH 均低于正常者，为继发性少精症；

③PRL 明显升高，为高催乳素血症引起的少精症；

④经检查而原因不明的为特发性少精症。

2. 治疗原则

（1）一般治疗

少精症在精液病中最为常见，治疗效果亦较满意。因此确诊精子稀少之病因，选择较为有效的治法，均可收到一定疗效。

（2）药物治疗

性激素有效促进睾丸生精，维生素 E、维生素 C 和锌制剂皆可提高精子功能。有生殖道炎症者应积极给予抗生素治疗。对于免疫性不育者，可采用激素、中药治疗。

3. 治疗方案

（1）推荐方案

①绒毛膜促性腺激素 1500～2000U，肌肉注射，2/ 周，3 个月为一个疗程。

②克罗米芬 50 mg，口服，1 次 /d，3 个月为一个疗程。

③丙酸睾酮 50 mg，肌注，3 次 / 周，3 个月为一个疗程。

④泼尼松龙 30 mg，口服，1 次 /d，连用 4 周为一个疗程。对原因不明的精子减少，特别是怀疑到可能是自身免疫因素引起的患者可用，但此类药物副作用大，要在医生指导下，谨慎使用。

（2）可选方案

①维生素 A/ 丸 25 000U，口服，1 次 /d。

②维生素 E 10 mg，口服，3 次 /d。

③麦氨酸 2 g，口服，3 次 /d。

④葡萄糖酸锌片，口服，2 片 / 次，2 次 /d。

疗程均为 2～3 个月，有一定辅助精子增多作用。临床经验：精子减少症，应积极查找病因。必须设法针对引起精子减少的原发疾病进行治疗，只要原发病根治，则精子恢复正常，可采用性激素、中药、针灸等治疗。精子运送障碍，可进行手术治疗。因性功能障碍引起的，应对症治疗。体外人工辅助生殖技术，如胞质内单精子注入术、供者精子人工授精和丈夫精子人工授精术等，对于保守治疗效果不好的患者可运用。

（二）中医

1. 病因病机

中医学认为精子减少总属虚证，不及之病也。

（1）肾气不足，精气衰少

先天禀赋不足，如隐睾、性染色体畸变等，肾精不足，生精减少。素体肾虚，或房劳过度，频繁施泻，损伤肾气，耗伤肾精，或过服补阴、补阳药物，或大病久病之后损伤，肾之阴阳，则精气衰少。

（2）脾胃虚弱，化源不足

思虑伤脾，或饮食不节，损伤脾胃，不能受纳腐熟水谷，水谷精微不得运化，先天肾精失其充养、化源不中，故生精减少。

（3）湿热下注，灼伤肾精

素喜辛辣，或偏嗜饮酒，湿热内蕴，或外感湿毒，下注精泉，灼伤肾精，生精减少。

2. 辨证论治

在男性不育症中，少精症治疗方法较多，效果较好。一般首选中医辨证论治。

（1）肾精亏损证

①主症：精子减少不育，精液不化，死精子多；腰膝酸痛，足心烘热，耳鸣、盗汗、咽干，遗精，心烦、失眠，头晕；舌红少苔或无苔，脉细数。

②治法：滋肾添精。

③处方：五子衍宗丸合六味地黄汤。30剂，每日1剂，分2次煎服。组成：枸杞子30g，菟丝子（炒）20g，覆盆子10g，五味子（蒸）10gg，车前子（盐炒）10g，山茱萸20g，熟地黄20g，茯苓10g，牡丹皮10g，泽泻10g。

（2）肾阳不足证

①主症：婚后不育，精冷精少，精子数量下降；腰膝酸软，畏寒肢冷，阳痿早泄，小便清长，夜间尿多，头晕耳鸣，四肢清冷；舌质淡胖，脉沉细或沉迟。

②治法：温肾壮阳。

③处方：生精种子汤。30剂，每日1剂，分2次煎服。组成：沙苑蒺藜15g%，川续断20g，菟丝子20g，山茱萸15g，芡实20g，莲须15g，覆盆子10g，枸杞子15g。加减：阳痿者，加露蜂房15g，小海马3支；便清长，加乌药10g，益智仁15g。

（3）气血两虚证

①主症：精少不育，遗精；面色萎黄，神倦乏力，爪甲苍白，气短、心悸、失眠，便溏，舌淡胖嫩，脉细而弱。

②治法：补气养血，补肾填精。

③处方：十全大补汤。30剂，每日1剂，分2次煎服。组成：熟地黄20g，白芍10g，当归15g，川芎10g，人参20g，白术15g，茯苓10g，炙甘草8g，黄芪20g，肉桂5g。

（4）精室伏热证

①主症：精子减少，精液液化不良；小便余沥，或尿道灼热，小便黄短；舌红，苔黄腻，脉弦数或小数。

②治法：清精退热。

③处方：龙胆泻肝汤。7剂，每日1剂，分2次煎服。组成：栀子12g，龙胆草15g，黄芩15g，车前子10g，木通8g，泽泻10g，生地黄15g，当归15g，甘草5g，柴胡10g。加减：尿道灼痛者，加淡竹叶15g，灯心草10g。

3. 中成药处方

（1）十全大补丸，9g次/，3次/d。功效：温肾壮阳益精；主治：气血亏虚型无精子症。

（2）人参养荣丸，9g次/，3次/d。功效：温肾壮阳益精；主治：气血两虚型无精子症。

（3）大补阴丸，9g次/，3次/d。功效：温肾壮阳益精；主治：肾阴虚型无精子症。

（4）附桂肾气丸，9g次/，3次/d。功效：温肾壮阳益精；主治：肾阳虚型无精子症。

（5）复方玄驹胶囊，2粒/次，3次/d。功效：温肾壮阳益精；主治：肾阳虚型无精子症。

（6）赞育丹，6g/次，2次/d。功效：温肾壮阳；主治：肾阳虚型无精子症。

（7）益肾灵颗粒，1袋/次，3/d。功效：温补肾阳，填精益髓；主治：肾阳亏虚，肾精不足型无精子症。

（三）中西医结合

1. 思路

中医辨证论治治疗精子减少症，调节患者气血阴阳的平衡，从补虚固本着手，能有效地促进睾丸的生精功能，与西药合用，能明显提高治疗效果。

（1）中西药联合促进睾丸生精五子衍宗丸合克罗米芬。

（2）中西药联合提高精子的功能十全大补丸合维生素E、葡萄糖酸锌片。

2. 处方

（1）处方一

克罗米芬50mg，口服，1次/d，同时服用五子衍宗丸，6g/次，2次/d。应用于肾（阴阳）虚型精子减少症。

（2）处方二

维生素E 10mg，口服，3次/d，葡萄糖酸锌片，口服，2片/次，2次/d，同时服用十全大补丸，9g/次，3/d。应用于气血亏虚型精子减少症。

（四）注意事项

1. 调节情志：长期精神压抑、沮丧、悲观、忧愁，往往引起不育。这是由于其影响了大脑皮质的功能，使全身的神经、内分泌功能及睾丸生精功能和性功能均呈不稳定状态。

2. 性生活有规律，避免禁欲或纵欲，禁欲则精子生成缺少必要刺激，纵欲则引起造精功能匮乏。

3.内裤宜稍宽松，防止阴囊部温度过高，影响睾丸生精功能。

4.加强营养，多吃动物肝脏、蛋类及贝类海鲜食物，必须摄入足量的钙、磷、维生素A、维生素C、维生素E等物质；忌过度嗜烟、酒。

5.防止频繁的热水浴。阴囊的温度大约比正常体温低1℃，以利于精子的生成和发育，频繁的热水浴，使阴囊温度上升，影响精子的生成。

6.夫妇配合。过好适度、有效、和谐的性生活。治疗不育症切忌急躁，夫妇双方应密切配合，坚持测定妻子的排卵期，在排卵期前后适当增加同房次数，增加受孕机会。

第四节　男科杂病

一、遗精

遗精是一种没有意识性活动时的射精行为，表现为不因性交或自慰而精液自行泄出。遗精有生理性与病理性的不同。中医将精液过多自遗现象称遗精症或失精。多由肾虚精关不固，或心肾不交，或湿热下注所致。西医没有"遗精"病名，认为遗精是正常的生理现象，遗精过多可见于包茎、包皮过长、尿道炎、前列腺疾患等，过多的遗精会造成心理焦虑。需要指出的是，遗精不像月经，没有规律可循的。以前有遗精，现在消失了，也是很正常的事情。尤其是男性进入中年，几乎就不再发生了。

（一）西医

1.诊断要点

（1）病史

①心理因素，由于对性知识的缺乏，对性问题思想过度集中，对性刺激易于接受，使大脑皮质持续存在性兴奋，从而诱发遗精。

②性刺激环境影响：黄色书刊或电影等中的性刺激镜头刺激大脑，诱发遗精。

③过度疲劳：过度体力或脑力劳动，使身体疲惫，睡眠深沉，大脑皮质下中枢活动加强而致遗精。

④炎症刺激：外生殖器及附属性腺炎症，如包皮龟头炎、前列腺炎、精囊炎、附睾炎等的刺激而发生遗精。

⑤物理因素：仰卧入睡，被褥温暖沉重，刺激、压迫外生殖器，或穿紧身衣裤，束缚挤压勃起的阴茎，而诱发遗精。

⑥精满则溢：男子睾丸不断产生精子，精囊腺和前列腺也不断地产生分泌物，体内贮

存到一定量时，精液自动地从尿道排出来。

（2）症状

①已婚男子不因性生活而排泄精液，每周一次以上；或未婚成年男子频繁发生精液遗泄，一夜2～3次或每周2次以上，并伴有其他不适者。

②常见伴随症状有：头晕、耳鸣、健忘、心悸、失眠、腰酸、精神萎靡等。遗精症是指射精动作而言，指的是没有意识性活动（性接触、性自慰等）时精液自行排出。有性意识时出现的精液无法自控射出，称为早泄。另外，男性在意识性性刺激时候可以出现尿道外口流出少量黏液，这是正常现象。后两种须与中医学滑精鉴别。

（3）检查

①生殖器外观检查有无包皮过长、包茎、包皮龟头炎等。

②直肠指检检查：此项检查是发现直肠肿瘤、痔疮等疾病的首选检查，而且直肠指检并没有太大的痛苦。有经验的医生通过了解前列腺的大小、硬度和表面光滑程度，能发现前列腺有无肥大、有无肿瘤，对遗精的病因诊断提供一定的帮助。

③前列腺B超检查：前列腺B超检查，实用有效。它可以直观地了解前列腺的确切大小、形态（是否突入膀胱），还可以了解前列腺内有无结节（提示有无前列腺癌），而且患者排完尿后即刻做B超还可以测出膀胱内有无残余尿。此外，还可以明确膀胱壁有无增厚、有无憩室，输尿管是否增粗、肾盂是否积水（揭示膀胱和肾脏受损），为遗精的诊断提供更科学的数据。

④尿液检查：判断有无尿路感染。

⑤前列腺液及精液检查：前列腺液检查是观察液体的颜色，测定 pH 等。可以查看前列腺有无炎症。这也为遗精的诊断提供更精确的精液数据。

⑥心理学测试：对于心理问题明显者可以进行心理学测试，例如填写焦虑、抑郁量表等。

2. 治疗原则

（1）一般治疗

注意生殖器的清洁卫生，包皮过长应早日手术。内衣、衬裤要勤洗、勤晒、勤更换。睡眠时尽量侧卧以减少阴茎被刺激和压迫的机会。

（2）药物治疗

分为对症治疗和原发病的治疗。对症治疗包括镇静药及激素对抗治疗；原发病治疗指治疗造成遗精的原发病。

（3）心理咨询

对于心理问题明显的，可以到心理门诊咨询。

3. 治疗方案

（1）激素治疗

对严重遗精者，可用雌激素，如已烯雌酚，每次 2 mg，每日 3 次，口服。

（2）镇静

对遗精伴神经官能症者，可服用镇静催眠药。谷维素 20 mg，每天 3 次。

（3）治疗原发病

由慢性前列腺炎、精囊炎、尿路感染引起的遗精，应积极治疗原发病。可根据细菌培养，选择敏感抗菌药物。

（二）中医

1. 病因病机

中医学认为，常见病机有肾气不固、肾精不足而致肾虚不藏。病因可由劳心过度、妄想不遂造成相火偏亢。饮食不节、醇酒厚味，积湿生热，湿热下注也是重要病因。遗精之人，多属年盛安逸多思之人，其体瘦乏力多在遗精之后；亦有劳累后遗精者。因此认为，遗精心火妄动是主因，兼阴虚，或心脾亏虚。年壮阳气偏盛，情动于心，或心有所慕，所欲不遂，或久违房事，思慕色欲，皆令心动神摇，心火旺则相火亦旺，邪扰精室，则精关不固而遗。如清代尤怡耘金匮翼梓说："动于心者，神摇于上，则精遗于下也。"这与现代医学认为皮质中枢与脊髓中枢兴奋性增高，以及周围神经功能活跃的观点相似。亦有男性因工作时间过长，体力劳动过重，气血亏虚，虚火上炎，心神不安其宅，心火妄动，迫扰精室而遗精。

2. 辨证论治

遗精症分虚实两端。实者多为心肾不交或湿热下注；虚者多为肾气不固或心脾两虚。临床可以根据舌脉为辨。

（1）心肾不交证

①主症：少寐多梦，梦则遗精；兼见头晕目眩，腰酸耳鸣，心悸健忘，烦热咽干，精神疲乏，小便短赤；舌质红，苔薄黄，脉细数。

②治法：滋阴泻火，交通心肾。

③处方：心肾两交汤。组成：熟地黄 30g，麦冬 30 g，山药 15 g，芡实 15 g，黄连 1.5 g，肉桂 0.9 g。

（2）心脾气虚证

①主症：梦遗滑泄，遇劳加重；兼见心悸气短，神疲自汗，面色萎黄，纳少便溏；舌质淡，苔白，脉细弱或虚大。

②治法：益气养心，健脾固涩。

③处方：断遗汤。组成：人参 30 g，山药 15 g，芡实 15 g，麦冬 15 g，五味子 3 g。

（3）肾气不固证

①主症：遗精滑泄，甚至滑泄不禁；兼见精神萎靡，腰膝酸软，形寒肢冷，或阳痿早泄，夜尿频多；舌质淡，苔薄，脉沉细。

②治法：补肾涩精。

③处方：挽流汤。组成：熟地黄 60 g，山药 30 g，白术 30 g，泽泻 9 g，玄参 30 g，北五味子 6 g，山茱萸 15 g。

（4）湿热下注证

①主症：遗精频作；兼见小便赤热，或黄而浑浊，茎中涩痛，或尿后余沥不尽，或尿中夹精，或阴囊潮湿；舌质红，苔黄腻，脉濡数或滑数。

②治法：清利湿热。

③处方：消炎汤。组成：山药 30 g，芡实 30 g，麦冬 30 g，玄参 15S，生地黄 15 g，丹参 9 g，莲心 6 g，天冬 3 g，五味子 1.5 g。

3. 中成药处方

（1）龙胆泻肝丸

组成：龙胆草、黄芩、栀子、泽泻、木通、车前子、当归、生地黄、柴胡、甘草。每日 2 次，每次 1 丸，或按说明服用。功效：清热利湿。主治：遗精合并生殖道感染者。

（2）归脾丸

组成：人参、白术、黄芪、当归、炙甘草、茯神、远志、酸枣仁、青木香、龙眼肉、生姜、大枣。每日 2 次，每次 1 丸，或按说明服用。功效：益气养血，健脾养心。主治：遗精伴有神经衰弱者。

（三）中西医结合

1. 思路

一般来说西医不把遗精当作一个独立的疾病，过多的遗精多见于泌尿男科疾病或者一些精神障碍，因此，西医多主张治疗原发病，并主张心理疏导。在临床实践中对遗精恐惧多见于性知识缺乏者，他们往往认为遗精会造成性功能障碍或者不育症。事实上遗精跟上述两种疾病无任何关系，必须加强这方面的认识，否则会造成医源性的混乱。中医治疗遗精的方药可以配合西药来治疗，基本上也是从心理和生殖道原发病立论。其方剂对于调整患者神经衰弱及治疗原发病有比西药更满意的效果。

2. 处方

（1）对于因为生殖道炎症造成的遗精，主张选用敏感抗生素配合消炎汤治疗，疗效会更满意。

（2）部分神经衰弱症用心肾两交汤配合西医镇静及心理辅导会取得更满意的效果。

（四）注意事项

1.勿把正常生理现象视为疾病，而增加精神负担。成年未婚或婚后久别1~2周出现一次遗精，遗精后并无不适，这是生理现象。千万不要为此忧心忡忡，背上思想包袱，自寻烦恼。

2.既病之后，不要过分紧张。遗精时不要中途止精，不要用手捏住阴茎不使精液流出，以免败精贮留精宫，变生他病。遗精后不要受凉，更不要用冷水洗涤，以防寒邪乘虚而入。

3.消除杂念：不看色情书画、录像、电影、电视。适当参加体育活动、体力劳动和文娱活动，增强体质，陶冶情操。

4.慎起居：少进烟、酒、茶、咖啡、葱蒜辛辣等刺激性食品。不用烫水洗澡，睡时宜屈膝侧卧位，被褥不宜过厚，内裤不宜过紧。

5.遗精发生后，应在医生指导下进行有关检查，找出致病原因，及时治疗。

遗精的心理调护非常重要，尤其对那些缺乏性知识的青少年，要对他们进行性知识的宣教，自觉抵制黄色淫秽书刊、电影、录像等不良影响。

6.生活节奏要有规律，把精力集中在学习工作上，多做室外活动。比如和同学同事及家人一块郊游，多参加文艺、体育活动，注意睡眠姿势，避免仰卧，不穿紧身衣裤，不饮酒和不过食辛辣刺激性食物，不吸烟，常洗内衣内裤，注意外生殖器卫生。若生殖系有病变，如前列腺炎、精囊炎、包茎、包皮过长、龟头炎等，要及时去医院诊治。

二、男性更年期综合征

（一）西医

1.诊断要点

（1）病史

男性更年期综合征是由睾丸功能退化所引起的。而睾丸的退化萎缩是缓慢渐进的，性激素分泌减少也是缓慢的，精子的生成在更年期也不完全消失，而男性更年期来得较晚，出现的时间很不一致，发病年龄一般在55~65岁，临床表现轻重不一，轻者甚至无所觉察，重者影响生活及工作，患者感到很痛苦。

（2）症状

①精神症状：主要是性情改变，如情绪低落、忧愁伤感、沉闷欲哭，或精神紧张、神经过敏、喜怒无常，或胡思乱想、捕风捉影，缺乏信任感等。

②自主神经功能紊乱：主要是心血管系统症状，如心悸怔忡、心前区不适，或血压波动、头晕耳鸣、烘热汗出；胃肠道症状，如食欲缺乏、腹脘胀闷、大便时秘时泄；神经衰弱表现，如失眠、少寐多梦、易醒、记忆力减退、健忘、反应迟钝等。

③性功能障碍：常见性欲减退、阳痿、早泄、精液量少等。

④体态变化：全身肌肉开始松弛，皮下脂肪较以前丰富，身体变胖，显出"福态"。

（3）体征

全身肌肉开始减少，皮下脂肪较以前丰富而显肥胖，尤以腹部明显。头发开始发白、稀疏，牙齿脱落，老态始现。有些可见乳房增大。双侧睾丸触诊可以变小，甚至变软。部分病人可有神经性高血压，以舒张压为主，血压波动可以较大。可以表现为骨质疏松。

（4）检查

①激素测定：血浆游离睾酮水平下降、雄激素生物活性降低。垂体促性腺激素水平可以高于正常。另外还可以检测促甲状腺激素、三点甲状腺原氨酸、甲状腺素等。

②精液检查：精子数稀少、畸形或缺凹，精液清稀。

③生化检查：包括血脂、尿酸等。可以伴有代谢紊乱。

2. 治疗原则

本病的治疗目的包括两个方面：一是恢复性功能和性欲；二是防止骨质疏松，增加骨密度，恢复肌肉力量，提高心理素质，改善生活质量。要加强体育锻炼，增强体质，振奋精神，保持平和乐观的情绪，养成良好的生活习惯。家人、同事的关心和理解也很重要。补充睾酮的疗法在理论上有其合理性。实践证明，睾酮治疗可以改善总的健康状态和情绪，提高性欲，增加肌力和骨质密度。目前较为理想的药物是口服睾酮类药物。但必须注意补充睾酮可能加重潜伏的前列腺疾病，如前列腺增生和前列腺癌。因此，在开始治疗前应详细检查，如前列腺癌和前列腺增生造成的下尿路梗阻。此外，高龄男性发生前列腺疾病的可能性更大，应慎用。

3. 治疗方案

（1）推荐方案

十一酸睾酮胶丸，起始剂量 120～160 mg，连服 2～3 周，然后服用维持剂量，每日 40～120 mg，早、晚各一次。与食物同时吞服。该药经过淋巴系统进入血液循环，没有肝毒性，可以维系有效的血清睾酮的生理水平。

（2）可选方案

对症治疗，在于改善患者的失眠、头晕、头痛等症状，可以使用镇静药、维生素、矿物质类药物。可以服用地西泮（处方药，须医生开出）、谷维素，以及维 D 钙咀嚼片 1/2 片；每日 1 次。伴有勃起功能障碍者，可以服用西地那非，100 mg，性交前服用。

临床经验：男性更年期综合征这个病名，从一开始提出就有争论。其一，男性睾丸功能的减退不像女性卵巢那么明显，并且男性睾丸功能的减退的个体差异很大，有些人有明显的临床症状，有些人几乎没有临床症状。其二，更年期综合征的诸多症状缺乏特异性，这些症状可以与抑郁症、代谢紊乱、勃起功能减退、心血管疾病等重叠，况且老年男性多患有这些疾病，因此很难鉴别出到底是否是更年期综合征。其三，目前临床血清总睾酮在老年男性中检测，很少出现偏低；即使对那些临床症状明显的，而游离睾酮检查目前全国只有几家医院能做，因此要从内分泌激素判断睾酮低下，确实不易。

（二）中医

1. 病因病机

中医学认为男性步入更年期，由于肾气日渐衰少，精血日趋不足，导致肾的阴阳失调。由于肾阴肾阳是各器官阴阳的根本，肾阴肾阳的失调进而导致各脏器功能紊乱，从而形成更年期综合征的病理基础。

2. 辨证论治

（1）肾阴亏虚证

①主症：形体消瘦，潮热盗汗，五心烦热，咽干颧红，腰膝酸软，眩晕耳鸣，失眠多梦，早泄遗精，尿黄而热；舌红少苔，脉细数。

②治法：滋阴降火。

③方药：知柏地黄汤。组成：知母 10g，黄檗 10g，熟地黄 20 g，山茱萸 10g，淮山药 10g，茯苓 10g，泽泻 6g，车前子 6g。加麦冬 10 g，五味子 6 g，丹参 10 g，黄连 6 g，生地黄 10 g，以加强清心除烦热的效果。水煎 2 次，分 2 次服，每日 1 剂。

（2）命门火衰证

①主症：精神萎靡，健忘，心悸，头晕目眩，少气耳鸣，阳痿，早泄，滑精，精液清稀，面色晦暗，畏寒肢冷，小便清长，夜尿频多，尿后余沥，腰膝酸软。舌质淡，苔白，脉沉细弱。

②治法：温肾壮阳，益精培元。

③方药：真人还少丹（朱棣《普济方》）加减。组成：熟地黄 30 g，山茱萸 12 g，山药 12 g，远志 6 g，枸杞子 6 g，茯苓 12 g，杜仲 9 g，小茴香 6 g，牛膝 9 g，五味子 6 g，巴戟天 9 g，肉桂（冲服）6 g，甘草 6g。水煎 2 次分 2 次服，每日 1 剂。

（3）肝郁脾虚证

①主症：精神抑郁不悦，烦躁易怒，失眠健忘，情绪低沉，常有孤独感，胆怯易惊，阳痿，梦遗，滑精，早泄，神疲乏力，面白不华，纳减便溏，胁满腹胀。舌质淡红，苔薄，脉弦。

②治法：疏肝解郁，益气健脾。

③方药：小柴胡合甘麦大枣汤加减。处方：柴胡 9 g，党参 30 g，法半夏 10 g，炙甘草 6 g，黄芩 9 g，淮小麦 12 g，大枣 6 枚，黑栀子 9 g，珍珠母（先煎）30 g，淫羊藿 10 g。水煎服，每日 1 剂。

3. 中成药处方

（1）附桂肾气丸，口服，每次 9g，每日 3 次。

（2）人参鹿茸丸，口服，每次 1 丸，每日 2 次。

（3）男宝，口服，每次 3 片，每日 3 次。

（4）清宫海马多鞭丸，口服，每次 1 丸，每日 2 次。

（5）舒肝丸，口服，每次 9g，每日 3 次。

（6）六君子丸，口服，每次 9g，每日 3 次。

（三）中西医结合

1. 思路

男性更年期综合征的西医治疗以睾酮补充为主，在补充睾酮达到正常生理水平后，患者的精神心理症状、自主神经功能症状、性生活质量都能够得到很好的改善，甚至患者的代谢紊乱都会得到一定程度的恢复，因此，应该加强对本病的诊断和治疗，提高老年患者的生活质量。中医补肾类方药的使用有明显的临床效果，大大补充了西医治疗的效果。

2. 处方

（1）睾酮与知柏地黄汤的应用主要改善患者精神心理以及自主神经失调症状。

（2）睾酮与还少丹合用主要用于解决患者的身体功能低下症候群。

（四）注意事项

1. 倘若患有男性更年期综合征各项症状明显，况且又影响到性功能的正常发挥，最好暂时停止一阶段性生活。

2. 为了保持良好的性功能，首先要解除精神负担，要让自己认识到这是暂时的，会恢复的，不要为此而恐慌、忧虑；相反，科学地掌握有关男性更年期综合征的知识，了解这是一种可能出现的生理衰退现象，是人生的一个过程，并不是什么危险的事情，心里便会宽慰，问题反而容易解决。

3. 注意建立有规律的生活，多参加文体活动和社交活动，以分散躯体的、精神的不适症状，减少不良刺激，防止情绪波动，均有助于保持良好的性功能。

4. 配偶应密切配合上述各项治疗与注意事项，充分了解和理解男性更年期出现的原因和症状，尤其是在性生活时，要主动和热情，对治疗男性更年期症状、克服丈夫性功能不佳状况有好处。

第八章 内分泌与神经系统疾病

第一节 甲状腺功能亢进

甲状腺功能亢进症（简称甲亢）是指多种原因引起甲状腺功能增高、甲状腺激素分泌过多所致的一种内分泌疾病。甲状腺可呈弥漫性、结节性、混合性肿大或为甲状腺炎。临床上以甲状腺肿大，食欲亢进，形体消瘦，体重减轻，心动过速，情绪激动，怕热汗出，手指颤抖，突眼等症状为主要表现。根据病因的不同，甲亢可分为甲状腺性甲亢、垂体性甲亢、异位性 TSH 综合征、卵巢甲状腺肿伴甲亢等类型，其中甲状腺性甲亢又包括毒性弥漫性甲状腺肿（又称 Graves 病）、多结节性甲状腺肿伴甲亢、自主性高功能甲状腺结节或腺瘤、碘源性甲亢、滤泡性甲状腺癌等多种类型。在各种类型的甲亢中，以 Graves 病最为常见，因而在本节中以此为重点进行阐述。

Graves 病（GD）是一种自身免疫性疾病，占所有甲亢的 80%～85%，在普通人群中的患病率约为 1%，女性的患病率显著高于男性，男女之比为 1:4～1:6，各组年龄均可发病，以 20～40 岁的中青年多见。

本病可归属于中医的"瘿病"。

一、病因病理

（一）西医病因病理

1. 病因及发病机制

Graves 病的病因和发病机制尚未完全阐明。近年来研究认为本病主要是在遗传的基础上，因精神刺激、感染等应激因素而诱发，属于抑制性 T 淋巴细胞功能缺陷所致的自身免疫性疾病。

本病的特征之一是患者的血清中存在有对甲状腺组织起刺激作用的自身抗体，即促甲状腺激素（TSH）受体抗体（TRAb），又称为甲状腺刺激免疫球蛋白（TSI）或甲状腺激素受体刺激抗体（TSAb）。目前认为自身抗体的产生主要与基因缺陷相关的抑制性 T 淋巴细胞功能降低有关。由于遗传基因的缺陷，在某些因素的诱发下，抑制性 T 淋巴细胞功能降低，辅助性 T 淋巴细胞功能增强，致使 B 淋巴细胞产生抗自身甲状腺的抗体。

TSI 和 TSH 一样具有刺激和兴奋甲状腺的作用，其作用于甲状腺细胞上的 TSH 受体，引起甲状腺组织增生和功能亢进，对血中碘的摄取明显增多，产生、分泌过多的甲状腺激素，从而导致甲状腺肿大和甲亢。

2. 病理

甲状腺呈不同程度弥漫性肿大，血管丰富，充血扩张，腺外有包膜，表面光滑。滤泡上皮细胞增生，呈柱状，泡壁增生呈乳头状突入滤泡腔内，滤泡腔内胶质减少。细胞核位于底部，有时有分裂象，胞内多囊泡，高尔基器肥大，内质网发育良好，有较多核糖体，线粒体数目增多。滤泡间组织中有弥漫性淋巴细胞浸润，甚至出现淋巴组织生发中心。浸润性突眼患者的球后组织中，含有较多黏多糖与透明质酸而水肿，加以淋巴细胞及浆细胞浸润。镜下示眼球肌纤维增粗，纹理模糊，脂肪增多，肌细胞内黏多糖亦增多，以致肌力减退。骨骼肌、心肌有类似情况但较轻。胫前黏液性水肿较少见，局部可见黏蛋白样透明质酸沉积，伴有肥大细胞、巨噬细胞、成纤维细胞浸润。

（二）中医病因病机

瘿病的发生，主要与情志失调及体质因素有关。由于素体阴虚等因素，加之忧思恼怒、精神创伤等，引起肝郁气滞，疏泄失常，气滞痰凝，壅于颈前，气郁化火，耗气伤阴所致。

1. 情志失调

由于长期忧思恼怒，致使肝郁气滞，疏泄失常，则津液失于输布而凝聚成痰，气滞痰凝，壅于颈前而形成瘿病，其消长常与情志变化有关。正如《诸病源候论·瘿候》中所说："瘿者，由忧恚气结所生。"《济生方·瘿瘤论治》云："夫瘿瘤者，多由喜怒不节，忧思过度而成斯疾焉。"

2. 体质因素

妇女由于经、带、胎、产、乳等生理特点与肝经气血密切相关，如遇有情志不畅等因素，常可导致气滞痰结，肝郁化火等病理改变，故女性易患本病。素体阴虚者，在痰气郁滞时，则易于化火，火旺更伤阴，常使疾病缠绵难愈。

由上可见，瘿病形成的内因是体质因素，情志失调则是瘿病发病的主要诱因。基本病机为气滞痰凝，气郁化火，耗气伤阴。病位主要在颈前，而与肝、肾、心、胃等脏腑关系密切。本病初起多属实，以气滞痰凝、肝火旺盛为主，随着病情的发展，火旺伤阴，虚实夹杂。其火旺既可损及肝肾，上扰心神，又可横逆犯胃。病久阴损气耗，多以虚为主，表现为气阴两虚之证。病程中常由于气滞痰阻、火旺阴伤、气虚等因素，导致气血运行不畅，血脉瘀滞。

此外，在患本病过程中，若病情尚未得到控制，而复感外邪，或遭受精神刺激，情绪骤变，或因严重创伤，以及大手术等，可致病情急剧恶化，出现火热炽盛，气阴耗竭，甚至阴竭阳亡等危候。

二、临床表现

本病女性多见，男女比例约为：4：6，多起病缓慢，发病日期常不易确定，仅少数患者因精神创伤或严重感染等应激因素而急性起病。临床表现轻重不一，老年及儿童患者临床表现常不典型。典型的症状、体征、并发症主要有以下几方面：

（一）主要症状

1. 高代谢症候群

怕热多汗，平时常有低热，心悸，食欲亢进，大便次数增多，体重下降，疲乏无力，危象时可有高热、心动过速。

2. 眼征

Graves 病在眼部的临床表现可分为非浸润性突眼和浸润性突眼两种。

（1）非浸润性突眼：又称为良性突眼，占大多数，一般呈对称性。主要是由于交感神经兴奋，眼外肌群和提上睑肌张力增高所致，其改变主要为眼睑和眼外部的表现，球后组织变化不大。

（2）浸润性突眼：又称为内分泌性突眼或恶性突眼等，临床上较少见，主要是眼外肌和球后组织体积增加、淋巴细胞浸润所致。表现为眶内、眶周组织充血，眼睑水肿，畏光流泪，复视，视力减退，有异物感，眼球涨痛，眼肌麻痹，眼球活动受限。由于高度突眼，上下眼睑不能闭合，结膜及角膜经常暴露，引起充血、水肿、角膜溃疡，甚至角膜穿孔。少数患者由于眶内压增高而影响了视神经的血液供应，可引起视神经乳头水肿、视神经炎或球后视神经炎，甚至视神经萎缩，导致失明。

3. 精神神经系统

神经过敏，兴奋，易激动，烦躁多虑，失眠紧张，多言多动，思想不集中，有时有幻觉，甚至发生亚躁狂症。也有部分患者表现为寡言、抑郁。

4. 心血管系统

心悸，胸闷，气促，稍活动后加剧，严重者可导致甲亢性心脏病。心动过速，常为窦性，休息和睡眠时心率仍加快。心律失常以早搏最为常见，阵发性或持续性心房纤颤或心房扑动、房室传导阻滞等也可发生。

5. 消化系统

食欲亢进，易饥多食，肠蠕动增快，大便次数增多，甚至可出现慢性腹泻。

6. 血液和造血系统

周围血中白细胞总数可偏低，而淋巴细胞及单核细胞均相对增加，血小板寿命较短，有时可出现紫癜。

7. 肌肉骨骼系统

主要表现为肌肉软弱无力，少数患者可出现甲亢性肌病。不少病例伴有周期性瘫痪，发作时血钾降低，但尿钾不多，可能是由于钾转移到细胞内所致。甲亢尚可伴重症肌无力，主要累及眼部肌群，表现为眼睑下垂，眼球运动障碍和复视，朝轻暮重。此外，甲亢还可影响骨骼引起脱钙和骨质疏松，尿钙增多，但血钙一般正常。

8. 生殖系统

两性生殖系统功能均减退，女性患者常见月经减少，周期延长，甚至闭经，但部分患者仍能受孕。男性患者则常出现阳痿，偶见乳房发育。

9. 皮肤及肢端表现

小部分病人有胫前黏液性水肿，典型者为对称性、局限性皮肤损害，多见于小腿胫前下段，有时也可见于足背和膝部。

（二）体征

1. 皮肤温暖湿润，尤以手掌、脸、颈、胸前、腋下等处较为明显。

2. 甲状腺一般呈弥漫性肿大，双侧对称，质软，可随吞咽运动上下移动，少数呈非对称性甲状腺肿，部分患者可有甲状腺结节。由于甲状腺血流增多，其左右叶上下极可触及震颤，听诊可闻及"嗡嗡"的血管杂音，声如海鸥鸣叫，尤以上极为多见。

3. 非浸润性突眼：①眼裂增宽，瞬目减少，凝视；②上眼睑挛缩，向下看时上眼睑不能随眼球向下转动；③看近物时眼球内侧聚合不良；④向上看时前额皮肤不能皱起，浸润性突眼：眼球突出明显，突眼度多在18mm以上，且两侧常不对称，有时仅一侧突眼，上下眼睑不能闭合。

4. 心音常增强，心尖区第一心音亢进，可闻及收缩期杂音。收缩压上升，舒张压稍降，脉压差增大，有时可出现水冲脉与毛细血管搏动征。

5. 舌、手伸出时可有细震颤，腱反射活跃，反射时间缩短。

6. 小部分病人有胫前黏液性水肿，呈非凹陷性水肿。

7. 其他：由于营养障碍和激素的直接毒性作用，还可导致消瘦、贫血貌、肌力下降、黄疸及肝脏肿大等。

（三）并发症

1. 甲状腺危象

甲状腺危象是甲状腺毒症急性加重的一个综合征，发生原因可能与循环内 FT_3 水平增高、心脏和神经系统的儿茶酚胺激素受体数目增加、敏感性增强有关。主要诱因包括感染、手术、放射碘治疗、创伤、严重的药物反应、心肌梗死等。临床表现原有的甲亢症状加重，包括高热（39℃以上）、心动过速（140～240次/分）、伴心房颤动或心房扑动、烦躁不安、呼吸急促、大汗淋漓、厌食、恶心呕吐、腹泻等，严重者出现虚脱、休克、嗜睡、谵妄、昏迷，部分患者有心力衰竭、肺水肿。

2. 甲状腺功能亢进性心脏病

多发生于老年患者，临床症状不典型，主要表现为心房颤动和心力衰竭，长期患严重甲亢的青年患者也可以发生。

三、实验室及其他检查

1. 血清甲状腺激素的测定

（1）血清总甲状腺素（TT_4）：是判定甲状腺功能最基本的筛选指标。用放射免疫法测定，正常值为64～154nmol/L（5～12μg/dl）（不同实验室及试剂盒有差异）。其结果受甲状腺激素结合球蛋白（TBG）的影响，在TBG浓度和结合力正常的情况下，TT_4增高，提示患有甲亢。

（2）血清总三碘甲状腺原氨酸（TT_3）：是诊断甲亢较敏感的指标，并且是诊断T3型甲亢的特异性指标。用放射免疫法测定，正常值为1.2～2.9nmol/L（80～190μg/dl）（不同实验室及试剂盒有差异）。其结果也受TBG的影响，患本病时TT_3增高，且增高的幅度常大于TT_4。

（3）血清游离甲状腺素（FT_4）和游离三碘甲状腺原氨酸（FT_3）：FT_4、FT_3是血液循环中甲状腺激素的活性成分，其测定结果不受TBG的影响，能直接且准确地反映甲状腺功能状态，敏感性和特异性明显优于TT_4、TT_3。用放射免疫法测定，正常值：FT_4为9～25pmol/L（0.7～1.9ng/dl），FT_3为2.1～5.4pmol/L（0.14～0.35ng/dl）（检测FT_3、FL_4不同方法及实验室数值差异较大）。本病患者结果增高，其中以FT，增高更为明显。

2. 血清TSH测定

甲亢时TSH较T_3、T_4灵敏度高，用灵敏度高的检测法检测，价值更大。用放射免疫法测定，其正常值为0.3～5.0mIU/L（不同实验室及试剂盒有差异）。一般甲亢时TSH结果降低，垂体性甲亢患者则TSH水平不降低或增高，对亚临床甲亢和亚临床甲减的诊断及治疗监测均有重要意义。

3. 甲状腺摄 ^{131}I 率测定

正常值：3小时为5%～25%，24小时为20%～45%，高峰在24小时出现。甲亢时甲状腺摄 ^{131}I 率增高，3小时大于25%，24小时大于45%，且高峰前移。此项检查诊断符合率高，但受含碘食物及多种药物等因素的影响，且孕妇及哺乳期妇女禁用。

4. 甲状腺抗体检

查未经治疗的 GD 患者血 TSAb 阳性检出率可达 80%～100%，有早期诊断意义，对随访疗效、判断能否停药及治疗后复发的可能性等有一定的指导意义，但是因为 TSAb 测定条件复杂，未能在临床广泛使用，而 TRAb 测定已有商业试剂盒，可以在临床开展。GD 患者甲状腺球蛋白抗体（TgAb）、甲状腺过氧化酶抗体（IPOAb）等测定均可呈阳性，但滴度不如桥本甲状腺炎高。

5. 影像学检查

超声、CT、放射性核素检查有一定的诊断价值。

四、诊断

（一）诊断要点

典型病例诊断不困难。患者有诊断意义的临床表现，如怕热、多汗、易激动、易饥多食、消瘦、手颤、腹泻、心动过速及眼征、甲状腺肿大等。在甲状腺部位听到血管杂音和触到震颤，则更具有诊断意义。对一些轻症或临床表现不典型的病例，常须借助实验室检查，才能明确诊断。在确诊甲亢的基础上，排除其他原因所致的甲亢，结合患者眼征、弥漫性甲状腺肿、TRAb 阳性，即可诊断为 GD。

（二）特殊类型

1. 淡漠型甲状腺功能亢进症：多见于老年患者，起病隐匿，高代谢综合征、眼征和甲状腺肿均不明显。主要表现为明显消瘦、心悸、乏力、头晕、昏厥、神经质或神志淡漠、腹泻、厌食。可伴有心房颤动、震颤和肌病等体征，70% 患者无甲状腺肿大。临床上易被误诊。老年人不明原因的突然消瘦、新发生心房颤动时应考虑本病。

2. 三碘甲状腺原氨酸（T_3）型和甲状腺素（TQ 型甲状腺毒症：仅有血清 T_3 增高的甲状腺毒症称为 T_3 型甲状腺毒症，仅占甲亢病例的 5%。实验室检查发现血清 TT_3、FT_3 水平增高，但是 TT_4 和 FT_4 的水平正常，TSH 水平减低，131I 摄取率增加，在碘缺乏地区和老年人群中常见。仅有血清 T_4 增高的甲状腺毒症称为 T_4 型甲状腺毒症，主要发生在碘致甲亢和伴全身性严重疾病的甲亢患者中。

3. 亚临床甲状腺功能亢进症：在排除其他能够抑制 TSH 水平的疾病前提下，依赖实验室检查结果才能诊断，表现为血清 T_3、T_4 正常，TSH 水平减低。

4. 妊娠期甲状腺功能亢进症：妊娠期由于 TBG 增高导致 TT_4、TT_3 增高，故妊娠期甲亢的诊断必须依赖 FT_4、FT_3、TSH 测定。妊娠期甲亢包括：①一过性妊娠呕吐甲状腺功能亢进症：人绒毛膜促性腺激素（HCG）与 TSH 有相似或相同的结构，过量或变异的

HCG 刺激 TSH 受体，可致妊娠期甲状腺功能亢进症。②新生儿甲状腺功能亢进症：母体的 TRAb 可以透过胎盘刺激胎儿的甲状腺引起新生儿甲亢。③产后 GD：产后免疫抑制解除，易产生产后 GD。④产后甲状腺炎：甲状腺滤泡炎性破坏，甲状腺素释放入血，早期可有甲亢表现。

五、治疗

（一）治疗思路

西医的治疗以减少甲状腺激素合成、改善症状、避免并发症发生为基本原则。根据患者病情特点，选择合适的治疗方法。

中医药疗法对本病患者也有一定的疗效，能明显减轻症状，且无明显副作用，但目前多主张慎用含碘的中药进行辨证施治。整合患者四诊情况，辨证用方，并根据不同症状，进行加减。

中西医结合治疗能较好改善临床症状，减少或避免不良反应及并发症的出现，减少复发。

（二）西医治疗

1. 一般治疗

患者应注意休息，消除精神压力，避免精神刺激和劳累过度。加强支持疗法，合理饮食，以补充足够的热量和营养物质，如糖、蛋白质和多种维生素等，纠正本病由于代谢增高而引起的过多消耗。忌食辛辣及含碘丰富的食物，少喝浓茶、咖啡。

2. 抗甲状腺药物治疗

目前抗甲状腺药物治疗分为硫脲类和咪唑类，药物有丙基硫氧嘧啶（PTU）、甲基硫氧嘧啶（MTU）、甲巯咪唑（MM）、卡比马唑（CMZ）。其作用机理主要为阻抑甲状腺内过氧化酶系，抑制碘离子转化为新生态碘或活性碘，从而使甲状腺激素合成减少。其中丙基硫氧嘧啶还有抑制 T_4 在周围组织中转化为 T_3 的作用。

（1）适应证：①症状较轻，甲状腺轻度或中度肿大的患者；②25 岁以下的青少年、儿童、妊娠妇女、年老体弱患者；③甲状腺次全切除术后复发，又不适宜 1311 治疗者；④手术前准备；⑤用作 131I 治疗术后的辅助治疗。

（2）剂量及疗程：治疗时应根据病情轻重决定用药剂量，本病的疗程具有明显的个体差异，一般总疗程为 1.5～2 年或更长。①初治期：MM 或 CMZ 每日 30～45mg 或每日 PTU 或 MTU 300～450mg，分 3 次口服，每 8 小时用药一次，MM 半衰期长，可以每天单次服用。初治期需 1～3 个月，如用药 3 个月症状仍未见明显改善，应检查有无不规则服药、服用碘剂及精神刺激或感染等干扰因素。②减量期：当患者临床症状显著改善，体重增加，心率降至每分钟 80～90 次，T_3、T_4 恢复正常时，可根据病情逐渐减少药量，一般每 2～4 周减量一次，PTU 或 MTU 每次减 50mg，MM 或 CMZ 每次减 5mg，递减剂量不宜过快，减量过程中应注意观察患者症状、体征的变化，尽量保持甲状腺功能正常，病情稳定。减量期需 2～3 个月。③维持量期：PTU 或 MTU 每日用量为 50～100mg，MM 或 CMZ 每日用 5～10mg，停药前药量可再分别减至 25～50mg 和 2.5～5mg。维持量期 1～1.5 年或更长。在治疗期间应定期随访，避免不规则或间断服药，如遇严重感染或精神刺激等应激情况病情加重时，应酌增药量，待病情稳定后再逐渐减量。本病一般疗程愈长，停药后的复发率愈低。长程应用抗甲状腺药物治疗，可恢复抑制性 T 淋巴细胞的功能，减少甲状腺自身抗体的产生，疗效优于短程疗法，且停药后的复发率较小。

（3）药物副作用，主要的副作用有：①白细胞减少：严重时可出现粒细胞缺乏症，在使用甲硫氧嘧啶治疗时最多见，而以丙基硫氧嘧啶最少见，多发生在用药后 2～3 个月期间，也可见于治疗过程中任何时间。因此，在初治期应每 1～2 周复查白细胞总数和分类，减量及维持量期可每 2～4 周检测 1 次。白细胞低于 $4.0 \times 10^9/L$ 时应密切观察，同时给予升白细胞药物治疗，如利血生、鲨肝醇等，必要时可短期内加用强的松，每次 10mg，每日 3 次。粒细胞缺乏症的表现有发热、咽痛、乏力、关节酸痛等症，一旦出现，应立即停药，并做紧急处理。②药疹：多病情较轻，一般予以抗组胺药物治疗或改用其他抗甲状腺药物即可。极少数严重者可出现剥脱性皮炎，应立即停药抢救。③其他：部分患者可出现血清谷丙转氨酶升高或黄疸，一般可加用保肝药物或改用其他抗甲状腺药物，病情严重者应停药处理。此外还可出现头晕、头痛、关节疼痛及恶心、呕吐等症。

3. 辅助药物治疗

（1）β受体阻滞剂：能改善交感神经兴奋性增高的表现，如心悸、心动过速、精神紧张、多汗等，还能阻断外周组织 T_4 转化为 T_3。常用制剂为盐酸普萘洛尔（心得安）。由于抗甲状腺药物不能迅速地控制甲亢患者的症状，因此在开始治疗的 1～2 个月可联合使用心得安，每次 10～20mg，每日 3 次。此外，心得安还可用于甲亢危象的治疗及紧急甲状腺手术或 131I 治疗前的快速准备。但对有支气管哮喘、房室传导阻滞、充血性心力衰竭的患者和在妊娠的第 1～3 个月和分娩时禁用。

（2）甲状腺激素：可调节下丘脑-垂体-甲状腺轴功能，避免突眼及甲状腺肿进一步加重。还有报道认为，联用甲状腺激素治疗或在停用抗甲状腺药物后，仍应继续服用甲状腺激素，可减少甲状腺自身抗体的产生，降低甲亢的复发率。

（3）碘化物：可抑制甲状腺激素释放，但作用时间短暂，数周后即失效，且长期服用碘剂还可使甲亢症状加重，仅用于抢救甲亢危象和甲亢的手术治疗前准备等。

4. 放射性 131I 治疗

甲状腺具有高度选择性摄取 131I 的功能，131I 在核衰变时能放射出 β 射线和 γ 射线，其中以 β 射线为主（占 99%）β 射线能量低，射程短，仅约 2mm，使部分甲状腺滤泡上皮细胞被破坏，产生炎症、坏死和萎缩，导致功能丧失，从而减少甲状腺激素的合成及分泌，达到治疗甲亢的目的。

（1）适应证：①年龄在 25 岁以上，甲状腺肿及病情为中等程度的病人。②使用抗甲状腺药物治疗效果差或治疗后复发的患者。③对抗甲状腺药物过敏者。④各种原因不能长期坚持服药者。⑤甲亢手术治疗后复发者。⑥合并心脏病、糖尿病及严重肝、肾功能不全等有手术禁忌证者。⑦甲亢伴有浸润性突眼者。

（2）禁忌证：①妊娠及哺乳期的病人。②年龄在 20 岁以下者。③有活动性肺结核及较严重的肝肾疾病。④周围血中白细胞总数少于（2～2.5）×10⁹/L 者。⑤结节性甲状腺肿并甲亢，结节扫描显示为"冷结节"者。⑥甲状腺明显肿大，有压迫症状，或向胸骨后延展者。

（3）治疗方法和剂量：治疗剂量的决定通常以甲状腺的重量和对 131I 的最高吸收率作为参考指标。

（4）疗效及并发症：131I 治疗在服药后 3～4 周开始起效，症状逐渐减轻，甲状腺缩小，体重增加，总有效率在 90% 以上，约 60% 的患者在 3～6 个月后可达到完全缓解，其余为部分缓解。使用 131I 治疗的近期反应一般较轻，远期并发症主要为甲状腺功能减退。

5. 手术治疗

外科手术是治疗甲状腺功能亢进症的有效手段之一，手术的方式主要是甲状腺次全切除术。甲亢患者经手术治疗后，90% 以上的患者可获得痊愈，但手术也可引起一些并发症，且属不可逆性的破坏性治疗，应慎重选择。

（1）适应证：①甲状腺肿大明显，压迫邻近器官者。②甲状腺较大，抗甲状腺药物治疗无效，或停药后复发者。③结节性甲状腺肿伴甲亢。④毒性甲状腺腺瘤。⑤胸骨后甲状腺肿伴甲亢。⑥不能长期使用抗甲状腺药物治疗者。

（2）禁忌证：①已做过甲状腺手术，局部粘连较明显者。②患有严重的浸润性突眼，术后有可能加重。③年老体弱或有其他严重的全身性疾病，如心、肝、肾功能不全等，不能耐受手术者。④妊娠早期（3 个月以前）及晚期（6 个月以后）。

（3）术前准备：一般先用抗甲状腺药物控制病情，待心率降至 80～90 次/分以下，血清 T_3、T_4 浓度恢复正常，然后加服复方碘溶液，每日 3 次，开始时每次 3～5 滴，可减少伤口出血。近年来使用心得安联合碘化物做术前准备，见效快，2～3 天后心率即明显下降，一般于术前用 1 周，每次 20～40mg，每 6～8 小时 1 次，术后仍须巩固 1 周。

（4）手术并发症：①局部出血，可引起窒息，这是甲亢手术治疗较危急的并发症，应及时处理，必要时须行气管切开。②甲亢危象。③喉返或喉上神经损伤，导致声音嘶哑。④永久性的甲状腺功能减退症。⑤甲状旁腺被损伤或被完全切除，导致暂时性或永久性的手足抽搐。⑥突眼加重。⑦局部伤口感染。

6. 甲状腺危象的治疗

首先针对诱因治疗，如控制感染等。抑制甲状腺素的合成与释放，常首选 PTU 600mg 口服，以后每 8 小时给予 200mg，待症状缓解后逐步减至常规治疗量。还可联合使用碘剂，如复方碘剂每次 5 滴，每 6 小时 1 次。碘过敏者，改用碳酸锂。使用盐酸普萘洛尔，可减轻交感神经兴奋症状，抑制 T_4 转化为T3，常用 20～40mg，每 6 小时 1 次。氢化可的松 50～100mg，加入 5%～10% 葡萄糖注射液中静滴，6～8 小时 1 次。同时予以降温和改善循环等对症支持治疗，避免使用乙酰水杨酸类药物。

（三）中医治疗

1. 辨证论治

（1）气滞痰凝证

症状：颈前肿胀，烦躁易怒，胸闷，两胁胀满，善太息，失眠，月经不调，腹胀便溏，舌质淡红，舌苔白腻，脉弦或弦滑。

治法：疏肝理气，化痰散结。

方药：逍遥散合二陈汤加减。若气滞血瘀者，加香附、郁金、益母草；痰浊内盛者，加竹茹、生姜；脾失健运者，加陈皮、砂仁、薏苡仁、茯苓。

（2）肝火旺盛证

症状：颈前肿胀，眼突，烦躁易怒，易饥多食，手指颤抖，恶热多汗，面红烘热，心悸失眠，头晕目眩，口苦咽干，大便秘结，月经不调，舌质红，舌苔黄，脉弦数。

治法：清肝泻火，消瘿散结。

方药：龙胆泻肝汤加减。若胃火炽盛者，加石膏、知母、玉竹；肝阳上亢者，加白蒺藜、菊花、钩藤。

（3）阴虚火旺证

症状：颈前肿大，眼突，心悸汗多，手颤，易饥多食，消瘦，口干咽燥，五心烦热，急躁易怒，失眠多梦，月经不调，舌质红，舌苔少，脉细数。

治法：滋阴降火，消瘿散结。

方药：天王补心丹加减。若肝阴不足者，加枸杞子、沙参、龟板；肝风内动者，加白芍、钩藤、白蒺藜；肝血不足者，加玄参、阿胶、益母草。

（4）气阴两虚证

症状：颈前肿大，眼突，心悸失眠，手颤，消瘦，神疲乏力，气短汗多，口干咽燥，手足心热，纳差，大便溏烂，舌质红或淡红，舌苔少，脉细或细数无力。

治法：益气养阴，消瘿散结。

方药：生脉散加味。若气虚不能摄津者，加黄芪、党参、白术、浮小麦；阴虚燥热者，加玄参、女贞子、龟板、地骨皮；瘀血阻滞者，加丹参、桃仁、红花、三七等。

2. 常用中药制剂

（1）甲亢灵片：平肝潜阳，软坚散结。适用于具有心悸、汗多、烦躁易怒、咽干、脉数等症状的甲状腺功能亢进症。用法：每次 6~7 片，每日 3 次，口服。

（2）抑亢丸：育阴潜阳，豁痰散结，降逆和中。适用于瘿病（甲状腺机能亢进）引起的突眼，多汗心烦，心悸怔忡，口渴，多食，肌体消瘦，四肢震颤等。用法：每次 1 丸，每日 2 次，口服。

第二节　甲状腺功能减退

甲状腺功能减退症（简称甲减）是各种原因导致的低甲状腺激素血症或甲状腺激素抵抗而引起的全身低代谢综合征，其病理特征是黏多糖在组织和皮肤堆积，表现为黏液性水肿。普通人群的患病率为 0.8%~1.0%。

本症有两种分类方法。一种是根据病变部位分类：由于甲状腺腺体本身病变引起的甲减称原发性甲状腺功能减退症；由于下丘脑和垂体疾病引起的促甲状腺激素释放激素（TRH）或促甲状腺激素（TSH）分泌减少，称为中枢性甲状腺功能减退症，其中由于下丘脑疾病引起的，称为三发性甲状腺功能减退症；由于甲状腺激素在外周组织发挥作用缺失，称为甲状腺激素抵抗综合征。另一种分类方法是根据病变的原因分类，例如药物性甲减、131I 治疗后甲减、手术后甲减和特发性甲减等。本章重点介绍成人原发性甲状腺功能减退症。

本病在中医无专有病名，根据临床表现，一般归属于"虚劳"范畴，但根据其并发症的不同，又可归属于"水肿""五迟"等范畴。

一、病因病机

（一）中医

1. 先天不足

肾为先天之本，主骨生髓。在胎儿期，因母体体弱多病，气血亏虚，胎儿失养；或其母进食有毒食物，影响了胎儿的发育，以致先天肾气不足，致五脏形体失养，脑髓失充，故见形体发育迟缓，智能发育迟滞，发展为呆小症。

2.饮食不当

由于饮食不洁、饥饱失常或过食生冷，损伤脾胃，中气不足，运化失常，饮食水谷不得运化，痰饮内生；痰湿壅盛，阻碍气机，损伤脾阳。脾为后天之本，脾阳虚弱，久则肾失滋养，以致脾肾双亏，而见食欲不振、畏寒肢冷、嗜睡懒动、全身水肿等症状。

3.情志刺激

由于精神刺激，致肝气郁结，而见精神抑郁、沉默懒言。若肝郁脾虚，运化失常，内生痰湿；或脾虚气弱，正气亏虚，气虚无力，致气虚血瘀，痰瘀互结，血水不利，则见水肿、闭经等症状。

4.烦劳过度

过度劳累，房事不节，纵情色欲，损伤肾气，肾阳不足，命门火衰，则气化无力，开阖不利，水湿内停，肾虚水泛，水气凌心，则出现心阳虚衰，故见气促，心悸，胸闷胸痛，神情淡漠，痴呆等症。

5.手术创伤或药物中毒

由于施行瘿病切除手术或服用某些有毒药物，损伤人体正气，导致脏腑失养，功能衰退，可表现为一派虚损证候。

本病的病理关键为阳气虚衰。盖肾为先天之本，且为真阳所居，人身五脏诸阳皆赖肾中元阳以生发。呆小症及发于胎儿者，乃系肾虚之由。真阳虚微以致形寒神疲，可见命门火衰之象。但甲状腺激素之不足是基本病因，激素是属阴精，故其病理尚涉及肾精不足，阳虚之象是"无阴则阳无以生"的病理表现，是阴病及阳所致。部分患者有皮肤干燥、粗糙、大便秘结、舌红苔少等症，也是阴精不足之象，甚则出现肾阴阳两虚之候。此外，肾阳虚衰，不能温暖脾土，则脾阳亦衰，肌肉失之荣养，而见肌肉无力，或有肢体肌痛。且脾主统血，脾虚则血失统藏，女性可见月经紊乱、崩漏等症，常伴有贫血。肾阳不足，心阳亦鼓动无力，而见心阳虚衰之候，以脉来沉迟或缓多见，至此全身温煦之功能更差，以致肢冷、体温下降，甚则津血失运，聚而成湿、成饮、成痰而见肌肤水肿。

总之，甲减之病，主要病机在于虚损。先天禀赋不足、后天失养、积劳内伤、久病失于调补是发病的主要原因。其主要病位在肾，涉及心、脾两脏。按病情发展演变可分为气血两虚、脾肾阳虚、心肾阳虚、阴阳两虚等。

（二）西医

发生在胎儿或新生儿的甲状腺功能减退症称为呆小病（又称克汀病），主要表现为智力低下和发育迟缓。成人原发性甲状腺功能减退症占成人甲减的90%～95%，主要病因是：①自身免疫损伤，最常见的原因是自身免疫性甲状腺炎，包括桥本甲状腺炎、萎缩性甲状腺炎、亚急性淋巴细胞性甲状腺炎和产后甲状腺炎等；②甲状腺破坏，包括手术、放射性131I 治疗；③碘过量可引起具有潜在性甲状腺疾病者发生一过性甲减，也可诱发和加重自身免疫性甲状腺炎；④抗甲状腺药物，如锂盐、硫脲类等。

二、临床表现

（一）症状与体征

1. 一般表现

易疲劳、怕冷、体重增加、记忆力减退、反应迟钝、嗜睡、精神抑郁、便秘、月经不调、肌肉痉挛等。体检可见表情淡漠，面色苍白，皮肤干燥发凉、粗糙脱屑，颜面、眼睑和手皮肤水肿，声音嘶哑；毛发稀疏、眉毛外 1/3 脱落。由于高胡萝卜素血症，手脚掌皮肤呈姜黄色。

2. 肌肉与关节

肌肉乏力、暂时性肌强直、痉挛、疼痛，嚼肌、胸锁乳突肌、股四头肌和手部肌肉可有进行性肌萎缩。腱反射的迟缓期特征性延长，跟腱反射的半迟缓时间明显延长。

3. 心血管系统

心肌黏液性水肿导致心肌收缩力损伤、心动过缓、心输出量下降。ECG 显示低电压。由于心肌间质水肿、非特异性心肌纤维肿胀、左心室扩张和心包积液导致心脏扩大。冠心病在本病中高发。心绞痛在甲减时减轻，但是经左甲状腺素治疗后可加重。10% 患者伴发高血压。

4. 血液系统

基于下述四种原因发生贫血：①甲状腺激素缺乏引起血红蛋白合成障碍；②肠道吸收障碍引起铁缺乏；③肠道吸收叶酸障碍引起叶酸缺乏；④恶性贫血，这是与自身免疫性甲状腺炎伴发的器官特异性自身免疫病。

5. 消化系统

厌食、腹胀、便秘严重者出现麻痹性肠梗阻或黏液水肿性巨结肠。

6. 内分泌系

女性常有月经过多或闭经。长期严重的病例可导致垂体增生、蝶鞍增大。部分患者血清泌乳素水平增高，发生溢乳。原发性甲减伴特发性肾上腺皮质功能减退和 1 型糖尿病者多属多发性内分泌腺自身免疫综合征的一种，称为 Schmidt 综合征。

7. 黏液性水肿昏迷

见于病情严重的患者，多在冬季寒冷时发病。诱因为严重的全身性疾病、甲状腺激素替代治疗中断、寒冷、手术、麻醉和使用镇静药等。临床表现为嗜睡，低体温（＜5℃），血压降低，呼吸徐缓，心动过缓，血压下降，四肢肌肉松弛，反射减弱或消失，甚至昏迷、休克、肾功能不全危及生命。

（二）实验室检查

1.血红蛋白

多为轻、中度正常细胞性正常色素性贫血。

2.生化检查

血清三酰甘油、低密度脂蛋白胆固醇增高，高密度脂蛋白胆固醇降低，同型半胱氨酸增高，血清肌酸激酶、乳酸脱氢酶增高。

3.血清甲状腺激素和 TSH

血清 TSH 增高，FT_4 降低是诊断本病的必备指标，血清 TT_4 减低，血清 TT_3 和 FT_3 可以在正常范围内，在严重病例中减低。亚临床甲减仅有血清 TSH 增高，血清 TT_4 或 FT_4 正常。

4.131I 摄取率减低。

5.甲状腺自身抗体

血清 TPOAb 和 TgAb 阳性提示，甲减是由于自身免疫性甲状腺炎所致。

6.X 线检查

可见心脏向两侧增大，可伴有心包积液和胸腔积液，部分患者有蝶鞍增大。

7.TRH 兴奋试验

TRH 400μg 静脉注射，分别于注射前、注射后 15、30、60、90、120 分钟采血，测定血清 TSH。正常人 TSH 水平较注射前升高 3~5 倍，高峰出现在注射后 30 分钟，并且持续 2~3 小时。此处主要用于原发性甲减、垂体性甲减和下丘脑性甲减的鉴别。静脉注射 TRH 后，血清 TSH 不增高者提示为垂体性甲减；延迟增高者为下丘脑性甲减；血清 TSH 在增高的基础值上进一步增高，提示原发性甲减。

三、诊断与鉴别诊断

血清 TSH 增高，FT4 减低，原发性甲减即可以成立。如血清 TSH 正常，FT4 减低，考虑为垂体性甲减或下丘脑性甲减，须做 TRH 试验来区分。

须与下列病症鉴别诊断：

（一）贫血

应与其他原因的贫血鉴别。

（二）蝶鞍增大

应与垂体瘤鉴别。伴有溢乳者须与垂体泌乳素瘤鉴别。

（三）心包积液

须与其他原因的心包积液鉴别。

（四）水肿

主要与特发性水肿鉴别。

（五）低 T_3 综合征（ESS）

指非甲状腺疾病引起的伴有低 T_3 的综合征。严重的全身性疾病、创伤和心理疾病等都可导致甲状腺激素水平的改变，它反映了肌体内分泌系统对疾病的反应。严重的全身性疾病、创伤和心理疾病等，体内 5' 脱碘酶活性被抑制，在外周组织中 T_4 向 T_3 转化减少；T_4 的内环脱碘酶被激活，T_4 转化为 rT_3 增加，主要表现在血清甲状腺激素测定发现为 TT_3、FT_3 水平减低，血清 rT_3 增高，血清 T4、TSH 水平正常。疾病的严重程度一般与 T_3 降低的程度相关，疾病危重时也可出现 T_4 水平降低。

四、治疗

（一）中医辨证分型治疗

1. 气阴两虚证

证候：神疲乏力，气短懒言，面色苍白，头晕心悸，五心烦热，表情呆板，动作或语言迟缓。舌淡苔薄，脉沉细。

病机：情志刺激，烦劳过度，脾胃运化失调，气血生化不足。

治法：益气养阴，气血双补。

主方：十全大补汤加减。

方药分析与运用：方中人参与熟地黄相配，益气养血为君；白术、茯苓健脾渗湿，协人参益气补脾；当归、白芍药养血和营，助熟地黄补益阴血；川芎活血行气，使之补而不滞。纳呆者，加陈皮、鸡内金以理气化滞；头晕乏力者，加阿胶以补血。

2. 脾肾阳虚证

证候：偏于脾阳虚者，面浮苍黄或苍白无华，神疲肢软，手足麻木，少气懒言，头晕目眩，四肢不温，腹胀纳减，口淡乏味，畏寒便溏，男子阳痿，女子月经不调，或见崩漏。舌质淡胖，舌苔白滑或薄腻，脉弱濡软或沉迟无力。偏于肾阳虚者，形寒怯冷，精神萎靡，腰背、二阴皆肿，头晕嗜睡，动作缓慢，表情淡漠，神情呆板，思维迟钝，面色苍白，毛发稀疏，性欲减退，经事不调，体温偏低，舌质淡胖，脉沉伏。

证机：肾阳虚衰，不温脾土，脾肾俱虚。

治法：健脾益气，温肾助阳。

主方：偏于脾阳虚者，补中益气汤加减；偏于肾阳虚者，桂附八味丸加减。

方药分析与运用：补中益气汤方中重用黄芪补中益气升阳，人参、甘草、白术补气健脾，当归养血和营，陈皮理气和胃。桂附八味丸方中重用地黄滋阴补肾，山茱萸、山药补肝脾而益精血，附子、桂枝助命门以温阳化气。肾阳虚者，加仙茅、淫羊藿、鹿茸以加强温肾之功；若兼脾虚，加党参、黄芪以脾肾双补；若有血瘀之象，可加丹参、泽兰以活血通脉，利水消肿。

3. 心肾阳虚证

证候：形寒肢冷，心悸怔忡，动作懒散，头晕目眩，耳鸣重听，肢软无力，嗜睡息短，或有胸闷胸痛。舌质暗淡，苔薄白，脉沉迟细弱，或见结代。

病机：肾阳不足，心阳鼓动无力，心肾阳虚。

治法：温补心肾，强心复脉。

主方：金匮肾气丸合生脉散加减。

方药分析与运用：金匮肾气丸重用干地黄滋阴补肾，山茱萸、山药补肝脾而益精血，附子、桂枝助命门以温阳化气。生脉散中人参益气生津，麦门冬养阴清热生津。加细辛以鼓舞心阳；脉结代，加人参、枳实以强心通脉。

4. 阴阳两虚证

证候：神疲嗜寐，表情淡漠，口干舌燥，毛发干枯，肢凉怕冷，皮肤粗糙，头晕耳鸣，周身肿胀，腹胀纳呆。舌暗体胖，苔薄或少，脉沉细或迟缓。

病机：阴精不足，阴病及阳，阴阳俱虚。

治法：滋阴补阳。

主方：阳虚偏重，右归丸加减；阴虚偏重，左归丸加减。

方药分析与运用：右归丸方中附子、肉桂、鹿角胶培补肾中之元阳，温里祛寒；熟地黄、山茱萸、枸杞子、山药滋阴益肾、养肝补脾、填精补髓；菟丝子、杜仲补肝肾、强腰膝；当归养血和血。左归丸方中重用熟地黄滋肾益精，以填真阴，山茱萸养肝滋肾，涩精敛汗；山药补脾益阴，滋肾固精；枸杞子补肾益精，养肝明目；龟鹿二胶滋补精髓，菟丝子、川牛膝益肝肾，强腰膝，健筋骨。

（二）中成药治疗

肾阳虚者可选用金匮肾气丸，气血两虚者可选用十全大补丸，肾虚日久兼脾虚者选补中益气丸，肾阴阳两虚者选金水宝胶囊，阳虚兼见水肿者可用济生肾气丸。

（三）外治

治以温补脾肾，益气填精。取穴常选脾俞、肾俞、太溪、人迎、足三里、关元等为主穴。加减：肾阳虚者加气海、命门，水肿少尿者加阴陵泉、三阴交，心悸者加心俞、内关。用温补手法针刺，每次留针 20 分钟左右，能起到调和气血、促进气血阴阳恢复的作用。或针刺同时加艾条温灸，以肾俞、脾俞、命门、足三里为主穴。亦可用耳针疗法，取脾、肾、皮质下、内分泌、命门、交感、肾上腺等穴，留针 20 分钟左右，或用埋针治疗。

（四）西医治疗

本病一般不能治愈，需要终身替代治疗。

1. 替代治疗

首选左甲状腺素（L-T$_4$）。该药的半衰期为 7 日，吸收缓慢，每天晨间服药一次即可维持较稳定的血药浓度。长期替代治疗维持量 50～200/g/d（1.4～1.6μg/kg 标准体重）。一般初始剂量为 25～50/g/d，每 2～3 周增加 12.5/g/d，直到达到最佳疗效。老年患者，初始剂量为 12.5～25μg/d，每 4～6 周增加 12.5/g/d，避免诱发和加重冠心病。甲状腺粉 60mg 大致相当于 L-T4100/g，但该药的甲状腺激素含量不恒定，T$_3$/T$_4$ 比值较高，容易导致高 T$_3$ 血症，一般不用于替代治疗。

替代治疗的注意事项：①替代治疗的目标是将血清 TSH 和甲状腺激素水平控制在正常范围内，其中血清 TSH 水平最为重要，一般在更换剂量后 1 个月 TSH 水平达到新的平衡。②替代治疗剂量的个体差异较大，单一个体也会因年龄、体重、环境、疾病的变化而引起治疗剂量的改变，故接受替代治疗的患者须每年监测至少两次血清 TSH、T$_4$、T$_3$ 水平，L-T4 的主要不良反应是过量替代容易诱发和加重冠心病、引起骨质疏松，故替代治疗应从小剂量开始。③L-T，通过胎盘的剂量极小，胎儿不能获得替代作用，因此妊娠时母体所需的替代剂量显著加大，一般主张维持血清 TSH 水平在正常范围下限，以有益于胎儿的正常发育。④亚临床甲减患者在下述情况下需要替代治疗：高胆固醇血症、血清 TSH > 10mU/L，甲状腺自身抗体强阳性，目的是阻止其发展为临床甲减和防止动脉粥样硬化的发生。

2. 黏液水肿性昏迷的治疗

①补充甲状腺激素。首选 L-T$_3$ 静脉注射，每 4 小时 10μg，直至患者症状改善，清醒后改为口服；或 L-T$_4$ 首次静脉注射 300μg，以后每日 50μg，至患者清醒后改为口服。如无注射剂可予片剂鼻饲，L-T$_3$ 20～30μg，每 4～6 小时一次，以后每 6 小时 5～15μg；或 L-T$_4$ 首次 100～200μg，以后每日 50μg，至患者清醒后改为口服。②保温、供氧、保持呼吸道通畅，必要时行气管切开、机械通气等。③氢化可的松 200～300mg/d，持续静脉滴注，

患者清醒后逐渐减量。④根据需要补液，但是入水量不宜过多。⑤控制感染，治疗原发病。

五、展望

甲状腺功能减退症作为常见的内分泌疾病，病因病机复杂，可累及多个系统发病，症状烦琐多变，故临床上对甲减的中医辨证分型不甚明确。而辨证是施治的前提，统一的辨证对于治疗有较好的指导作用，故规范甲减的辨证分型，使其辨证论治具有客观定量性质，对临床中医药在甲减治疗上有着重要意义。

第三节　糖尿病酮症酸中毒

糖尿病酮症酸中毒（DKA）是由于体内胰岛素缺乏和（或）升糖激素不适当升高引起糖、脂肪和蛋白质代谢紊乱，以高血糖、高酮血症和代谢性酸中毒为主要改变的临床综合征，是糖尿病的急性合并症，也是内科常见急症之一。

糖尿病酮症酸中毒的发病率：国外统计约占住院糖尿病患者的14%，国内统计约占住院糖尿病患者的14.6%。在胰岛素没有发明以前，糖尿病酮症酸中毒的死亡率高达70%以上。在胰岛素应用于临床后，死亡率已显著下降，但仍可因治疗不及时或不恰当，以及各种并发症而致10%左右的患者死亡。因此，除可能发生的并发症（如心、脑血管并发症）外，本病的预后在很大程度上取决于诊断是否及时和治疗的好坏。

本病属中医"消渴"发展到严重阶段的重症范围。

一、病因与发病机制

（一）病因

1. 基础病因

DKA的基础病因是糖尿病，1型糖尿病有发生DKA的倾向，2型糖尿病在某些诱因下也可发生，部分糖尿病患者可以糖尿病酮症酸中毒为首先表现。

2. 诱因

①各种感染：感染中常见的有呼吸道感染、泌尿道感染和皮肤感染等。②胰岛素应用不当，如长期用量不足，或突然中断注射等。③饮食失调，酗酒或暴饮暴食。④精神刺激。⑤手术创伤，妊娠，分娩及其他因素。

在上述各种诱发因素中，感染是最常见的，约占33%；胰岛素应用不当约占32%；饮食失调约占25%；精神刺激及其他因素占10%。

（二）发病机制

糖尿病酮症酸中毒发病的基本环节是由于胰岛素缺乏和胰高血糖素等升糖激素不适当增加，葡萄糖对胰高血糖素分泌的抑制能力丧失，胰高血糖素对刺激（精氨酸和进食）的分泌反应增强，导致肝、肾葡萄糖生成增多和外周组织利用葡萄糖减少，糖代谢障碍，血糖不能正常利用，导致血糖增高；脂肪分解增加，血酮增高，继发代谢性酸中毒与水、电解质平衡紊乱等一系列改变。

1. 胰岛素绝对减少

见于胰岛素依赖型或不完全依赖型患者，如突然停用胰岛素等。几种升糖的激素在应激情况下分泌增加是糖尿病酮症酸中毒的常见原因。应激时胰高血糖素、皮质醇和儿茶酚胺类产生增多。胰高血糖素使糖原异生和糖原分解增加，皮质醇和儿茶酚胺对抗胰岛素作用，促进脂肪分解和糖原异生，使血糖升高，非酯化脂肪酸增多，酮体生成。

2. 酮症酸中毒

酮体包括乙酰乙酸、β 羟丁酸和丙酮。当胰岛素缺乏时，葡萄糖不能被正常利用，肌体动用蛋白质及大量贮存的脂肪，于是二者分解代谢加速。前者分解后产生大量酸性代谢产物如硫酸盐、磷酸盐等，后者分解后产生大量酮体，酮体大多由肾脏排出。这些酸性代谢产物和酮体大部分与阳离子（如钾、钠离子）结合为盐类，或与碳酸氢钠结合形成酮酸钠盐由尿中排出，以致大量碱基从尿中丢失，碱储备含量下降，导致酸中毒的发生。

3. 失水

高血糖有渗透利尿作用，多尿导致血容量减少；蛋白质和脂肪分解加速，渗透性代谢物（经肾）与酮体（经肺）排泄带出水分，加之酸中毒失代偿时的厌食、恶心、呕吐，使水摄入量减少，丢失增多，故患者的水和电解质丢失往往相当严重，但在一般情况下，失水多于失盐。失水过多，若补充不足即导致末梢循环衰竭、肾衰竭，或血浆渗透压升高进一步引起细胞内脱水。

4. 失盐

大量的 Na^+、K^+、Mg^{2+} 等阳离子伴酸性代谢物和水分丢失排出体外。但在酸中毒时，细胞内所含钾可溢出代偿，维持血钾正常或高于正常。酸中毒纠正后，细胞外的钾返回细胞内，暴露体内缺钾的情况，严重低血钾可致心律失常，甚至心搏停止。

5. 循环衰竭和肾衰竭

由于血容量减少和酸中毒导致周围循环衰竭，最终出现低血容量性休克。血压下降使肾灌注量降低，当收缩压低于 70mmHg 时，肾滤过量减少引起少尿或无尿，严重时发生急性肾衰竭。

6.中枢神经系统功能障碍

由于高渗脱水、缺血、供氧利用能力减退，以及酸中毒、酮体对脑细胞的不良刺激，引起神志障碍，最后可致中枢抑制。

二、中医病因病机

（一）病因

1.暴饮暴食

患者酒食不节，嗜炙厚味，以致脾胃内伤，运化失司，胃积热毒，消谷耗液，以致燥热炽盛，津液干枯而发病。

2.五志化火

患者长期不节喜怒，五志过极，气机升降失调，郁而化火，心肝火炽，则脏腑生热，上灼胃津，下劫肾液，以致精血暗耗，燥热内盛，发为本病。

3.房劳过度

患者纵情嗜欲，劳伤过度，肾精亏耗，虚火内生，以致火因水竭而烈，水因火烈而干，导致肾亏肺燥胃火俱见，阴枯燥热而发病。

4.外感热毒

患者调摄失宜，感受时邪热毒，由表及里，或因疔疮内陷走黄，热毒伤津耗液，肺胃炽热，或扰营败血则发为本病。

（二）病机

以上病因相互影响，致使患者阴虚燥热至极，病及五脏，肺失清肃、肝失藏血、脾失统血、肾失藏精，水谷精微失于正常的生化转输贮存，气血津液生化障碍，水谷精微代谢紊乱，并形成新的病理产物"瘀浊毒邪"，症见口燥、饮多、尿多、尿浊，如浊气上逆则头晕呕吐，内热熏蒸或热毒攻心则神昏，热盛动风则抽搐，阴虚风动则肢麻震颤，阴竭阳脱则为阴阳离决凶险之危候。

三、临床表现

（一）一般临床表现

1.有关诱因的临床表现。

2.原有糖尿病症状加重，如烦渴，严重的多饮和多尿，消瘦，肌肉酸痛、软弱等。

3.消化道症状：食欲不振、恶心、呕吐、腹痛。

4. 神经系统症状：头晕、头痛、烦躁、反应迟钝、表情淡漠、嗜睡，甚至昏迷。

（二）局灶症状和体征

1. 轻者神志清晰，重者神志模糊甚至昏迷。

2. 呼吸加深、加速，呈酸中毒大呼吸，呼气有酮味如烂苹果。

3. 明显的脱水症状，皮肤干燥、缺乏弹性，舌干，眼球下陷、眼压降低。

4. 循环系统可见虚脱，脉速、细、弱，四肢厥冷，低血压，休克。

5. 体温低于正常，有感染者可升高。

6. 腹部可有压痛，可伴肌紧张，有时可能误诊为急腹症。

7. 各种反射迟钝或消失。

8. 各类诱因的体征。

四、诊治要点

（一）一般检查

1. 尿糖：强阳性。

2. 尿酮：阳性。

3. 尿常规：可出现蛋白、管型。

4. 肾功能严重损害者，尿糖和尿酮可为弱阳性，甚至阴性。如患者原来已有肝脏损害，尿酮体量增多明显。

5. 周围血象检查：白细胞往往增高，大多可增加至 10×10^9/L 以上，有时可高达（20~30）$\times 10^9$/L。

（二）其他辅助检查

1. 血糖明显升高：血糖一般在 16.7~33.3mmol/L，血糖若超过 33.3mmol/L，则多伴有高渗状态或肾功能障碍。

2. 血酮增高：可超过 8.6mmo/L。

3. 血 pH < 7.1 或二氧化碳结合力（CO_2CP）< 10mmol/L（< 20vol%）为重度酸中毒；血 pH < 7.2 或 CO_2CP 为 10~15mmol/L 为中度酸中毒；血 pH > 7.2 或 CO_2CP 为 15~20mmo/L 为轻度酸中毒。

4. 血清电解质：血清钠、氯往往降低。血清钾在治疗前可为正常或偏低，偶可升高，在治疗后尿量增多时，血钾逐渐下降。

5. 血尿素氮可升高，在治疗后下降，属肾前性。如升高程度严重，治疗后下降不明显，表示已有肾脏病变。

6. 血清淀粉酶、丙氨酸转氨酶等均可一过性增高，一般在治疗后 2~3 天可恢复正常。

（三）诊断要点

1. 有糖尿病病史或家族史，有发病诱因。

2. 有神志改变，可为轻度迟钝、嗜睡甚至昏迷。

3. 患者常有皮肤干燥、失水、深而快的 Kussmaul 大呼吸，呼气有酮味。

4. 血糖、血酮过高。

5. 尿糖、尿酮阳性。

6. 血 CO_2CP 及血 pH 值降低。

（四）中医辨证要点

1. 阳闭

症见突然昏仆，不省人事，牙关紧闭，两手握固，二便闭结，颜面潮红，气粗，身热口臭，躁动不安，舌红苔黄腻，脉弦滑数。

2. 阴闭

症见突然昏仆，不省人事，牙关紧闭，两手握固，二便闭结，面白唇暗，痰涎壅盛，静而不烦，四肢不温，舌淡苔白腻，脉沉滑数。

3. 亡阴

症见昏沉嗜睡，甚则昏迷，皮肤干皱，唇焦齿燥，面红身热，目陷睛迷，舌绛少苔，脉细数结代。

4. 亡阳

症见昏聩不语，刺激不应，面色苍白，口唇青紫，呼吸微弱，冷汗淋漓，四肢厥逆，二便失禁，唇舌淡润，脉微欲绝。

五、急救处理

（一）非药物治疗

发病后应卧床休息，保持安静，加强监护，保持大小便通畅，预防和及时治疗褥疮，必要时给予氧疗。

（二）立即补充胰岛素

糖尿病酮症酸中毒发病的主要因素是胰岛素缺乏，因此，治疗的关键首先是迅速补充胰岛素，纠正糖及脂肪代谢紊乱和由此而继发的高酮血症和酸中毒。关于胰岛素的用量和用法，目前推荐小剂量胰岛素静脉滴注法。为了避免因血糖和血浆渗透压下降过快继发脑水肿的危险，可采用两步疗法。

1. 第一阶段治疗

患者于取血送测血糖、电解质、CO_2CP、尿素氮后（有条件的同时测血 pH 和血气分析），立即开放静脉通道。在 0.9% 氯化钠注射液内加入普通胰岛素（RI），开始按 0.1U/（kg•h）（成人每小时 5~7U）滴速静脉滴注，若 1 小时计划输液量为 1000mL，则于 500mL 液体内加 RI 2~3 U，以此类推。持续静脉滴注，每 1~2 小时复查血糖，根据血糖下降情况调整胰岛素用量。

血糖下降幅度超过胰岛素滴注前水平的 30%，或平均每小时下降 4.2~5.6mmol/L，可继续按原量滴注。若血糖下降幅度小于滴注前水平的 30%，则说明可能伴有抗胰岛素因素，此时可将 RI 滴注速度加倍。

若血糖下降速度过快，或患者出现低血糖反应，则可视轻重采取以下处理：若患者只是血糖下降过快（每小时下降 5.5mmo/L），则可减慢输液速度或将 0.9% 氯化钠注射液加量以稀释输液瓶内的 RI 浓度，减少 RI 的输入；若患者血糖水平已低于 5.52mmo/L 或有低血糖反应，也无须给患者注射高渗糖，而只要将原瓶内含有 RI 的液体更换为单纯 0.9% 氯化钠注射液，或按第二阶段治疗更换为 5% 葡萄糖注射液加 RI 即可，因为胰岛素在血内的半衰期很短，仅 3~5 分钟，因此已进入血内的胰岛素很快会被代谢而无须顾虑。

2. 第二阶段治疗

血糖降至 13.9mmo/L 以下时转为第二阶段治疗。胰岛素剂量减为 0.05~0.1U/（kg•h），可将原输液的 0.9% 氯化钠注射液改为 5% 葡萄糖氯化钠注射液或 5% 葡萄糖注射液，胰岛素用量则按葡萄糖与胰岛素的比例加入输液瓶内，一般每 2~4g 葡萄糖给 1U 的 RI 维持静脉滴注，如 5% 葡萄糖注射液 500mL 内加入 6~12U 的 RI。一直到尿酮体转阴后血糖维持在 11.1mmo/L 以下时可以过渡到平日治疗。在停止静滴胰岛素前 1 小时，皮下注射短效胰岛素一次，或在餐前胰岛素注射后 1~2 小时再停止静脉给药。如 DKA 的诱因尚未去除，应继续皮下注射胰岛素治疗，以免 DKA 反复。

（三）补液扩容

补液对于 DKA 非常重要，不仅能纠正失水，恢复肾灌注，还有助于降低血糖和清除酮体。通常，在第一阶段补 0.9% 氯化钠注射液，第二阶段补 5% 葡萄糖注射液或 5% 葡萄糖氯化钠注射液。补液总量一般按患者发病前体重的 10% 估算，补液的速度仍按先快后慢的原则，如无心力衰竭，则于开始治疗的第 1~2 小时补液 1000~2000mL，以后根据患者的血压、心率、每小时尿量及周围循环状况决定输液量及输液速度，在第 3~6 小时输入 1000～2000mL；一般情况下，第一个 24 小时的输液总量为 4000～5000mL，严重失水者可达 6000～8000mL。若治疗前已有低血压和休克，快速输液不能有效地升高血压时，应输入胶体溶液，并采取其他抗休克措施。老年患者、充血性心衰或肾功能不全患者须酌情调整补液速度和液体种类。

（四）补钾

若患者已有肾功能不全、无尿或高血钾（＞6mmol/L）症状，可暂缓补钾。但一般情况下，在开始静脉滴注胰岛素和患者有尿后即行静脉补钾，每小时不超过 20mmol/L（相当于氯化钾 1.5g），24 小时氯化钾总量 6～10g，应有血钾或心电图监护。患者恢复进食后仍须继续口服，补钾一周。

（五）补碱

一般对轻、中度酸血症在用胰岛素后，可随着代谢紊乱的纠正而恢复，因此大多数糖尿病酮症酸中毒患者不用另外补碱。另外，若补碱不当反而可能引起血钾低、血钠高以及反应性碱中毒并影响氧合血红蛋白的解离。因此，只对严重酸中毒，血 pHV7.0 或 CO_2CP ＜ 10mmol/L，HCOr ＜ 10mmol/L 者才给予补碱，一般用 5% 碳酸氢钠而不用乳酸钠。对于 pH ＞ 7.0mmol/L 者一般不用补碱，当 pH 降至 6.9～7.0 时，50mmol/L 的碳酸氢钠（约为 5% 碳酸氢钠 84mL）稀释于 200mL 注射用水中（pH ＜ 6.9 时，100mL 碳酸氢钠加 400mL 注射用水），以 200mL/h 的速度静脉滴注。此后，以 30 分钟至 2 小时的间隔时间监测血 pH，直到上升至 7.0 以上才能停止补碱。

（六）消除各种诱因，积极治疗各种并发症

并发症不仅是糖尿病患者酮症酸中毒的诱因，而且关系到患者的预后，常是导致糖尿病酮症酸中毒患者死亡的直接原因。

1. 休克、心力衰竭和心律失常的治疗

如休克严重且经快速输液仍不能纠正，应考虑合并感染性休克或急性心肌梗死的可能，应仔细查找，给予相应处理。年老或合并冠状动脉疾病（尤其是急性心肌梗死）、输液过多等可导致心力衰竭和肺水肿，应注意预防，一旦出现，应予相应治疗。血钾过低或过高均可引起严重心律失常，应在心电监护下，尽早发现，及时治疗。

2. 脑水肿的治疗

脑水肿是 DKA 的最严重并发症，病死率高，可能与脑缺氧、补碱过早过多过快、血糖下降过快、补液过多等因素有关。DKA 经治疗后，高血糖已下降，酸中毒改善，但昏迷反而加重，应警惕脑水肿的可能。必要时，可用脱水剂、呋塞米和激素治疗。

3. 肾衰竭的治疗

DKA 时失水、休克，或原有肾脏病变，以及延误治疗等，均可导致急性肾衰竭。强调预防，一旦发生，及时处理。

六、中医治疗

（一）治疗原则

本病以气阴两虚为本，瘀浊毒邪为标，起病急，来势凶险，但仍须遵循早发现、早治疗的原则，祛邪与扶正并举。急则治其标，清热凉血，解毒降浊以去痰浊毒邪；缓则治其本，益气养阴，扶正疗病，以期打断"正虚—邪盛—正虚"的恶性循环。

（二）辨证论治

1. 气阴两虚证

主要证候：咽干口燥，多饮多尿，气短懒言，神疲乏力，食欲减退，舌红少苔，脉细数。

治法：益气养阴，清热生津。

方药：生脉散合增液汤。渴甚可加石斛、天花粉，气短加黄芪。中成药可选用参麦注射液。

2. 热毒熏蒸证

主要证候：口苦口臭，烦渴多饮，尿频量多，色黄赤浊，头晕目眩，四肢麻木，恶心呕吐，大便干结或热结旁流，舌暗红苔黄，脉滑数。

治法：清热养阴，解毒降浊。

方药：清瘟败毒饮加减。便秘可加大黄、芒硝，头晕目眩、恶心呕吐加竹茹、半夏。

3. 内闭外脱证

主要证候：神志昏蒙，躁动不安，呼吸气粗，呼气有烂苹果味，四肢抽搐，汗出面白，遗尿，舌淡红苔薄黄，脉弦数或虚数无力。

治法：清热养阴，开闭固脱。

方药：清宫汤合独参汤加减。常加郁金、石菖蒲以解郁开闭，加生地黄、五味子、高丽参以敛阴固脱。中成药可选用安宫牛黄丸。

4. 阴竭阳脱证

主要证候：昏迷不醒，面白唇干，眼眶深陷，气短息微，汗出肢冷，舌质干淡，脉虚数无根。

治法：益气敛阴，回阳固脱。

方药：生脉散合参附龙牡汤。中成药可选用参附注射液。

（三）针灸治疗

脱证可温灸百会、神厥、足三里等。

第四节 神经系统疾病

一、三叉神经痛

三叉神经痛与中医学的"面风痛"相类似，可归属于"头痛""头风"等范畴。

（一）西医病因病理

1. 病因

原发性三叉神经痛病因尚未完全明了，周围学说认为病变位于半月神经节到脑桥间部分，是多种原因引起的压迫所致；中枢学说认为三叉神经痛为一种感觉性癫痛样发作，异常放电部位可能在三叉神经脊束核或脑干。

2. 病理

过去认为原发性三叉神经痛无特殊病理改变。近年来对三叉神经痛患者做三叉神经感觉根切断术，活检时发现神经节内节细胞消失，神经纤维脱髓鞘或髓鞘明显增厚，轴突变细或消失；或发现部分患者颅后窝小的异常血管团压迫三叉神经根或延髓外侧面，手术解除压迫后可治愈。

（二）中医病因病机

1. 感受外邪

风为阳邪，升发向上，"巅高之上，惟风可到"。故本病以风邪为患者尤为多见。风性善行数变，故面痛时发时止。且风为百病之长，风易夹寒、热之邪阻滞头面三阳经络而致面痛。

2. 风痰闭阻

由于饮食不节，肥甘厚味太过，损伤脾胃，津液运化失常，聚湿生痰；或外邪内侵，津液运行失畅，聚而为痰；复因风邪引触，两邪合而为患，上蹿闭阻面部经脉，致经络挛急，发为面痛。

3. 火热上攻

若嗜饮醇浆，过食辛辣，致胃火亢盛，循经上攻，清窍脉络被灼，故而面痛发作。肝胆互为表里，足少阳胆经"起于目锐眦，上抵头角""其支者，从耳后入耳中，出走耳前"。

若情志过极，郁而化火，肝胆之火循经上犯，而致面部疼痛如烧如灼。

4.阴虚阳亢

若房事不节，恣情纵欲，耗伤肾精；或情志所伤，肝气郁结，肝阴暗耗，以致肝肾阴亏，阴不制阳，肝阳上亢，阳化风动，扰及面部经络，遂发为面风。

5.瘀血阻络

年过四旬之人，因饮食、起居不慎，津液不归正化，聚为痰湿，阻于脉道，痰滞血瘀；或因年老气虚，血液运行无力，而致血瘀；或因情志失调，肝气郁结，气滞血瘀；或因久病入络，血行受阻，脉络瘀滞，均可致面痛如刺，反复发作，缠绵难愈。

总之，面风痛的发生与外感六淫、饮食失常、情志过极、阴阳失调等因素有关。病机要点为络脉闭塞，不通则痛。病位主要在面部经络，与肝、胆、脾、胃等脏腑密切相关。

（三）临床表现

成年及老年人多见，40岁以上患者占70%～80%，女性多于男性。三叉神经痛常局限于三叉神经一或两支分布区，以上颌支、下颌支多见。发作时表现为以面颊上下颌及舌部明显的剧烈电击样、针刺样、刀割样或撕裂样疼痛，持续数秒或1～2min，突发突止，间歇期完全正常。患者口角、鼻翼、颊部或舌部为敏感区，轻触可诱发，称为扳机点或触发点。严重病例可因疼痛出现面肌反射性抽搐，口角牵向患侧即痛性抽搐。病程呈周期性，发作可为数天、数周或数月不等，缓解期如常人。随着病程迁延，发作次数将逐渐增多，发作时间延长，间歇期缩短，甚至为持续性发作，很少自愈。神经系统检查一般无阳性体征，患者主要表现因恐惧疼痛不敢洗脸、刷牙、进食，面部口腔卫生差、面色憔悴、情绪低落。

（四）实验室及其他检查

对继发性三叉神经痛，脑脊液、X线及CT等影像学的检查可能有助于查找病变部位，或明确病因。对原发性三叉神经痛，尽管有少量的电生理研究，但尚未取得肯定有助诊断的结果。

（五）诊断与鉴别诊断

1.诊断

根据疼痛的部位、性质、面部的扳机点及神经系统无阳性体征，一般诊断不难。

2.鉴别诊断

（1）牙痛三叉神经痛（第二、第三支）：早期易误诊为牙痛。牙痛为持续性钝痛，其痛局限于牙根部，进食冷、热性食物时牙痛加剧，牙有叩击痛。口腔科检查及X线摄片可以鉴别。

（2）偏头痛：发作前多有视觉先兆，为暗点、亮点、异彩等，呈发作性悸动性头痛。持续时间长，可达几小时或 1～3 天，多伴恶心、呕吐等。脑血流图、经颅多普勒检查有助诊断。

（3）舌咽神经痛：发作性质相同，但疼痛部位不同，多为舌根部、软腭和咽部剧痛，可因进食、吞咽、说话时诱发，在以上部位喷涂局麻药可止痛。

（4）继发性三叉神经痛：发作情况及特征与原发性三叉神经痛相似。检查体征可发现面部感觉减退、角膜反射迟钝、听力减弱等阳性体征。颅底摄片、脑脊液检查、鼻咽部活检、CT 扫描及 MRI 等检查有助于鉴别。

（六）西医治疗

首选药物治疗，无效或失效时选用其他疗法。

1. 药物治疗

卡马西平治疗，当疼痛停止后可考虑逐渐减量。不良反应可见头晕、嗜睡、口干、恶心、消化不良等，出现皮疹、共济失调、再生障碍性贫血、昏迷、肝功能受损、心绞痛、精神症状时须立即停药。如卡马西平无效可考虑改用苯妥英钠。上述两药无效时可试用氯硝西泮。不良反应有嗜睡和步态不稳，老年患者偶见短暂性精神错乱，停药后消失。可同时辅用大剂量维生素 B_2，肌内注射，部分患者可缓解疼痛。偶有一过性头晕、全身瘙痒、复视等不良反应。

2. 封闭治疗

服药无效者可试行无水乙醇或甘油封闭三叉神经分支或半月神经节，破坏感觉神经细胞，可达止痛效果。不良反应为注射区面部感觉缺失。

3. 经皮半月神经节射频电凝疗法

X 线监视或 CT 导向下将射频针经皮刺入三叉神经节处，射频发生器加热使针头温度达 65～75℃，维持 1min。选择性破坏半月神经节后无髓鞘 Aδ 及 C 纤维（传导痛、温觉），保留有髓鞘 Aα 及 β 粗纤维（传导触觉），疗效达 90% 以上。适用于年老体衰有系统疾病、不能耐受手术者。约 20% 应用此疗法的患者出现面部感觉异常、角膜炎、咀嚼肌无力、复视、带状疱疹等并发症。

4. 手术治疗

可选用三叉神经感觉根部分切断术，止痛效果确切。三叉神经显微血管减压术，止痛同时不产生感觉及运动障碍，是目前广泛应用的手术方法，但可出现听力减退、气栓及滑车、展、面神经暂时性麻痹等并发症。

（七）中医治疗

1. 辨证论治

面风痛中医辨证针对外感与内伤致病之因，结合兼夹邪气为患的特点，一般分为风寒袭络、风热伤络、风痰阻络、胃火上攻、肝胆火炽、阴虚阳亢、瘀血内阻等证型，各型在临床上均常见。其治疗原则一是以止痛为首要，在分型论治的同时，常多配用疏风止痛、活血止痛之品。

二是勿忘治风，"巅高之上，惟风可到"，故对本病的治疗，应注意治风。

（1）风寒袭络证

证候：颜面短暂性刀割样剧痛，遇寒而诱发或加重，发作时面部有紧束感，局部喜温，脉浮紧。

治法：祛风散寒，通络止痛。

方药：恶寒较甚加麻黄、苏叶；若面部肌肉抽搐加蜈蚣、地龙；头身疼痛重者，加重羌活、细辛用量；寒凝痛甚加藁本、生姜；鼻塞流涕加苍耳子、辛夷花。

（2）风热伤络证

证候：颜面短暂烧灼或刀割样疼痛，遇热加重，得凉稍减，痛时面红、汗出，伴发热，恶风，口干咽痛，舌边尖红，苔薄黄，脉浮数。

治法：疏风清热，通络止痛。

方药：芎芷石膏汤加减。若风热甚加金银花、连翘；大便秘结加大黄、芒硝；小便短赤加淡竹叶、莲子心、木通；面痛明显加牛蒡子、胖大海、玄参；口渴甚加天花粉、芦根。

（3）风痰阻络证

证候：颜面抽搐疼痛，麻木不仁，眩晕，胸脘痞闷，呕吐痰涎，形体肥胖，苔白腻，脉弦滑。

治法：祛风化痰，解痉止痛。

方药：芎辛导痰汤。若面颊麻木加鸡血藤、蜈蚣；兼畏寒肢冷去生姜，加干姜、吴茱萸；痰浊化热，去细辛，南星宜用胆南星，另加竹沥；胸闷纳呆加苍术、厚朴。

（4）胃火上攻证

证候：颜面阵发灼热剧痛，前额涨痛，面红目赤，口臭咽干，牙龈肿痛，喜喝冷饮，便秘溲赤，舌质红，苔黄，脉滑数。

治法：清胃泻火。

方药：清胃散加减。若胃热津伤甚加知母、麦冬；大便秘结加大黄、芒硝；牙龈肿痛、衄血加川牛膝、白茅根；心烦不寐加山栀子、莲子心、夜交藤；面部抽搐加钩藤、僵蚕、全蝎；若风寒郁久化热者，加菊花、蔓荆子。

（5）肝胆火炽证

证候：颜面阵发性电击样剧痛，面颊灼热，面红目赤，眩晕，烦躁易怒，口苦咽干，胸胁满闷，便秘，尿赤，舌质红，苔黄燥，脉弦数。

治法：清肝泄热，降火止痛。

方药：龙胆泻肝汤加减。若兼头晕目眩加菊花、钩藤、白芍；心烦失眠加酸枣仁、合欢皮；面肌抽搐加全蝎、蜈蚣、天麻；胸闷胁痛加郁金、川楝子、玄胡；大便秘结加草决明、大黄；口干而渴加天花粉、麦冬。

（6）阴虚阳亢证

证候：颜面阵发抽搐样剧痛，头晕目胀，失眠，心烦易怒，咽干口苦，腰膝酸软，舌红少津，脉弦细而数。

治法：滋阴潜阳，息风通络。

方药：镇肝息风汤加减。若面肌抽搐甚加蜈蚣、地龙；心烦失眠去代赭石，加夜交藤、远志、酸枣仁；头痛甚加川芎，并加重白芍的用量；腰膝酸软加川续断、杜仲；大便燥结加火麻仁；夹痰者加胆南星、贝母。

（7）瘀血内阻证

证候：面痛屡发，剧时如针刺刀割，面色晦暗，皮肤粗糙，无明显寒热诱因。舌质紫黯或有瘀斑，脉弦涩或细涩。

治法：活血化瘀，通络止痛。

方药：通窍活血汤加减。若疼痛剧烈加蜈蚣、全蝎；兼气滞加川楝子、青皮；兼血虚加熟地黄、当归；兼热象加黄芩、山栀子；兼气虚可用补阳还五汤化裁。

2. 常用中药制剂

（1）七叶莲片

功效：适用于肝胆火炽型三叉神经痛。

用法：每次4片，每天3次，口服。

（2）延胡索片

功效：适用于瘀血内阻证的三叉神经痛。

用法：每次3片，每天3次，口服。

3. 其他治疗

（1）体针

以手阳明大肠经、足阳明胃经穴为主。额部（第一支）痛取攒竹、阳白、头维、率谷、合谷、解溪；上颌部（第二支）痛取四白、颧髎、上关、迎香、合谷；下颌部（第三支）痛取承浆、颊车、下关、翳风、内庭、夹承浆。有风寒或风热表证者，加风池；气滞血瘀者，加太冲、三阴交。多采用中、强刺激手法。耳针取额、上颌、下颌、交感、神门、脑、肝、胆、胃，强刺激并留针 30min。

（2）外治法

①用地龙、全蝎、白附子、生南星、半里、路路通等份为末，黄酒调匀贴敷太阳、颊车。

②川乌、草乌各 12g，川椒、生麻黄、生半夏、生南星各 15g，片姜黄 30g，共研细末浸泡少量酒精中，2 天后涂患处，疼痛发作时随时涂抹，缓解后每天 3 次。

二、特发性面神经麻痹

本病与中医学的"口僻"相类似，可归属于"吊线风""歪嘴风"等范畴。

（一）西医病因病理

1. 病因与发病机制

面神经炎的病因至今尚未完全明确。

目前认为主要有以下几种：①病毒性或非特异性感染引起的免疫变态反应，常见有疱疹、麻疹、流感、腮腺炎、巨细胞病毒及风湿等。②面神经本身病变，如营养面神经的血管因寒冷、外伤、中毒等多种因素而受损，引起局部组织缺血、水肿，使面神经受压。③外周因素使面神经瘫痪，如茎乳突孔内骨膜炎使面神经受压迫和血液循环障碍等。

2. 病理

病理变化早期主要是面神经水肿，髓鞘或轴突有不同程度的变性，以茎乳突孔和面神经管内尤为明显。严重者可有轴突变性。

（二）中医病因病机

1. 正气不足，风邪入中

由于肌体正气不足，络脉空虚，卫外不固，风邪夹寒、夹热乘虚而入，客于颜面，走窜阳明经脉，气血痹阻，肌肉弛缓不收而致口僻。正如《诸病源候论·偏风口喎候》中所云："偏风口喎是体虚受风，风入于夹口之筋也。足阳明之筋，上夹于口，其筋偏虚，而风因乘之，使其经筋急而不调，故令口僻也。"

2. 痰湿内生，阻于经络

若平素喜饮醇浆，偏嗜辛辣厚味，日久损伤脾胃，痰湿内生；或因外感病邪，内袭络脉，气血受阻，津液外渗，停而为痰；加之外风引触，风痰互结，流窜经络，上扰面部，阳明经脉壅滞不利，即发口僻。

3. 气虚血滞，经脉失濡

气为血之帅，血为气之母。口僻日久不愈，正气更渐亏耗，气虚不能上奉于面，阴血亦难灌注阳明；或气虚血行无力，血液瘀滞于经脉，均可导致面部肌肉失于气血濡养而枯槁萎缩，终致口歪难复。

总之，本病的发生，主要是正气不足，络脉空虚，外邪乘虚入中经络，导致气血痹阻，面部经脉失养，肌肉弛缓不收，以虚、风、痰、瘀为其基本病机。

（三）临床表现

本病属中医学"面瘫""口眼㖞斜""吊线风""卒口僻"等范畴。金元时期，张子和提出"口眼歪斜是经非窍"论，从发病部位上指出本病与中风病的不同，强调本病主要损伤手阳明经和足太阳经。明代楼英在《医学纲目·口眼歪斜》中说："凡半身不遂者，必口眼歪斜，亦有无半身不遂而歪斜者。"从临床表现对本病与中风病进行了鉴别。清代王清任在《医林改错·口眼歪斜辨》中说："若壮盛人，无半身不遂，忽然口眼歪斜，乃受风邪阻滞经络之症。经络为风邪阻滞，气必不上达。气不上达头面，亦能病口眼歪斜。"明确指出了本病病变部位在头面。

（四）实验室及其他检查

常规的血液及脑脊液检查一般无异常改变，但急性感染性（风湿、骨膜炎等）面神经麻痹者可有白细胞及中性粒细胞升高，血沉增快。内耳道照片异常。电变性测定和肌电图的改变，有助于预后的估计。

（五）诊断与鉴别诊断

1. 诊断

根据急性起病的周围性面瘫即可诊断。

2. 鉴别诊断

本病须与能引起面神经麻痹的其他疾病相鉴别。

（1）急性炎症性脱髓鞘性多发性神经病：可发生周围性面神经麻痹，常为双侧性，且有对称性肢体运动和感觉障碍，脑脊液有蛋白细胞分离现象。

（2）大脑半球肿瘤、脑血管意外等：其发生的中枢性面瘫仅限于病变对侧面下部表情肌的运动障碍，且多伴有对侧肢体的瘫痪、舌肌瘫痪。

（3）脑桥小脑角颅底病变：如听神经瘤、脑桥小脑角脑膜瘤或蛛网膜炎、颅底脑膜炎、鼻咽癌等引起的面神经麻痹，常同时伴有其他颅神经损害或小脑损害。脑桥小脑角病变除面瘫外，常有复视、耳鸣、眩晕、眼球震颤、共济失调等表现。

（六）西医治疗

1. 药物治疗

（1）急性期：应尽早使用皮质类固醇激素，地塞米松 10 ~ 15mg/d，7 ~ 10 天；或泼尼松，初始剂量为 1mg/（kg·d），顿服或分 2 次口服，连续 5 天，以后 7 ~ 10 天内逐渐减量。如系带状疱疹感染引发的面神经炎，则用阿昔洛韦 5mg/kg，每天 3 次，口服，连用 5 ~ 10 天。

（2）后遗症期：可用地巴唑 10 ~ 20mg，每天 3 次，口服；或烟酸 100mg、东莨菪碱 10mg，每天 3 次，口服；东莨菪碱尚可加入 500mL 生理盐水中静脉滴注，每天 10mg，连用 7 ~ 10 天。

（3）另可选用 B 族维生素、加兰他敏、能量合剂等。

2. 物理疗法

急性期可在茎乳突孔附近部位予以热敷、红外线照射或超短波透热疗法。恢复期可予以碘离子导入治疗。

3. 康复治疗

患者自己按摩瘫痪侧面肌，每天数次，每次 5 ~ 10min。当神经功能开始恢复时，患者可面对镜子练习各单个面肌的随意运动，促进瘫痪面肌的早日恢复。

4. 其他

如影响眼闭合时，为了保护暴露的角膜及防止结膜炎，可根据情况使用眼罩、眼膏、眼药水。

5. 手术治疗

对上述反复治疗，病程超过 2 年以上仍未恢复者，可考虑面神经管减压术，或面神经 - 副神经、面神经 - 膈神经、面神经 - 舌下神经吻合术，但疗效尚不肯定，只宜在严重病例试用。

（七）中医治疗

1. 辨证论治

面神经炎早期中医治疗以祛风邪、通经络为主，后期治疗从益气、补血、活血、通络着手往往可获较好疗效。

（1）风寒袭络证

证候：突然口眼歪斜，眼睑闭合不全，或有口角流涎，眼泪外溢，伴恶风寒，头痛鼻塞，面肌发紧，肢体酸痛，舌苔薄白，脉浮紧。

治法：祛风散寒，温经通络。

方药：小续命汤加减。若表虚自汗者，去麻黄，加黄芪、白术；兼头痛加白芷、羌活；面肌抽动加天麻、蜈蚣、全蝎；若口角流涎加白僵蚕。

（2）风热阻络证

证候：骤然起病，口眼㖞斜，眼睑闭合不全，头痛面热，或发热恶风，心烦口渴，耳后疼痛，舌质红，苔薄黄，脉浮数。

治法：祛风清热，通经活络。

方药：银翘散加减。口苦者加柴胡、生石膏；兼头晕目赤加钩藤、菊花。

（3）风痰阻络证

证候：突然口眼㖞斜，面肌麻木或抽搐，颜面作胀，或口角流涎，头重如裹，胸膈满闷，呕吐痰涎，舌体胖大，苔白腻，脉弦滑。

治法：祛风化痰，通络止痉。

方药：牵正散合导痰汤加减。若面肌抽搐频繁加蜈蚣、乌梢蛇；若痰浊化热者，加黄芩、竹菇；胸膈满闷加佛手、苍术。

（4）气虚血瘀证

证候：口眼㖞斜，日久不愈，面肌时有抽搐，面白气短，神疲乏力，舌质紫暗，苔薄白，脉细涩或弦涩。

治法：益气活血，和营通络。

方药：补阳还五汤加减。若顽固不愈者，加三七、穿山甲、鬼箭羽；面肌抽搐加全蝎、蜈蚣兼血虚加熟地黄、白芍；兼阴液不足加玄参、麦冬。

2.常用中药制剂

大活络丸

功效：适用于风痰内阻证。

用法：每次1丸，每天2次。

3.其他治疗

（1）推拿

取穴风池、翳风、睛明、阳白、太阳、迎香、地仓、印堂、人中、承浆、合谷、外关、脾俞、胃俞、足三里等，用推、摩、按、揉等手法。

（2）膏剂

将马钱子研为细末，每取1.5g撒于麝香止痛膏或其他药膏上，贴于患侧面颊，2天1次，5次1个疗程。

（3）体针

以阳白、地仓、翳风、颊车、合谷、太冲、风池为主穴。急性期配穴：攒竹、四白、颧髎、人中、承浆、迎香、下关等。后遗症期配穴：肾俞、脾俞、风门、足三里、风市等。根据病性虚实，酌情使用补泻手法。急性期尤须注意面部穴位宜轻刺激。耳针取穴：眼、肝、口、面颊、神门等。

三、运动神经元病

本病归属于中医学的"虚劳""痿证"等范畴。

（一）西医病因病理

1. 病因

（1）遗传因素

目前已经发现了10多种与肌萎缩侧索硬化症（ALS）发病相关的突变基因，其中最常见的是超氧化物歧化酶1基因（SOD1），其次是内瘤融合基因（FUS）和TARDNA结合蛋白基因（TARDBP），其余还包括ALS_2、Senataxin基因（SETX）、膜泡关联膜蛋白相关基因B（VAPB）、血管生成素基因（ANG）、视神经蛋白基因（0PTN）、共济失调蛋白-2（ATXN2）等。但是前三种基因与大部分ALS相关，而其余大量基因仅与少数ALS相关。所有家族性ALS的突变基因均可以出现在散发性ALS患者中，两组唯一的临床鉴别点是前者的发病年龄较小，比后者提前10年左右，而且散发性ALS患者的一级亲属罹患ALS及其他神经系统变性疾病的风险增高，因此，不能排除遗传因素也在散发性ALS中起作用。

（2）环境因素

根据大量流行病学调查，人们发现了许多与ALS发病相关的环境因素，包括重金属、杀虫剂、除草剂、外伤、饮食以及运动等。但是总体来讲，这些因素之间缺乏联系，而且它们与ALS的发生是否存在必然联系以及它们导致ALS发生的机制也有待进一步证实。与ALS发病相关的环境因素主要有农业劳动与农村生活、电击伤、电离辐射、外伤、过度运动、吸烟、工业原料、重金属等。

2. 病理

可见大脑皮质运动区锥体细胞、脑干下部运动神经核（舌下、迷走、面、副和三叉神经核多见，眼外肌运动核很少受累）及脊髓前角细胞变性，数目减少。颈髓前角细胞变性最显著，是最常见并早期受累的部位。尚存的变性细胞深染固缩，胞质内可见脂褐质沉积，并有星形胶质细胞增生。脊髓前根和脑干运动神经根轴突可发生变性和继发性脱髓鞘，可见轴突侧支芽生。

皮质脊髓束和皮质延髓束弥漫性变性，锥体束变性最早发生在脊髓下部，并逐渐向上发展。

（二）临床表现

1. 按临床表现分型

根据临床表现的不同，运动神经元病（MND）一般可以分为以下4种类型：

（1）肌萎缩侧索硬化症（ALS）。

（2）进行性肌肉萎缩（PMA）。

（3）进行性延髓麻痹（PBP）。

（4）原发性侧索硬化（PLS）

不管最初的起病形式如何，ALS、PMA、PBP、PLS 现在都被认为是相关的疾病实体。PMA 和 PBP 通常都会最终进展为 ALS。运动神经元病是否为单一病因、表型不同的疾病尚不完全清楚，但 ALS 肯定是其中最为常见和最易识别的表型。故在对该病的各种研究中也多以 ALS 代表 MND 这一组疾病。

2. 按有否遗传性分型

ALS 根据是否具有家族遗传性可以分为以下两种类型：

（1）散发性 ALS（sALS），没有 ALS 家族史。

（2）家族性 ALS（fALS），家族中存在一个以上 ALS 患者。根据遗传方式的不同，家族性 ALS 可分为常染色体显性遗传、常染色体隐性遗传和伴 X 染色体遗传。

ALS 多成年起病，散发性患者平均发病年龄 56 岁，具有阳性家族史患者平均发病年龄 46 岁。该病平均病程 3～5 年，但不同亚型患者病程也存在差异。一般而言，发病年龄小于 55 岁的患者生存期较长。此外，家族性 ALS 患者病程与散发患者不尽相同，且与特定基因突变相关。

但无论何种类型 ALS 患者，最终多死于呼吸衰竭。

ALS 临床以上、下运动神经系统受累为主要表现，包括肌肉无力、肌肉萎缩、肌束震颤及肌张力增高、腱反射亢进、病理征阳性。一般无感觉异常及大小便障碍。其中肌肉无力、肌肉萎缩、肌束震颤为下运动神经系统受累表现；肌张力增高、腱反射亢进、病理征阳性为上运动神经系统受累的主要表现。为了诊断的需要，通常将全身骨骼肌从上到下根据部位分为 4 段，即头部、颈段、胸段和腰骶段，依次寻找以上 4 个部分上下运动神经元受损的证据。

对于不同的患者，首发症状可以有多种表现。多数患者以不对称的局部肢体无力起病，如走路发僵、拖步、易跌倒，手指活动（如持筷、开门、系扣）不灵活等。也可以吞咽困难、构音障碍等球部症状起病。少数患者以呼吸系统症状起病。随着病情的进展，逐渐出现肌肉萎缩、"肉跳"感（肌束震颤）、抽筋，并扩展至全身其他肌肉，进入病程后期，除眼球活动外，全身各运动系统均受累，累及呼吸肌，出现呼吸困难、呼吸衰竭等。多数患者最终死于呼吸衰竭或其他并发症。因该病主要累及运动神经系统，故病程中一般无感觉异常及大小便障碍。统计显示，起病部位以肢体无力者多见，较少数患者以吞咽困难、构音障碍起病。不同的疾病亚型其起病部位、病程及疾病进展速度也不尽相同。

认知功能受损是 ALS 的一个常见特征。额颞叶痴呆（FTD）是 ALS 患者常同时存在的疾病。据统计，约5%ALS患者符合FTD的诊断标准，而30%～50%的ALS患者虽然未达到FTD诊断标准，但也出现了执行功能减退的表现。对于出现认知或行为等高级皮层功能障碍，但未达到FTD诊断标准的ALS患者，若以行为改变为主要表现，称为"ALS伴有行为障碍（ALSBi）"，若以认知功能障碍为主要表现，则称为"ALS伴有认知功能障碍（ALSci）"。FTD患者的临床表现包括：注意力减退、执行功能障碍、计划及解决问题能力减退、流利性或非流利性失语、人格改变、易激惹、智能减退等高级皮层功能障碍，但记忆力通常不受累或受累轻微。目前，尚不存在可靠的针对ALS认知损害的筛选试验。言语流畅性是一个敏感指标，同时还要筛查额叶执行功能等。

（三）实验室及其他检查

1.生化检查、血清肌酸磷酸激酶（CK）活性、脑电图、CT、体感诱发电位（SEP）及脑干听觉诱发电位（BAEP）、脑脊液检查多无异常，MRI显示部分病例受累脊髓和脑干萎缩变小。

2.肌电图呈典型神经源性改变，主动收缩时运动单位时限增加，有时可见束颤或纤颤电位，神经传导速度正常。肌肉活检有助诊断，但无特异性，早期为神经源性肌萎缩，晚期在光镜下与肌源性萎缩不易鉴别。

（四）诊断及鉴别诊断

1.诊断

根据中年以后隐袭起病，进行性加重，表现为上下运动神经元受累、远端肌无力、肌萎缩、肌束震颤、伴腱反射亢进（或减退）、病理征等，无感觉障碍，典型神经源性肌电图改变，一般诊断不难。

2.鉴别诊断

非典型病例须与下列疾病鉴别：

（1）脊髓肌萎缩症（Spinal Muscular Atrophy，SMA）：是一种神经系统常染色体隐性遗传病，主要的致病基因已被克隆，命名为运动神经元生存（Survival Motor Neuron，SMN）基因。

病变只累及下运动神经元，以脊髓前角细胞为主，易误诊为进行性脊肌萎缩症。

（2）颈椎病脊髓型：是由于颈椎骨质增生和椎间盘退行性病变导致脊髓压迫性损伤。颈椎病肌萎缩局限于上肢，常伴有感觉减退，可有括约肌功能障碍，肌束震颤少见，一般无脑干症状。

（3）脊髓空洞症和延髓空洞症：本病首发症状也是双手小肌肉萎缩、肌束震颤、锥体束征和延髓麻痹，与肌萎缩性侧索硬化症相似，但临床进展极慢，且有节段性分离性感觉分裂可资鉴别，MRI可见空洞形成。

（五）治疗

1. 本病无特效治疗方法，一般以支持及对症疗法为主，保证足够营养，改善全身状况。应用神经营养因子、各种维生素，针灸、按摩、理疗及被动运动等。

2. 近年来经美国食品药品监督管理局（EDA）批准的新药力鲁唑（Riluzole），可用于轻症患者，但价格昂贵。成人每次50mg，每天2次。不良反应有乏力、恶心、头痛和转氨酶增高等。

四、短暂性脑缺血发作

本病属于中医学的"小中风""眩晕"等范畴。

（一）西医病因病理

短暂性脑缺血发作（TIA）的病因目前尚不十分确定，其发病机制有多种学说。主要与高血压动脉粥样硬化、动脉狭窄、心脏病、血液成分改变及血流动力学变化等病因有关。

1. 微栓子

栓子主要来源于颈内动脉系统动脉硬化性狭窄处的附壁血栓和动脉粥样硬化斑块的脱落、血小板聚集物、胆固醇结晶等，微栓子随血流阻塞小动脉后出现缺血症状，当栓子破碎或溶解移向远端时，血流恢复，症状消失。而栓子的反复脱落，且随固定流向的血流进入同一动脉，则临床表现为同一部位短暂性脑缺血的反复发作。这就是现在多数学者支持微栓子学说的理由。

2. 脑血管痉挛

脑动脉硬化后使血管腔狭窄可形成血流漩涡，刺激血管壁发生血管痉挛，而出现TIA的症状，当漩涡减速时症状就消失。若动脉壁因血流漩涡刺激反复出现，临床上则表现为TIA。因此在持续高血压、局部损伤，微栓子的刺激下，也可引起脑动脉的痉挛而致TIA发作。用钙离子拮抗剂治疗TIA有效、脑血管造影示大动脉痉挛等，也都是血管痉挛学说的支持点之一。

3. 血液成分、血流动力学改变

某些血液系统疾病如真性红细胞增多症、血小板增多症、白血病、异常蛋白血症和贫血等各种原因所致的高凝状态及低血压和心律失常等改变造成脑灌注代偿失调，可引起TIA。

4. 颈部动脉受压学说

多属椎-基底动脉系统缺血。椎动脉因动脉硬化或先天性迂曲或扭结，当头颈过伸或向一侧转动时，可在颈椎横突孔处受压。若伴有颈椎骨质增生时更易发生。

5. 其他

如脑实质内的血管炎、血管壁发育异常或小灶出血、脑外盗血综合征及系统性红斑狼疮等也可引起 TIA。

以上各种学说，可能是不同个体病例的发病机制，或多种促发因素相互组合而发病。

（二）中医病因病机

1. 肝阳偏亢

患者素体阴虚，水不涵木，复因情志所伤，肝阳偏亢，上扰于头目则为眩晕；或夹痰夹瘀，横窜经络，出现偏瘫、语言不利。

2. 痰浊内生

嗜酒肥甘，饱饥劳倦，伤于脾胃，以致水谷不化为精微，反而聚湿生痰，致使清阳不升浊阴不降，发为本病。

3. 瘀血停滞

患者素体气血亏虚，运行不畅，以致瘀血停滞；或脉络空虚，风邪乘虚入中经络，气血痹阻，肌肉筋脉失于濡养，故本病发生。

本病位于经络，其主要病机是气虚血瘀，气虚为本，血瘀为标。血瘀是 TIA 发生发展的核心，更有痰浊与瘀血互结而致病者，肝阳亦有夹痰、夹瘀而上扰者，凡此不可一概而论，临床宜细审之。

（三）临床表现

1. 颈内动脉系统短暂性脑缺血发作

颈内动脉系统的 TIA 最常见的症状为单瘫、偏瘫、偏身感觉障碍、失语、单眼视力障碍等，亦可出现同向性偏盲等。

主要表现：单眼突然出现一过性黑矇，或视力丧失，或白色闪烁，或视野缺损，或复视，持续数分钟可恢复。对侧肢体轻度偏瘫或偏身感觉异常。优势半球受损出现一过性的失语或失用或失读或失写，或同时面肌、舌肌无力。偶有同侧偏盲。其中单眼突然出现一过性黑矇是颈内动脉分支眼动脉缺血的特征性症状。短暂的精神症状和意识障碍偶亦可见。

2. 椎-基底动脉系统短暂性脑缺血发作

椎-基底动脉系统 TIA 主要表现为脑干、小脑、枕叶、颞叶及脊髓近端缺血，神经缺损症状。

主要症状有：最常见的症状是一过性眩晕、眼震、站立或步态不稳。一过性视物成双或视野缺损等。一过性吞咽困难、饮水呛咳、语言不清或声音嘶哑。一过性单肢或双侧肢体无力、感觉异常。一过性听力下降、交叉性瘫痪、轻偏瘫和双侧轻度瘫痪等。少数可有意识障碍或猝倒发作。

（四）实验室及其他检查

TIA 无特定的实验室阳性指标，临床为明确其病因，常结合以下检查。

1. 脑电图（EEG）、头颅 CT 或 MRI 检查

大多正常，部分病例可见脑内有小的梗死灶或缺血灶。CT 约 10%～20%、MRI 可达 20% 可见腔隙性梗死灶，弥散加权 MRI 可见片状缺血区。SPECT 可有局部血流量下降；PET 可见局限性氧与糖代谢障碍。

2. DSA/MRA 或彩色经颅多普勒（TCD）

可见血管狭窄，动脉粥样硬化斑，TCD 微栓子监测适合发作频繁的 TIA 患者。

3. 心脏 B 超、心电图及超声心动图

可以发现动脉硬化，心脏瓣膜病变及心肌病变。

4. 血常规、血脂及血液流变学检查

可以确定 TIA 的发生与血液成分及流变学有无关系。

5. 颈椎 X 线检查

以除外颈椎病变对椎动脉的影响。

6. 神经心理学检查

可能发现轻微的脑功能损害。

（五）诊断及鉴别诊断

1. 诊断

由于 TIA 呈发作性，且每次发作临床症状持续时间较短，绝大多数 TIA 患者就诊时症状已消失，其诊断主要依靠病史。有典型临床表现而又能排除其他疾病时，诊断即可确立，但要进一步明确病因。其诊断要点有多数在 50 岁以上发病，有高血压、高脂血症、糖尿病、脑动脉粥样硬化症、较严重的心脏病病史及吸烟等不良嗜好者；突然局灶性神经功能缺失发作，持续数分钟，或可达数小时，但在 24 h 内完全恢复。不同患者的局灶性神经功能缺失症状常按一定的血管支配区刻板地反复出现。发作间歇期无神经系统定位体征。

近来 TIA 临床诊断有不同程度的扩大化倾向，已引起国内外的关注。美国国立神经疾病与卒中研究所脑血管病分类（第 3 版）中提出：TIA 的临床表现最常见的是运动障碍，对只出现肢体一部分或一侧面部感觉障碍、视觉丧失或失语发作病例，诊断 TIA 必须慎重；有些症状如麻木、头晕很常见，但不一定表明是 TIA，并明确提出不属 TIA 特征的症状有以下几种：

（1）不伴后循环（椎 - 基底动脉系）障碍其他体征的意识丧失。

（2）强直性及 / 或阵挛性痉挛。

（3）躯体多处持续、进展性症状。

（4）闪光暗点。不考虑 TIA 症状者有：进展性感觉障碍、单纯性眩晕、单纯性头晕眼花、单纯性吞咽障碍、单纯的构音障碍、单纯的复视、大小便失禁、伴有意识障碍的视觉丧失、伴有头痛的局灶症状、单纯的精神错乱、单纯的遗忘症、单纯的猝倒发作。

2. 鉴别诊断

（1）局灶性癫痫：特别是单纯部分发作，常表现为持续数秒至数分钟的肢体抽搐，从躯体的一处开始，并向周围扩展，尤其是无张力性癫痫发作与 TIA 猝倒发作相似。较可靠的鉴别方法是进行 24h 脑电图监测，如有局限性癫痫放电则可确诊为癫痫。CT 或 MRI 检查可发现脑内局灶性病变。

（2）梅尼埃病（Meniere disease）：发作性眩晕、恶心、呕吐与椎 - 基底动脉 TIA 相似，但每次发作持续时间往往超过 24h，可达 3 ~ 4 天，伴有耳鸣、耳阻塞感、听力减退等症状除眼球震颤外，无其他神经系统定位体征。发病年龄多在 50 岁以下。

（3）心脏疾病：阿 - 斯（Adams-Stokes）综合征，严重心律失常如室上性心动过速、室性心动过速、心房扑动、多源性室性期前收缩、病态窦房结综合征等，可因阵发性全脑供血不足，出现头昏、晕倒和意识丧失，但常无神经系统局灶性症状和体征，心电图、超声心动图和 X 线检查常有异常发现。

（4）发作性睡病：可突然发生猝倒，但多见于年轻人，有明显的不可抗拒的睡眠发作，而罕见局限性神经功能缺失，易于鉴别。

（5）其他：颅内肿瘤、脓肿、慢性硬膜下血肿、脑内寄生虫等亦可出现类 TIA 发作症状，原发或继发性自主神经功能不全亦可因血压或心律的急剧变化出现短暂性全脑供血不足，出现发作性意识障碍，应注意排除。

（六）西医治疗

1. 病因治疗

针对 TIA 的病因和诱发因素（如动脉粥样硬化、高血压、心脏病、糖尿病及颈椎病等）进行治疗，消除微栓子来源和血流动力学障碍。如高血压患者应控制血压，使血压低于 140/90mmHg（18.7/12kPa），糖尿病患者伴高血压者血压宜控制在更低水平 [Bp < 130/85mmHg（17.3/11.3kPa）]；有效地控制糖尿病、高脂血症（使胆固醇< 6.0mmol/L，LDL < 2.6mmol/L）、血液系统疾病、心律失常等也很重要。对颈动脉有明显动脉粥样硬化斑、腔狭窄（＞ 70%）或血栓形成影响脑内供血并有反复 TIA 者，可行颈动脉内膜剥离术、血栓内膜切除术、颅内外动脉吻合术或血管内介入治疗等。

2.药物治疗

（1）血管扩张药和扩容药物：早期用血管扩张药物，可使微栓子向远端移动，从而缩小缺血范围，同时血管扩张药物可促进侧支循环的建立。如尼可占替诺或国产的盐酸卡替诺静脉滴注，或口服环扁桃酯、罂粟碱等。低分子右旋糖酐可扩充血容量，稀释血液，降低血液黏稠度，抑制血小板第Ⅲ因子释放，产生抗凝作用，500mL静脉滴注，每天1次，7～10天为1个疗程。

（2）脑保护治疗：频繁发作的TIA，神经影像学检查显示有缺血或脑梗死病灶者，可给予钙拮抗剂，保护脑组织。目前临床常用的有尼莫地平、尼达尔、氟桂利嗪和奥力保克等。

（3）抗血小板聚集剂：可减少微栓子发生，减少TIA复发。可选用阿司匹林（ASA），每天50～300mg，晚餐后服用；噻氯匹定（Ticlopidine）125～250mg，每天1～2次或氯吡格雷（Clopidogrel），每次75mg，可单独应用或与双嘧达莫（Dipyridamole）联合应用。这些药物宜长期服用，治疗期间应监测临床治疗效果和不良反应，噻氯匹定的不良反应如皮炎和腹泻较阿司匹林多，特别是白细胞减少较重，在治疗的前3个月应定期检查白细胞计数。

（4）抗凝药物：对频繁发作的TIA，特别是颈内动脉系统TIA较抗血小板药物效果好；对渐进性、反复发作持续时间较长和一过性黑蒙的TIA可起预防卒中的作用。可用肝素100mg加入5%葡萄糖或0.9%生理盐水500mL内，以每分钟10～20滴的滴速静脉滴注；若情况紧急可用肝素50mg静脉推注，其余50mg静脉滴注维持，并按凝血酶原时间进行调整；或选用低分子肝素4000IU，每天2次，腹壁皮下注射，较安全。也可选择华法林（苄丙酮香豆素钠）6～12mg，口服，每晚1次，3～5天后改为2～6mg维持，使凝血酶原的国际标准化比值为3.0～4.0。抗凝疗法的确切疗效还有待进一步评估，注意掌握抗凝治疗的禁忌证。

（七）中医治疗

1.辨证论治

（1）肝肾阴虚、风阳上扰证

证候：头晕目眩，目胀耳鸣，心中烦热，多梦健忘，肢体麻木，或卒然半身不遂，言语蹇涩，但瞬时即过，舌质红，苔薄白或少苔，脉弦或细数。

治法：平肝熄风，育阴潜阳。

方药：镇肝熄风汤加减。头痛目涨，加夏枯草、菊花；言语蹇涩，加远志、石菖蒲；腰膝酸软，舌红，脉细数，加熟地黄、山茱萸、何首乌；面红目赤，口苦烦躁，加龙胆草、夏枯草。

（2）气虚血瘀、脉络瘀阻证

证候：头晕目眩，动则加剧，言语塞涩，或一侧肢体软弱无力，渐觉不遂，偶有肢体瞤动，口角流涎，舌质暗淡，或有瘀点，苔白，脉沉细无力或涩。

治法：补气养血，活血通络。

方药：补阳还五汤加减。若上肢不遂者，加桂枝、桑枝；下肢不遂，加续断、牛膝；言语不利，加远志、石菖蒲。

（3）痰瘀互结、阻滞脉络证

证候：头晕目眩，头重如蒙，肢体麻木，胸脘痞闷，或卒然半身不遂，移时恢复如常，舌质暗，苔白腻或黄厚腻，脉滑数或涩。

治法：豁痰化瘀，通经活络。

方药：黄连温胆汤合桃红四物汤加减。痰浊较甚，加南星；胸脘痞闷，加厚朴、枳实。

2. 常用中药制剂

（1）脑血栓片

功效：具有活血散瘀，醒脑通络，潜阳熄风的作用。

用法：每片 0.3g，每次服 4 片，每天 3 次。

（2）眩晕宁冲剂

功效：具有健脾利湿化痰、益肝补肾的作用。

用法：冲服，每次 1 包，每天 3 次。

（3）川芎嗪注射液

功效：有抗血小板聚集、扩张小动脉、改善微循环的作用。

用法：每支 40mg，用 80～160mg，加入 5% 葡萄糖液 500mL 中，静脉滴注，每天 1 次，10～15 天为 1 疗程。

（4）复方丹参注射液

功效：具有扩张血管、活血化瘀等作用。

用法：每次 20mL，加入 5% 葡萄糖 500mL 中静脉滴注，每天 1 次。对预防 TIA 的发生和复发均有重要意义。

（八）预后

TIA 为慢性反复发作性临床综合征，发作期间可出现明显的局限性脑功能障碍表现。从而影响患者的生活质量和工作能力，不同程度地削弱患者的社会适应能力。

一般认为：TIA 后脑梗死发生率第 1 个月为 4%～8%，第 1 年为 12%～13%，在 5 年后达 24.29%，第 1 个 5 年内每年的脑血管病的发生率为 5.9%。罹患 TIA 后，患者对于疾病的预后极为担心，从而导致焦虑、多疑、抑郁等情感障碍。负性情绪可影响神经内分泌系统，加重心理状态的改变。

另外，TIA 的预后与高龄体弱、高血压、糖尿病、心脏病等均有关系，如果不能及时控制 TIA 发作，可能最后导致脑血管病发作，如果及时治疗 TIA 发作则预后良好。

（九）预防与调护

短暂性脑缺血发作的主要病因是动脉粥样硬化、高血压、心脏病等，积极预防和治疗这些疾病是防止 TIA 发病的关键。饮食有节、合理营养、劳逸有度、规律生活、调畅情志、避免精神刺激，对预防 TIA 的发生和发展均有重要意义。

参考文献

[1] 刘晓明，郝园园，魏玉成 . 临床中西医结合治疗内科疾病 [M]. 哈尔滨：黑龙江科学技术出版社，2022.

[2] 陈峰 . 中西医结合心血管内科实践 [M]. 北京：科学技术文献出版社，2021.

[3] 冯伟，董印宏，杨阳 . 中西医结合心血管内科基础与临床 [M]. 北京：科学技术文献出版社，2021.

[4] 丁永勇，张瑞蝶，易晓灵 . 中西医结合心血管内科临床护理实践与管理 [M]. 天津：天津科学技术出版社，2021.

[5] 刘凯 . 临床中西医常见疾病诊疗精要 [M]. 北京：中国纺织出版社，2021.

[6] 吕志达 . 现代中西医结合心血管内科诊疗 [M]. 北京：科学技术文献出版社，2020.

[7] 韩云，谢东平，杨小波 . 内科重症感染性疾病中西医结合诊治 [M]. 北京：人民卫生出版社，2020.

[8] 刘镇，刘惠灵，霍敏俐 . 中西医结合急危重症医学 [M]. 云南科学技术出版社，2020.

[9] 陈晓庆 . 临床内科诊治技术 [M]. 长春：吉林科学技术出版社，2020.

[10] 刘南 . 中西医结合内科急症学 [M]. 广州：广东高等教育出版社，2019.

[11] 付艳红，冷宏伟，莫嵘 . 中西医结合内科学 [M]. 长春：吉林科学技术出版社，2019.

[12] 张念 . 内科常见病中西医结合治疗实践 [M]. 长春：吉林科学技术出版社，2019.

[13] 兰彩虹 . 常见内科疾病中西医诊治与进展 [M]. 赤峰：内蒙古科学技术出版社，2019.

[14] 郭广冉 . 中西医结合临床急危重症诊疗学 [M]. 长春：吉林科学技术出版社，2019.

[15] 邹如政 . 男科疾病中西医诊断与治疗策略 [M]. 北京：中国科学技术出版社，2019.

[16] 郑世章 . 中医内科疾病诊治思维 [M]. 北京：科学技术文献出版社，2019.

[17] 罗仁，周迎春 . 中医内科临证指导 [M]. 郑州：河南科学技术出版社，2019.

[18] 杨晓华 . 神经内科疾病中西医治疗 [M]. 武汉：湖北科学技术出版社，2019.

[19] 郭树明，丁文君，张保东 . 中西医结合内科急救与护理 [M]. 兰州：甘肃文化出版社，2018.

[20] 丁永伟 . 中西医结合心血管内科诊疗精要 [M]. 天津：天津科技翻译出版公司，

2018.

[21] 刘锋 . 神经内科疾病中西医结合诊疗学 [M]. 昆明：云南科技出版社，2018.

[22] 吕树泉 . 中西医结合内科诊疗学 [M]. 北京：科学技术文献出版社，2018.

[23] 张亚宁，祁梅，白晔 . 常见病中西医结合诊疗 [M]. 南昌：江西科学技术出版社，2018.

[24] 武蕾，刘化峰，霍玉贤 . 呼吸内科中西医诊疗学 [M]. 北京：科学技术文献出版社，2018.

[25] 郭桂珍 . 实用临床中西医结合内科学 [M]. 西安：西安交通大学出版社，2018.

[26] 闵希骞 . 中西医结合内科诊断与治疗 [M]. 上海：上海世界图书出版公司，2017.

[27] 徐进 . 中西医结合内科诊疗规范 [M]. 北京：科学技术文献出版社，2017.

[28] 郑伯仁，张统文 . 简明中西医结合心内科诊疗手册 [M]. 福州：福建科学技术出版社，2017.

[29] 周大蕴 . 中西医结合内科诊疗 [M]. 南昌：江西科学技术出版社，2017.

[30] 陈宗余 . 中西医结合内科诊疗学 [M]. 北京：科学技术文献出版社，2017.

[31] 李卫 . 常见中西医结合内科疾病诊治精要 [M]. 北京：科学技术文献出版社，2017.

[32] 冯凤 . 中西医结合心血管内科护理手册 [M]. 北京：中医古籍出版社，2017.

[33] 李宁 . 新编实用内科中西医结合诊疗与护理 [M]. 武汉：湖北科学技术出版社，2017.

[34] 李胜 . 中西医结合内科诊疗学 [M]. 昆明：云南科技出版社，2017.

[35] 赵素芳 . 现代中西医结合护理学 [M]. 天津：天津科学技术出版社，2017.

[36] 赵晓平 . 中西医结合神经外科研究与实践 [M]. 西安：西安交通大学出版社，2017.

[37] 魏宝，刘鹏飞，石红 . 内科常见病的中西医综合治疗 [M]. 兰州：甘肃文化出版社，2017.